JN096204

Minerva Shobo Librairie

生命倫理の教科書

何が問題なのか

|第2版|

黒崎 剛/吉川栄省

|編著|

ミネルヴァ書房

読者のみなさんへ

　「生命倫理」という比較的新しいジャンルが1980年代に本格的に日本に導入されて，すでに40年ほどがすぎさった。その間に，生命倫理は人々の大きな関心を呼んで成長し，いまやありとあらゆる人が生命倫理について発言し，物を書くようになった。哲学・倫理学の研究者の「副業」という位置づけで始まったが，いまや生命倫理の専門家が大勢いる状態になった。そして，一般的な読み物や専門書だけでなく，入門書の類までおびただしい数が出されている。これではいったいどこから勉強を始めていいか，初めての人は戸惑うことだろう。そんなときは，迷わずこの一冊を手に取ってほしい。筆者たちが意図したことは，生命倫理の勉強を始めたい人のために，できるだけ多くの問題を取り上げ，一通りのことが分かるようにすることであった。

　そして，次の一歩を踏み出すための道案内として，参考文献リストを充実させた。取り上げたのは，ウェブサイトではなくほとんどがいわゆる単行本である。なぜなら，単なる情報ではない，深い考察は依然として「本」という形に閉じ込められており，第二歩を歩む読者には特に活字（いまは「印字」というべきか）に親しんでもらいたい，というのが筆者たちの思いだったからである。

　とはいえ，生命倫理の情報は本，論文に限ってみてもあふれかえっている。そこで今回は，原則としてまず日本語で読めるもの，そして，そのなかでも雑誌論文は最低限にして，安価で簡単に手に入れることのできる単行本に限って紹介することにした。これだけでも十分な量があり，また様々な海外情報や議論も代表的なものは翻訳されているからである。これらの書物にある情報や議論をある程度おさえてもらった段階で，雑誌論文なり，海外文献なりに進んでもらうのがいいと思う。

　生命倫理の「参考文献」としてはネット上の新鮮な情報の提供も欠かせないところだが，その類の情報源が思いのほか大量にあること，しかも企業などの宣伝媒体が中心であるし，ネットから簡単な情報を得ただけで，何か分かったような気になってしまうという若者が増えていることを考え，今回は「読書の

すすめ」に徹することにした。この本を読んで，興味を持った分野の本に次々
と手を出してくれるようになったら，著者たちの目的は達せられたと言える。

黒 崎 　剛

第2版の刊行に際して

　初版が出されてから8年，この本が筆者たちの予想を超えるほど評価されて刷を重ねてきたことは大きな喜びである。だが，普段数百年前に出版された本を昨日出されたかのような感覚で読んでいる私たちにとっては，生命科学の世界の進展の速さはまさに異次元の感覚であり，特に初版出版時点で姿を現していただけの「ゲノム編集」技術が瞬く間に広まり問題の様相を変えていったことには驚かされた。そうした動きに対応するために，ここに改訂版を出すことにする。たしかに時代の流れについていくことは大変である。しかしそこに貫徹している人間の「問題」というものはさほど変わりはない。大きな問題を見失わず，新しい情報や常識化した知にあわせて叙述を改めた。改善になり得ているか，読者の評価を待ちたいと思う。

生命倫理の教科書〔第2版〕
—— 何が問題なのか ——

目　次

第Ⅱ部　「生命操作」をめぐる問題

第4章　脳死と臓器移植 ……………………………… 黒崎　剛 …125
　　　　　　　　　　　　　　　　　　　　　　　　　　金澤秀嗣

序　章

なぜいま「生命」に関して「倫理」が問題となるのか

　この本を手に取った人は，これから初めて「生命倫理」なるものに取り組んでみよう，と思い立った人であろう。そういう人のために，どうしてこうしたものが必要になったのかということを，この序章で簡単に説明してみることにしよう。

1　「生命」に関わる倫理と哲学の要求

「生命」の領域における人間的自由の範囲の急速な拡大

　近代の資本主義社会の成立とともに，人間的自由の範囲はすさまじい勢いで拡大しはじめた。自然から富を獲得しようとする資本主義的経済行為は，特に最近半世紀に科学知識と技術を爆発的に発展させた。その結果として，一方ではこれまでの人間の力ではとうてい実現できなかったことが次々と実現可能になってきた。

　ところが，実現可能であるということと，実現させていいこととは違う。自由の可能性は，同時に悪の可能性である。人間の自由になることが増えれば，それを悪に転化させないためにそれだけ新しい規範が要求される。そして実際，人間は新しい自由を持て余さないために，新しい自己コントロール法を生み出すことで，社会に混乱が生み出されないように絶えず工夫してきた。そうした工夫のうちのいくつかは，「法律」や「制度」として確定される。しかし，「法」や「制度」として明文化されなくても，人間の行為を規制するもの，自然に働きかけ，社会の中で生きる人間が，自然，社会，他者に対してスムーズに関わることができるようにするための共通の規範や原理といったものは絶えず求められてきた。そうした規範の一つが「倫理」である。人類の倫理の歴史は，登場した新しい自由に対して，人間自身が自己をコントロールするための

そのような工夫の歴史であると言っていい。

　そうした倫理はある程度の時間をかけて成立し，人々に承認され，悪に対する善，従わなければならない義務として普遍的に通用するようになる。ところが人間的自由の拡大のスピードが速すぎ，人間の意識がそれに追いつくことができないときには，普遍的な倫理は成立しない。資本主義社会はその変化のスピードを身上とする。そのために，近代社会においては，その変化のあまりの早さのゆえに，何を許し，何が許されないのかという倫理的規範が成立するための時間がだんだん保証されなくなった。こうして私たちのこれまでの常識や倫理観では処理しきれず，対策や適応を迫られるような問題が次々に提起されることになったのに，私たちの方ではそれが今ただちに許されるべき善なのか，否定されるべき悪なのか，それとも時間をかけて受け入れていけばいいことなのか，どちらでもないことなのか，そういった判断ができないような状況においこまれるようになった。

どういう変化が起こっているのか

　そうした事態がしばしば起こるようになったのが，「生命」に関わる領域，つまり生命科学と医療の分野である。どういう変化が起こっているかを簡単にまとめてみると，次のようになる。

(1)医療観の刷新——医療の場面における自己決定権の拡大
　　人間的自由の拡大は，医療の世界においては「患者の自己決定権の拡大」というかたちで現れてきた。伝統的な「ドクター中心主義」やこれまでの「延命を絶対だとする立場」が退けられ，患者の権利と自律性を尊重し，「生命の質」を考える立場が押し出されてきた。こうして医療における伝統的な医療者—患者関係が大きく変わり，それに対応した新しい医療倫理が求められるようになった。

(2)「運命」から「選択」の時代へ——人間的自由の拡大
　　医学の発展と医療技術の高度化に伴い，これまでは「運命」としてあきらめるしかなかった事態——不治の病への対応，安楽死，尊厳死，新しい不妊治療などが次々と私たちの「選択」の範囲に入ってきた。私たちはいま

生命の存在の仕方を自己の意思で決定するという，かつて経験したことのない事態に直面している。しかし，決定できると言っても，そのための普遍的な判断基準も社会的な合意もまだ存在せず，これから作らなくてはならないのである。

(3)生命の操作——人間的自由の究極目標

伝統的な考え方によれば，「生命」とは私たち人間の力の及ばない「神」の領域に属するものであり，これまであらゆる時代，文明，民族の違いを越えて，人間が抱く価値観の永遠で究極的な源であった。ところが分子生物学，特に遺伝子工学の発展，さらには「合成生物学」といった新しい科学が登場したことにより，「生命」を操作し，人間を自然からかけ離れたものに改造する自由を人間は展望しうるところまできた。だが，人間の操作に委ねられるようなものはもはや不可侵の聖域ではない。そうなると，人間にとって絶対的な価値の源泉であった「生命」がその絶対性を失ってしまうことになる。そのことが人間の思想にどんな影響を与えるのか，私たちにとって良いことなのか，人間の傲慢の極致であり，破滅への道なのか，そしてそもそも「生命」とは何なのかという問いが次々と私たちに突きつけられることになった。

「生命」に関わる領域の変化は，すべての人の利害に関わり，また人間存在そのものの根本に触れる問題である。だからこれらの問題は医療従事者や生命科学の研究者だけでなく，私たちすべてに否応なしに関係してきて，解決を迫る問題である。

しかしながら，こうした問題を突きつけられても，私たちはそれに対する有効な既成の処方箋を持ち合わせていないのだから，モラル危機かと思える事態に直面して，途方に暮れてしまう，あるいは，人々の意見が分裂し，調停できない社会的対立を生み出してしまう，そうした事態がしばしば起こるようになったのである。

2 「生命」に関する倫理の誕生——「バイオエシックス」と「生命倫理」

「バイオエシックス」の成立

こうした事態に対応するため，医療とバイオテクノロジーの先進地域である
アメリカ合衆国で，「バイオエシックス」（Bioethics）という応用倫理学が成立
した。現在の私たちが倫理的原則として獲得したものに照らして，現在提起さ
れている問題に対して，私たちが行う権利があるものは何かを答え，行うべき
ことの方向性を示すのが「応用倫理」であるが，その応用倫理の一分野として
成立したのがアメリカ版バイオエシックスである。それは次のように定義され
ている。——「生命科学とヘルスケアの領域における人間の行為を，道徳的価
値と原則に照らして，体系的に研究すること」（*Encyclopedia of Bioethics*, 1978年
の初版での規定）。このバイオエシックスは世界に波及し，日本にも1980年代に
「生命倫理」もしくは「生命倫理学」と訳されて盛んに紹介され，90年代に
入って大学の正規科目に加えられるほどに広く普及し，いまや現代の思想的教
養の重要な一分野として定着するようになった。

ただし，各国に広まった「バイオエシックス」は各国で独自の展開を遂げる
ようになった。なぜなら「生命」に対する思想，感覚はかなりの程度地域や文
化によって違いがあるからである。したがって日本版「生命倫理」が必ずしも
「バイオエシックス」であるわけではないと言うこともできる。

だが，「バイオエシックス」であれ「生命倫理」であれ，それは医療技術と
バイオテクノロジーの進展に伴って提起された倫理的問題を実践的に処理する
基準，およびその際行われる意志決定の根底にある概念，前提，根拠，論証，
心情，信念などを批判的に吟味するという意味での「応用倫理学」である。そ
してさらに，それは提起された問題の真理とは何かを探求する単なる「学」で
あるというよりも，解決の方向性を与え，暫定的なかたちであってもいいから，
様々な価値観をもつ人々が共有できるような倫理的基準をとにかく形成させよ
うとする努力だと言うことができる。よく生命倫理は「答えのない問題」を扱
う学だと言われるが，それは正確ではなく，様々に対立する答えのなかからど
れが私たちの将来のためにベストな答えとして承認できるのかを決定する学な

のである。

　ところで，これらの問題は，いずれも単なる倫理学上の問題ではなく，一方では国家政策として様々な立法措置によってすみやかに現実の生活と調和させられるべき問題だという性格をもっている。そのために生命倫理は現実的な政策論，国家戦略という側面をももっており，単なる倫理学にすぎないものでもない。そしてまた，それと同時に，生命倫理は「人間とは何か」という問い，すなわち私たち人間の「自己知」の問題であり，単なる「応用倫理」にすぎないのではなく，人類の未来をどのように展望すべきかという哲学的問題という側面をももっているのである。

本書の構成

　本書は，そのような発展の可能性を秘めながら，しかし現在は「生命倫理」と呼ばれている一連の問題群に興味をもっている人たちが，ここに足を踏み入れるために読む「はじめの一冊」になることを目指して書かれた。それは「生命倫理」と呼ばれる領域の中から代表的な 7 つの問題を選び出し，それがいったいどのような問題であり，いかなる解決を私たちに要求しているのかを理解してもらうことを目指している。倫理の課題は人間的自由の拡大から，つまり人間的自由と「自然」との対立から発生することはすでに述べたが，生命倫理においては，この人間的自由に対抗する 2 つの自然，すなわち「普遍的な必然性」と「生命の尊厳」との関係が問題になる。そのために全体を 3 部に分けた。

　第Ⅰ部の 3 つの章は「自己決定権」という意味での人間的自由をキーワードとしている。自己決定権を拡大することは，個人主義の拡大である。個人主義の範囲が広がれば，当然，個別的なものに対する普遍的なものの領域，社会的慣習，公共の規範，全体の秩序との対立が生まれる。この対立の様々なかたちが「生命倫理」の課題を形成していると考えてよい。そこで，第 1 章「患者の権利と倫理——『インフォームド・コンセント』の時代を生きるために」では，「患者」という個人の自己決定権と，「医療サービス」の公共性，あるいは「個人の意思」と「生命の普遍的な尊厳性」との対立が「インフォームド・コンセント」対「パターナリズム」というかたちで現れることを，患者となるものの立場から必要と思われる限りで勉強する。第 2 章「安楽死・尊厳死」では，同

5

じ問題が「個人の死ぬ権利」と「生命を普遍的に守る義務」との対立として現れていることを見る。第3章「人工妊娠中絶をめぐる議論」では，その問題が「女性の自己決定権」と「胎児の生きる権利」の対立として現れ，「胎児」という「他者」の前では「自己決定権」だけで事柄が正当化されなくなるということ，すなわち「自己決定権」の限界が現れてきていることを考察する。

　第Ⅱ部は「生命操作」をキーワードとし，「自己決定権」という抽象的段階から進んで，人間的自由の現在が個人のあり方だけでなく，生命そのものを人類自らの意思のもとにコントロールしようとする段階に至った時に生じる問題を考察する。第4章「脳死と臓器移植」で提起される「自分の生命のために他者の生命の犠牲を求めることがどこまで正当なのか」という問題がその入口となる。第5章「『生殖革命』は人間の何を変えるのか」では，子どもの誕生を自然に任せず技術がコントロールすることができるようになった時代の「自然」対「人間の技術」の対立を，そして第6章「遺伝子操作——人間的自由の最終局面」では，ついに人間の「内なる自然」をコントロールする野望を抱き始めた人類の行為について考察する。

　第Ⅲ部では，第1章では扱わなかった医療者の立場からの医療倫理，すなわち，個人主義が普及した時代の新しい「医療倫理」がいかにあるべきかを考察する。

　この本は，こうした問題に初めて接する人のために書かれた。読者にはこの本を助走板として，次のステップに進んでもらいたい。そのために，勧めることのできる文献を文中・章末で紹介している。ただし，生命倫理の専門家になるわけではない人たちのために，現在簡単に手に入る日本語の単行本に対象を限り，原則としてその主タイトルのみを記した（参考までに各文献の総頁数も付した）。専門的な論文や海外の文献などには，この本のレベルを卒業したときに取り組んでもらえればよい。なお，現在では刊行図書よりもまずインターネット上にある論文や記事の方を見る人が多いだろうが，数が膨大であるし，かつ自由に検索できるのであるから，各人の努力に任せ，いちいち紹介はしないことにした。それよりも刊行図書ならではのよく考え抜かれた考察に触れてもらいたいというのが筆者たちの願いである。なお，当然この本の文献リストから漏れている名著もあるはずである。そうした本を探すのも勉強する楽しみのひとつである。

（黒崎　剛）

◆=====◆ 読んでみよう ◆=====◆

生命倫理一般の参考文献

生命倫理一般について書かれた入門書は専門家でも把握できないほど出版されており，良いものもあれば悪いものもあって，整理しきれない。ここでは現在読んでも意義のある「古典的な」入門書と，筆者が手にした若干のおすすめ本を挙げておくにとどめる。

香川知晶『命は誰のものか』（増補改訂版）ディスカバー・トゥエンティワン，2021年，408頁。

加藤尚武『バイオエシックスとは何か』未來社，1986年，182頁。

加藤尚武『二十一世紀のエチカ——応用倫理学のすすめ』未來社，1993年，230頁。

加藤尚武『応用倫理学のすすめ』丸善ライブラリー，1994年，193頁。

加藤尚武『合意形成とルールの倫理学——応用倫理学のすすめⅢ』丸善ライブラリー，2002年，252頁。

加藤尚武・加茂直樹編『生命倫理学を学ぶ人のために』世界思想社，1998年，352頁。

木村利人『自分のいのちは自分で決める——生老病死のバイオエシックス＝生命倫理』集英社，2000年，240頁。

砂原茂一『医者と患者と病院と』岩波新書，1983年，228頁。

額田勲『終末期医療はいま——豊かな社会の生と死』ちくま新書，1996年，222頁。

星野一正『医療の倫理』岩波新書，1991年，240頁。

米本昌平『バイオエシックス』講談社現代新書，1985年，226頁。

アルバート・ジョンセン（細見博志訳）『生命倫理学の誕生』勁草書房，2009年（原著2003年），676頁。

デイヴィッド・ロスマン（酒井忠昭監訳）『医療倫理の夜明け——臓器移植・延命治療・死ぬ権利をめぐって』晶文社，2000年（原著1995年），417頁。

マイケル・ダン，トニー・ホープ（児玉聡訳）『医療倫理超入門』（岩波科学ライブラリー）岩波書店，2020年，216頁。

生命倫理に関する研究書

本格的に生命倫理を勉強したいのなら，いわゆる研究書にも手を伸ばすべきだが，これも多数出ているので，やはり「古典的」な，定評ある著作を挙げておくことにする。

ロバート・M・ヴィーチ（品川哲彦・後藤博和・伊藤信也・岡田篤志訳）『生命倫理学の基礎』メディカ出版，2003年（原著2002年），298頁。

H・T・エンゲルハート（加藤尚武・飯田亘之訳）『バイオエシックスの基礎づけ』朝日出版社，1989年（原著1986年），589頁。

H・T・エンゲルハート，H・ヨナス他（加藤尚武・飯田亘之編）『バイオエシックス

の基礎』東海大学出版会，1988年，355頁。

アーサー・カプラン（久保儀明・楢崎靖人訳）『生命の尊厳とはなにか——医療の奇跡
　　と生命倫理をめぐる論争』青土社，1999年（原著1998年），372頁。

L・ジープ，K・バイエルツ，M・クヴァンテ（L・ジープ，山内廣隆，松井富美男
　　編・監訳）『ドイツ応用倫理学の現在』ナカニシヤ出版，2002年，361頁。

シリーズ生命倫理学編集委員会編『シリーズ生命倫理学』全20巻，丸善出版，2012年
　　～13年。

トム・L・ビーチャム，ジャイムズ・F・チルドレス（立木教夫・足立智孝監訳）『生
　　命医学倫理』（第5版）麗澤大学出版会，2009年（原著2008年），556頁。

グレゴリー・E・ペンス（宮坂道夫・長岡成夫訳）『医療倫理1』2000年，369頁，『医
　　療倫理2』2001年（原著第3版2000年），429頁，みすず書房。

シュテファン・G・ポスト編（生命倫理百科事典翻訳刊行委員会編）『生命倫理百科事
　　典』全5巻，丸善，2007年（原著2003年），全3300頁。

ホセ・ヨンパルト，秋葉悦子『人間の尊厳と生命倫理・生命法』成文堂，2006年，193
　　頁。

アリシア・ウーレット（安藤泰至・児玉真美訳）『生命倫理学と障害学の対話——障害
　　者を排除しない生命倫理へ』生活書院，2017年（原著2013年），384頁。

香川知晶・小松美彦編『生命倫理の源流——戦後日本社会とバイオエシックス』岩波
　　書店，2014年，320頁。

アラステア・V・キャンベル（山本圭一郎・中澤栄輔・瀧本禎之・赤林朗訳）『生命倫
　　理学とは何か——入門から最先端へ』勁草書房，2016年（原著2013年，第2版
　　2017年），236頁。

ディーター・ビルンバッハー（加藤泰史・高畑祐人・中澤武訳）『生命倫理学——自
　　然と利害関心の間』法政大学出版局，2018年（原著2009年），528頁。

ヘルガ・クーゼ（飯田亘之・石田悦之・小野谷加奈恵・片桐茂博・水野俊誠訳）『生命
　　の神聖性説批判』東信堂，2006年，346頁。

生命倫理に関する公共機関・研究組織の文献

厚生省医務局医事課監訳『アメリカ大統領委員会・生命倫理総括レポート』篠原出版，
　　1983年（原著1983年），166頁。

厚生省健康政策局医事課『生命と倫理について考える』医学書院，1985年，313頁。

レオン・R・カス（倉持武訳）『治療を超えて——バイオテクノロジーと幸福の追求
　　大統領生命倫理評議会報告書』青木書店，2005年（原著2003年），409頁。

The President's Council on Bioethics（上竹正躬訳）『脳死論争で臓器移植はどうなる
　　か——生命倫理に関する米大統領評議会白書』篠原出版新社，2010年。

山中伸弥監修，京都大学 iPS 細胞研究所上廣倫理研究部門編『科学知と人文知の接点

――iPS 細胞研究の倫理的課題を考える』弘文堂，2017年，368頁。

資料集

生命倫理と法編集委員会編『資料集 生命倫理と法――ダイジェスト版』（新版）太陽
　　出版，2008年，344頁。

酒井明夫・藤尾均・森下直貴・中里巧・盛永審一郎編『生命倫理事典』（新版増補）太
　　陽出版，2010年，1537頁。

ミヒャエル・クヴァンテ（高田純他訳）『ドイツ医療倫理学の最前線――人格の生と人
　　間の死』リベルタス出版，2015年，349頁。

ミヒャエル・クヴァンテ（加藤泰史）『人間の尊厳と人格の自律――生命科学と民主主
　　義的価値』法政大学出版局，2015年，344頁。

伊藤道哉編著『医療の倫理資料集』（第2版）丸善出版，2013年，220頁。

リチャード・ハリス（寺町朋子訳）『生命科学クライシス――新薬開発の危ない現場』
　　白揚社，2019年（原著2017年），302頁。

ドイツ・フランスの生命倫理

ミヒャエル・クヴァンテ（高田純監訳）『ドイツ医療倫理学の最前線――人格の生と人
　　間の死』リベルタス出版，2015年（原著2002年），349頁。

ミヒャエル・クヴァンテ（加藤泰史訳）『人間の尊厳と人格の自律――生命科学と民主
　　主義的価値』法政大学出版局，2015年（原著2014年），344頁。

小門穂『フランスの生命倫理法――生殖医療の用いられ方』ナカニシヤ出版，2015年，
　　211頁。

生命倫理と法

畔柳達雄『医療と法の交錯――医療倫理・医療紛争の解決』商事法務，2012年，480頁。

米村滋人編『生命科学と法の近未来』信山社，2018年，248頁。

塚田敬義・前田和彦編『生命倫理・医事法』（改訂版）医療科学社，2018年，320頁。

前田和彦『医事法講義』（新編第4版）信山社，2020年，416頁。

第 I 部

「自己決定権」をめぐる問題

第1章

患者の権利と倫理
——「インフォームド・コンセント」の時代を生きるために——

　医療の世界，そして病院というところは，かつては一種の「結界」だった。私たちはそこに入ると，すべてをその世界を取り仕切る医療者に任せ，一切の権利を放棄し，従順な子どもとして振る舞うことを求められ，そして実際何のためらいもなくそうしていたのである。しかしいまや私たち——つまり「患者」——はいつしか大人になり，自立の道を歩み始め，自己の権利に目覚めはじめた。では，患者が権利に目覚めた大人になるとはどういうことなのだろうか。この章では，あくまでも，患者となる人のための医療倫理を思想の面から考えてみる。医療者のための医療倫理は第7章で取り扱う。

1　患者中心の医療の時代——「インフォームド・コンセント」に基づく医療

　「患者中心の医療」のキーワードとなった言葉が「インフォームド・コンセント」（Informed Consent；IC）である。そこでまず，この言葉の意味を大まかに理解しておくことにしよう。

（1）「インフォームド・コンセント」の意味
情報を与えられた上での同意
　「インフォームド・コンセント」とは，直訳すれば「情報を与えられた上での同意」という意味である。それを簡単に定義すると，「患者が医療者から自分の病気の状態，それに対する治療法の種類（施術や投薬など），それらの長所短所，予後（病気等の経過，結末の見通し）などに関して説明を受け（informed＝情報を与えられた），それを十分理解した上で医療者が行う治療行為のいずれかに対して，患者が自由意志に基づいて同意（consent）を与えること」である。そこに含まれているのは，患者の自律性と自己決定権を尊重する思想であり，

13

医療者は患者の同意した事項に従って治療にあたることを義務づけられる。

インフォームド・コンセントの本来の意味——「患者の権利」に関わる概念

　この言葉に，「説明と同意」という訳語が与えられたことがある。「日本医師会生命倫理懇談会」が1990年に出した「説明と同意についての報告」においてである。しかし，この訳語は「インフォームド・コンセント」の精神にそぐわなかった。つまり，この報告ではなお，「説明」し，同意をもらう主体として医師が想定されており，医師の指導力が治療の中心になるべきものとされている。

　しかし「インフォーム」（inform）とは単なる「説明」（explain）ではなく，「情報を提供する」という言葉であり，私たち患者に医療者の握っている情報が開示される権利があるということを意味しているのであって，物を知っている医療者が知らない私たち患者に向かって教えてくれるということなのではない。そして informed と受動態になっていることからも分かるように，この語の主語＝主体はあくまでも患者である。もちろん，医療者の握っている情報は，そのまま開示されても私たち患者はおそらく理解できない言葉で書かれているから，当然「説明」はしてもらわなければならない。だから結局私たち患者は医療者から説明を受けることになるのであるが，「説明」が必須なのは患者が「情報が開示される権利（とそれに伴う義務）」を持っているからなのである。そうして開示され，私たちに理解可能な言葉で語られた情報に基づいて，私たち患者が医療者の行うどのような治療行為に同意して治療を始めてもらうかを決める，ということが，さしあたってのインフォームド・コンセントの意味なのである。

　この概念にはさらに先があり，患者が医療方針の選択にまで踏み込む場合には，それを特に「インフォームド・チョイス」（informed choice）あるいは「インフォームド・デシジョン」（informed decision）と呼ぶ。しかし，現実には医療の素人である患者がそこまで突っ込んで自己の主体性を発揮できることはまれであり，多くは医療者の提示した治療の内容のどれかに同意するということになるだろうから，ここではもっぱらインフォームド・コンセントだけに集中して勉強してみることにしよう。

　要点は，患者の「権利」あるいは「人権」という思想をこの概念から除いたら骨抜きになってしまうということである。それが患者の権利に関わる概念なのだということは，その成立の歴史を振り返ってみると分かる。

（2）「インフォームド・コンセント」という概念の成立過程―― 4 つの文書から

　「インフォームド・コンセント」に基づく医療は，患者の権利，すなわち人権に基づいて医療を進めるということを意味するのであるが，それは 2 つの方向から発展してきた。すなわち，人体実験と臨床とである。

人体実験におけるインフォームド・コンセント――「ニュルンベルク綱領」と「ヘルシンキ宣言」

　「インフォームド・コンセント」を発展させる大きな要因のひとつになったのは，19世紀，特にその後半に始まる医学の急速な発展，それを支えた「人体実験」であった。

　19世紀には様々な人体実験が被験者の同意なしに，医師の医学的関心から行われていたことが明らかになっている。1930年，ワイマール共和国時代にリューベックで行われた結核予防のためのワクチンの接種実験で75人の小児が死亡するという事件が起き，これを受けて翌31年にドイツの内務省（ライヒ内務省）は「新治療と人体実験に関する規則」を出している。この規則は医学の進歩のための人体実験の必要性を認めながら，実験は，情報を知らされた上での同意に基づかなければならないこと，同意のない実験は禁止されるべきことを明言している。しかしながら，この規則は，次のナチス時代の人体実験を止めることはできなかった。

　ナチス・ドイツのもとで行われた同意なき人体実験は多岐にわたる。被験者たちは強制収容所の囚人たちであった。内容は，高い高度を飛ぶ戦闘機のパイロットが，どこまで低い気圧に耐えられるのかを明らかにするための低圧実験，マラリア・発疹チフス・肝炎の感染実験，毒ガス吸引・毒物の投与実験，骨や筋肉・神経の移植実験，断種のための方法の実験（X線照射，薬物投与，手術による）などが挙げられる。人体実験ではないが，その他にも有名な「安楽死」

（高齢者，身体障害者，末期患者，奇形新生児らが犠牲になった）などにドイツの医師たちは手を染めていた。

　これらの事実が第 2 次世界大戦後開かれた，戦争犯罪を裁くための国際法廷である「ニュルンベルク裁判」（1945年11月20日〜46年10月 1 日）で明らかにされ，欧米の医学者たちを震撼させた。そこで彼らはただちに動く。人体実験に厳しい制限を課した「ニュルンベルク綱領」を1947年に定め，被験者の同意が絶対の基礎となることを改めて確認したのである。「ニュルンベルク綱領」の精神は，さらに1964年の「人間における生物医学的研究を行なう医師の手引きのための勧告」である「ヘルシンキ宣言」（最新版2013年）に引き継がれる。

　しかしながら，こうした倫理原則が確立してからも，同意なき人体実験がなくなったわけではなかった。アメリカのアラバマ州タスキギーでは，1932年からアメリカ公衆衛生局の医師たちが黒人の小作農たちに梅毒を感染させ，一部の患者は治療せずに自然経過を観察するという人体実験を行っており，1972年に禁止されるまで続けられた。1956年にはニューヨークでアメリカ空軍疫学委員会とニューヨーク医科大学の支援を受けた医師たちによって 3 歳から10歳の知的障害の少年たちに肝炎ウイルスが与えられ，経過が観察されて，1966年に告発されるまで続けられた。最も有名なのは，「マンハッタン計画」（日本へ投下する原爆製造計画）に関して，放射能の人体への影響を調べるために，被験者に無断でプルトニウムや放射性ヨウ素を注入したり，放射線を照射した食物やミルクを与えたという事件である。これらの事例から，「ヘルシンキ宣言」のような国際的倫理が定められても，人権の保障される社会体制がなければ，それだけでは不正な人体実験はなくならないことが分かる。

臨床におけるインフォームド・コンセント
──「患者の権利章典」と「リスボン宣言」

　それにもかかわらず，ヘルシンキ宣言などの綱領は同意なき人体実験に対する大きな歯止めになった。しかしこうした動向はまだ人体実験における被験者の同意の絶対性を認めただけであって，一般的な臨床の場面における患者の権利を基礎づけたものではなかった。また，この運動の主体は医学者であって，患者もしくは患者を代弁する立場に立っている者ではなかった。一般的な臨床

の場においてインフォームド・コンセントに基づく医療を実現するためには，患者となるべき者の側からの運動が必要であった。それが起こったのは，訴訟社会，アメリカにおいてである。

　欧米では19世紀終わりから20世紀初めにかけて，患者の同意なしで行われた医療に対する訴訟が提起され始めていた。それが「ニュルンベルク綱領」以降の「患者の権利」を重視する動向を経て，はっきりと「インフォームド・コンセント」という概念を打ち出したのは，アメリカにおける1957年の「サルゴ判決」においてであるというのが定説になっている。この裁判は腹部大動脈造影検査後に下半身麻痺となった男性が起こした訴訟で，判決は検査の危険性についての情報提供を怠ったことを重視して，患者側の勝訴となり，インフォームド・コンセントが必須の条件であることが確定されたのである。

　さらに，1960年代後半から，アメリカではいわゆる「マイノリティ」（少数派という意味だが，ここでは正当な権利を認められていない人々のことを指す）の権利獲得運動である「公民権運動」（civil rights movement）が盛んになり，これが医療消費者としての患者の権利を求める運動と結びついた。この運動に押されるかたちで「アメリカ病院協会」（AHA，1898設立）が1973年にまとめたのが「患者の権利章典」（1992年改訂）である。この文書では医療における患者の権利が12項目にわたって定められ，インフォームド・コンセントを与えるのに必要な情報が開示される権利もはっきり謳われている。資料として巻末に全12項目を掲げておく。こうしたことを頭に入れておけば，私たち日本人の日常の病院通いにも役立つはずである。

　さらに1981年には「世界医師会」（WMA，1947設立）による「患者の権利に関するWMAリスボン宣言」が採択された（1995，2005年改定）。ここでは「医師が認め推進する患者の権利」が11項目にわたって定められている。こうして患者側，医師側の双方から，「患者の権利を尊重する医療」がどのようなものであるかが明らかにされるところまできたのである。

　　⇒インフォームド・コンセントの概念の成立に関して，ニュルンベルク綱領成立に至るまでの過程が書かれているのが，クレール・アンブロセリ『医の倫理』である。日本のものでは，水野肇『インフォームド・コンセント』に歴史的過程が短くまとめられている。

日本の医学界の問題性──「731部隊」問題と「患者の人権」の認識の遅れ

ところで，欧米において「患者の人権」が認識される大きなきっかけになったのがナチスの人体実験だったとすれば，どうして日本ではそうした機運が起こらなかったのであろうか。──そのような疑問が出てくるのは，日本にはナチスにまさるとも言える「731部隊」の経験があったからである。

「731部隊」とは，第2次世界大戦中に中国東北部（かつて「満州」と日本が呼んだ地域）に配置されていた防疫給水部隊の通称である。この部隊はその名称通りの感染症対策と給水体制の整備を専門に行っていた部隊ではなかった。彼らが細菌兵器の開発に従事し，そのために数々の人体実験を行っていたことがいまや明らかになっている。人体実験の犠牲になったのは捕虜たちで，主に中国人，朝鮮人であったが，そればかりでなくモンゴル人，さらにロシアなどの欧州人，アメリカ人も含まれていたという説もある。部隊員たちはこれらの捕虜を人間扱いも，さらには動物扱いさえもせず，マルタ（丸太）と呼び，実験に使用した。

彼らに対して行われた実験は，細菌感染実験（ペスト，コレラ，炭疽菌など），それらの捕虜たちの生体解剖，全血液採血，凍傷実験，毒ガス吸引などである。731部隊の人体実験は戦後すぐに把握されていたようであるが，彼らは東京裁判にかけられることなく免責されている。その理由のひとつとして，731部隊関係者がアメリカだけに人体実験のデータ（未来永劫ありえない，貴重なものである）を提供したことにあったということが挙げられている。こうして日本では，戦時中の人体実験に対する責任追及はなされることなく終わり，日本版「ニュルンベルク綱領」は作られることはなかった。

さらに，731部隊免責はその後の日本の医学界に巨大な負の遺産を残した。部隊員をはじめとし，彼らを指揮していた人間たちを含め，すべてが何の責任を問われることもなく，戦後日本の医学界に復帰し，医学部教授，研究所所長などの要職を占めるようになる。医学界全体において当然のこととして，戦時中の人体実験問題に対しては何ら反省はなされなかった。その無反省の必然ともいえる帰結のひとつが1980年代に起こった「薬害エイズ事件」であった。この事件は，元731部隊の中核にいた人物が創設した「ミドリ十字」という製薬会社が，エイズウイルスに感染している可能性がある非加熱製剤を，大学教授

や厚生省役人を巻き込んで「安全だ」と宣伝して売り続け，結果として日本の血友病患者に多くのエイズ感染者を生んだという悲劇である。この事件が起こったのは戦後すぐではない。それから35年以上たった1980年代なのである。731部隊の責任追及がなされていれば，このような，資本主義的経営感覚から言ってさえ異常と言える会社は存在しなかったかもしれないし，事件そのものが起こらなかった可能性が高い。その意味で，日本の医学史の中でも痛恨の事件であった。要するに，旧731部隊関係者がどこにでもいるような日本の医学会のなかからは「患者の人権を尊重する」医療も，発想も生まれえなかったのである。

　自力で「患者の権利」という発想に辿り着くことはなかった日本の医学界の眠りを覚ますには，やはり「外圧」が必要だった。IC 型医療は欧米からの影響のもとに1980年代から浸透しはじめ，日本でも特に臨床の場面での IC 型医療を望む声が高くなり，ようやく1990年になって日本の医学界も遅ればせながら腰を上げる。日本医師会生命倫理懇談会が「説明と同意についての報告」を出したのがこの年である。この報告は，先に述べたように，なおインフォームド・コンセントが「患者の人権／自己決定権」という概念と切り離せないことを十分理解できず，医師のイニシアチブを強調するものであった。しかし他方，患者となる一般の人々の要求はさらに高まっていき，90年代の10年間は IC 型医療が実際の医療の現場に浸透していく時代となった。そして，1997年の改正「医療法」によって，医療者の説明と患者の理解という努力義務が明文化されるに至り，一定の筋道がつけられた。そして，21世紀になってようやく日本においてもインフォームド・コンセントに基づく医療が常識化していったのである。

　　⇒731部隊のように，とかく日本人が目をそむけ，「なかった」と言いたがる歴史に関しては，その真相を自覚的に勉強する必要がある。これについての古典的著作は，ミステリー作家・森村誠一のノンフィクション『悪魔の飽食』。発行当時大きな議論を巻き起こし，戦後の日本人の精神形成に大きな影響を与えた一冊である。その他，731部隊の免責の過程や薬害エイズ事件については，章末文献の「731部隊について」を参照。

　　日本における IC 型医療の普及については，ロバート・B・レフラー『日本の医療と法』，医療問題における日本人の権利意識について扱ったのが，エリック・A・フェルドマン『日本における権利のかたち』である。

2 インフォームド・コンセントの思想

では，そもそも「インフォームド・コンセント」とはいかなる「思想」なのであろうか。たとえ医療の事情について通じていなくても，それを心得ておけば，私たちも患者となったときにどう振る舞えばよいか，ある程度分かるはずである。

（1）インフォームド・コンセントとパターナリズム

インフォームド・コンセントの定式

ここでもう一度，インフォームド・コンセントの定式を確認しておこう。

患者の状態が緊急の処置を要せず，かつ通常の理解力と判断力をもっていると考えられるということ（competence があること）が前提となる。つまり，意識不明の状態で緊急手術が必要であったりするときは，救命を第一とする医師の判断が優先される。また意識があっても，極度に興奮していたり，逆に落ち込んでいたりしていて正常な判断ができる状態ではないというときには，IC 型医療は機能しない。

そのうえで，以下の 2 項目が IC 型医療の最低限の振る舞いとなる。

⑴情報公開／説明：医療者が患者の抱える問題点，それに対する治療法の種類，その治療法の内容，期待される効果，考えられる副作用，予後などについての情報を開示し，それを説明する。説明は患者に分かる言葉で行われなければならない（表1-1）。

⑵理解・納得／同意：説明は患者が説明された内容を理解し，納得するまで行われる。医療者側から理解や納得を強制・脅迫されることがあってはならない。理解し，納得したならば，患者は提示された治療方針および提示された治療法のうちのいずれかに同意する。その際，患者は自分にとっていちばんよいと思われる治療法を選択する権利を持つ。医療者は患者の選択が医療側にとって不本意なものであっても，原則として，患者当人が選択した方法で最善を尽くすことを求められる。

その際，医療者側が患者にとっていちばんよいと思われる選択について，適

表1-1　IC に際して提供されるべき情報と患者の権利

> 　加療にあたり，医療者が患者に明示する義務を負う情報とは，次のようなものである。
> (1)　当該患者が罹患している疾病の名称（病名）と現在の病状。
> (2)　当該患者に施されるべき治療行為（検査・手術・投薬など）とその目的。
> (3)　治療行為に伴う医学的侵襲の内容・程度・危険性。
> (4)　治療行為後のメリット及びデメリット（予見される身体的／経済的負担の軽重など）。
> (5)　治療行為の効果・予後の状況（治癒率・延命率など）。
> (6)　治療行為が施されたときに付随するリスク（合併症・副作用の有無など）。
> (7)　治療行為が施されなかったときに生じるリスク（死亡率など）。
> (8)　提案された治療行為以外の治療法を選択しうる可能性。　　　　　　（金澤秀嗣）

切な助言を与えても構わない。これには「医療者は患者が決定するまで一切口を挟んではならない」と考える人もいるが，そこまで自力で判断し，インフォームド・チョイス／インフォームド・デシジョンにまで進むことのできる患者は限られているから，助言はときに応じて必要となると本章の筆者は考える。しかし助言がある内容に同意するような強制性・脅迫性をもってはならないのはもちろんである。また，判断しかねている患者に何らかの選択を強要することも避けなければならない。

医療における「パターナリズム」の問題

　IC 型医療を「医師が説明し，患者が同意し，そこから治療が始まる」という意味でとるならば，そのような形式は当然世界のどこにおいても医術があるところでは，古くからあったと考えられる。緊急の場合を除いて，患者が同意していないのに治療を始めてもよいという医療倫理は，いつの時代でもなかったからである。しかしながら，そういう方式はあったとしても，今日いう「インフォームド・コンセント」と形式的に一致しているにすぎず，医療においては長い間「パターナリズム」（paternalism）という態度（メディカル・パターナリズム）が主流であった。

　「パターナリズム」とは IC 型医療が成立した20世紀になって従来型の医療のあり方を表現するために使われた言葉であり，もともとは医療の専門用語ではない。それは一般的には「父親的な温情による他人の監督」を意味し，よく言えば「温情主義」や「家族主義」であるが，悪く言えば「干渉主義」「家父長

的態度」という意味になる。過去の人類史において発生した「家父長制」においては，家長（一家の代表者）が家族の全員に対する命令権をもち服従を強いることができた。ちょうどそれと同じように，医師があたかも家長であるかのような態度で，子どもに擬せられる患者に接し，その健康を監督し，命令する態度で診察する医療方式が「メディカル・パターナリズム」である。しかし，それは必ずしも「横暴なやり方」ではなくて，ちょうど家長が自分の子どもに対して良かれと思うことを命令し，そのためを思って支配するように，パターナリズム的（paternalistic）な医療とは，医療者側が善意をもって医療者の目からみて患者にとって最善と思われる闘病のあり方を決定するやり方という含意もある。

　こうしたパターナリズム的な医療のモデルになったもののひとつとして，ヒポクラテス派の医療態度が挙げられることが多い。ヒポクラテス（紀元前460年頃〜370年頃）は古代ギリシャの医師であるが，彼の名を冠したヒポクラテス派の態度は，患者に何事も知らさないこと，医師は冷静に，親切に，厳格でまじめな態度で患者に接し，叱り，慰め，患者に恐れを抱かせるようなことを告知してはならない，という，まさにパターナリスティックな態度を推奨した学派である。もっともヒポクラテス派の態度が欧米医療の伝統的態度であったわけではなく，中世以降の西欧社会においては，キリスト教の博愛主義の立場から，医療者の善意に基づくパターナリズムが存在していた。さらに，19世紀から20世紀にかけては，医学は革新の時代を迎え，医学的知識は急激に増大し，技術は飛躍的に進歩していった。その状況によって医療者は素人と区別される専門的職業としての地位を高め，その権威づけとして一部の学校で意識的に利用されたのがヒポクラテス派の態度であったようである。「ヒポクラテスの誓い」は欧米医療の態度を採りいれた日本の医学校でも最近まで盛んに唱えられていたが，インフォームド・コンセントの思想の普及とともに急速にすたれていった。

医療の近代化──パターナリズムからインフォームド・コンセントへの転換

　では，なぜ，パターナリスティックな医療に対して，IC 型医療が主張されるようになったのか。簡単に言えば，それは「医療の近代化」による。

　近代市民社会とは，諸個人が誰でも自分の才覚ひとつをもって自由な経済活動を行うことのできる自由主義を基本としており，そこでは個人の自由が奪うことのできない基本的人権として認められている。アメリカ型のバイオエシックスはこの個人の自由＝「自己決定権」という思想をその原理として発展してきた。個人は自分の人生の進路を自分で選択し決定する権利がある。こうした近代的態度を近代的市民である私たち患者がとることが許されるならば，どのような治療を受けるのかの決定権も私たち患者自身が持っていなければならないはずである。また，医療者が私たち患者に関して持っている情報は，私たちにとって「自己情報」であるから，患者はそれを無条件で開示するように要求する権利も持っている。こうして，患者の自己決定権と情報開示権が認められるならば，パターナリズム的医療に代わって，患者の同意に基づいた医療行為こそが近代的医療にふさわしい方式だということになるわけである。

　当然，通常の治療の場合だけでなく，新薬の試験や新しい治療法の有効性を人体実験で調べなければならないときも，それが人体実験的なものであることを被験者が承知し，実験に同意していることが求められるし，実験の途中で自分がどういう状態にあるのかを知る権利も，いやになったときにはすぐに実験から降りる権利も保証されていなければならない。

　以上の意味で，医療が近代化され，個人の人権が尊重されなければならないという時代になれば，必然的に医療はパターナリズム型から IC 型にシフトすることになる。ただし，だからといって IC 型がパターナリズム型を駆逐して唯一の医療形式になるというわけではない。一般的なサービス業の場合とは違い，患者の命を守る医療においては，医療者はときにパターナリスティックな態度を採ることも余儀なくされることもありうる。インフォームド・コンセントとパターナリズムは，医療の新しい形式と古い形式ではあるが，良い形式と悪い形式ではない。それらはときに補い合い，ときに対立しながら現代の医療を形作っている。その問題についてはまた後で触れることにしよう（コラム1-1）。

セカンド・オピニオン

なお，インフォームド・コンセントと並んで，患者の権利として位置づけら

コラム1-1 パターナリズムの類型，およびそれを認容するうえでの基準

「パターナリズム」と呼ばれるものは以下のように類型化することができる。

A 強制的パターナリズム：強制規範である法による制裁を伴う介入（懲役・禁固・科料等の刑罰，免許剥奪や過料等の行政罰等）

  非強制的パターナリズム：法による制裁を伴わない介入（生活保護事業で現金の代わりにクーポンや現物を支給する措置等）

B 弱い（ソフトな）パターナリズム：被介入者本人の判断能力が欠如しているか薄弱で，当人の行為に任意性が認められない場合に限定して介入（薬物乱用者・アルコール中毒者・重篤患者に対する保護等）

  強い（ハードな）パターナリズム：被介入者本人に自発的意思・十分な判断能力が認められる場合にも介入（売春・賭博行為・大麻の自己使用といった，いわゆる「被害者なき犯罪」等）

C 直接的パターナリズム：介入によって当人が直接に保護される場合（ヘルメット／シートベルトの着用義務等）

  間接的パターナリズム：介入によって当人が間接的に保護される場合（食品の添加物表示義務や薬品の販売規制，クーリングオフ制度等）

D 積極的パターナリズム：被介入者の利益増進を目的とする介入（年金納付義務等）

  消極的パターナリズム：被介入者の利益保護を目的とする（冬山登山禁止や遊泳禁止等）

こうしたパターナリスティックな介入が許されるためには，当該の介入が法的・倫理的に正当化されなければならない。ある介入行為が認容されるか否かの判断に際して，しばしば参照されるのは以下の諸原理である。

(1) 不快原理：特に私人間でなされる行為について，たとえその行為が当事者同士の合意に基づいているにせよ，公然に行われたならば第三者が不快を催すような場合，当該行為への介入が認められるとする見地（例：単純売春等の猥褻関連事犯）。

(2) 任意性原理：被介入者が自身にとって任意的でない決定（詐欺や脅迫による契約等）をした場合にのみ，かつ被介入者の利益を保護する目的で，ソフトな介入行為が許されるとする見地。

(3) 意思原理：被介入者が介入に同意している，もしくは合理的な状況下にあれば介入を承認すると見なされる場合に限り，介入は正当化されるとする見地。

(4) 自由最大化原理：むしろ介入によってより大きな自由が被介入者に保障される，と見込まれる場合にのみ，介入を可とする見地。

(5) 功利主義的原理：被介入者にとって，介入されることで被るデメリットよりも介入を受けて得られるメリットの方が大である，と評価しうる場合にのみ，介入を可とする，とする見地。

(金澤秀嗣)

れている制度に「セカンド・オピニオン」がある。直訳すれば，「2番目の意見」ということで，最初の担当医の治療方針に同意すべきか迷ったとき，同じ事柄について，別の医師が別の意見をもっていないか聞くことである。

　別の医師の見解を聞いて，最初の方針に納得がいくようになれば戻って最初の医師の治療を受けてもよいし，セカンド・オピニオンで全く違った意見が出たならば，それを担当医師に伝え，改めて方針を考え直してもらったり，あるいは医師や病院を変えることもできる。最近では「セカンド・オピニオン外来」を設けている医療機関も増えている。

　セカンド・オピニオンの制度をうまく活用すれば，誤診や不適切な治療を避けることができる。ただしその場合，最初の医師にセカンド・オピニオンを受けたい旨を告げ，（最初の医師から紹介してもらうことのできる）別の医師の見解がどうであったのかを隠さず伝えるようにしなければならない。セカンド・オピニオンは最初の医師に対する「失礼」などではなく，より適切な医療を受けることができるようにするための「制度」であり，「患者の権利」であるのだから，遠慮することはないのである。

　なお，最初の医師に相談することなく，納得がいくまで次々と医師や病院を変えることを「ドクター・ショッピング」と言う。納得がいくまで医師を取り換えることも「患者の権利」と言えないこともないが，「このように言ってほしい，このような診断をしてほしい」「権威のある医療機関の方が安心だ」という患者側の先入見を満たすためだけの行動である場合も多く，セカンド・オピニオンの趣旨にそぐわない行動であることも多い。

（2）「生命の尊厳」と「生命の質」——医療における2つの原理
　「インフォームド・コンセント」と「パターナリズム」という2つの対と並んで知っておくべきなのが，「生命の尊厳」と「生命の質」という2つの対になる判断原理である。

「生命の尊厳」——生命維持が最高の目的
　「生命の尊厳」は英語の Sanctity of Life の訳で，SOL と略される。Sanctity は「尊厳」と訳すより「神聖さ」と訳した方がしっくりくるが，「尊厳」が定

訳になっている。意味は文字通り，生命とは神聖なものであり，絶対に尊重しなければならない価値をもつということである。

この原理は人間の誰もが反対しない考えであり，特に医療従事者にとっては，自明の前提，当然の判断原理としなければならないものである。患者にとっても，生命を第一に尊重すべきものと考えてくれない医療者は願い下げであろう。

ところが，この誰もが反対しないと思われる原理が，パターナリズムの立場を支える根拠ともなっている。

医療者は「生命の尊厳」の立場に立って，患者の生命維持と健康回復のために力を尽くす義務がある。ところで，救命とは命を守ること，生かし続けることである。その際，患者がどのような状態で生きていることが幸せなのか，ということを医療者は問わない，また問うこともできない。それは患者当人にしか分からないことであり，医療者が自分個人の考え方に基づいて判断すべきではないからである。だから，医療者が患者を生かし続けるとは，言ってしまえば呼吸と心拍を維持するということに行きつく。「生命の尊厳」の立場を貫いているうちに，いつしか，より長く生かすこと，「延命すること」が治療の唯一最大の目的であって，医療者の義務であり，患者にとって最高の善であるということになってしまうのである。したがって延命という目的を達成するためには，患者当人の意思や人生観を犠牲にしてもやむを得ないとされることもありうる。

そのような態度でうまくいくことも確かにある。しかし現代の高度な医療の世界では，治療することが個人の人生の目的と関係なく，ただ無残な状態で呼吸と心拍とが維持されているにすぎないというありさまになってしまうこともある。「生命の尊厳」という当然の立場に立つことが，いつしか患者にとって幸福であるとは言えない「延命主義」へと転化してしまうわけである。

「生命の質」──「いかに生きるか」という問題

「生命の尊厳」のこうした一面性を正すために主張されるようになったもうひとつの原理が，「生命の質」である。これは英語の Quality of Life の訳語で QOL と略される。

生命維持と健康回復という目的に邁進することは間違いではないが，そのと

き「なんのために生きるのか」という問いを忘れて，ただ生かすことだけが絶対目的になってしまったとき，それは「生命の質」を無視するものではないかという疑問が出てきたのである。近代社会の認めるところでは，「人生いかに生きるか」は，その人が自分で決定してかまわないことである。そうであるとすれば，人が病気にかかったり怪我をしたりしたとき，どのような治療を選択して病気や怪我・障害とつきあっていくかという選択も，個人の自己決定権に属することのはずである。そうなると医師側が「生命の尊厳」を原理として患者の「延命」を唯一最高の善と見なして介入してくることは，必ずしも正しくないということになる。ここに，SOL に対して QOL を優先させて考える立場が生まれる。これは当然 IC 型医療に結びつく。

　ところで，Life という英語を訳し分ければ，QOL も「生命の質」と言うばかりでなく，「生活の質」（特に医療の世界ではこの訳語が好まれる），「人生の質」といういくつかのニュアンスの異なる日本語に変化する。上に述べた「いかに生きるか」という問題に関わる QOL は「人生の質」という主観的な意味での QOL だが，他方，人間として満足できる生活機能が保たれている（自力で呼吸ができる，口からものを食べることができる，自分で排泄できる，など）という客観的な意味での QOL もある。前者は主に患者が，後者は主に医療者が使う意味である。

　SOL と QOL はインフォームド・コンセントとパターナリズムとが良い，悪いという意味で区別されているわけではないように，どちらの方が考え方として優れていると言うことはできない。ただ，インフォームド・コンセントとパターナリズムと同じように，この2つの概念はときに補い合い，ときに対立しあいながら，現代の医療思想を形作っているのである。

（3）自己決定権とその制約
自己決定権の圏域を超えている場合──他者への危害と社会への影響

　自己決定の原理と医療者側からみた最善の方法が対立する場合，最終的には本人の決定が優先される。ただしその場合には危険を冒す決定をするわけだが，その危険が及ぶのはあくまでも本人に限られていなければならない。つまり，(1)その決定が同時に他者を危険にさらす可能性が高い場合には，人は何かを自

己決定によって実行することはできない。例えば，献血が必要な患者は，献血に同意することは自己決定できるが，親戚から献血してもらうことは自己決定できない。また，(2)ある人が望む治療法を採用するに際して，社会に与える影響が大きいような場合には，その決定は社会的合意の形成に委ねられる。例えば，代理母を使って子どもを産むことなどは，人類の課題として，社会全体の意思がまとまらなければ解禁されない。このように自己決定権といえども制約を受け，医療者あるいは社会の介入が正当化されることもあるわけである。

自己決定の能力を欠いている場合──代理同意

インフォームド・コンセントを与えるには，先に述べたように，通常の意味での理解力と判断力，一言で言うと，「対応能力」が働いていることが必要である。この対応能力を英語で competence といい，医療倫理ではよく英語のまま「コンピテンスがある」とか，「コンピテントな状態だ」などと使われるから，覚えておくと便利である。

自ら判断する能力，コンピテンスを欠いている人の場合には，本人に代わって意思を行使する代理人（代諾権者）が必要である。犯罪に利用される可能性もあるから，代理人は慎重に決定されなければならない。本人に対する監護義務を負う代理人の種類としては，①本人の意思による指定代理人，②親権者＝親の保護下にある人（未成年，新生児など）の代理人，③重度の精神障害を持った人の代理人（事理弁識能力を著しく欠く──心神喪失若しくは心神耗弱の常況にある──者），④成年後見人＝意思決定能力を失った老人などの代理人，などがいる。代理人はそれぞれのレベルに応じて患者にとっての最善の選択は何かということを具体的に検討する義務を負っている。

自己決定を放棄する場合──知らされない権利・委任の権利

ところで，患者がみずから自己決定の権利を放棄する場合は，インフォームド・コンセント論のなかではどう考えられるのであろうか。それには，「知らされない権利」と「委任の権利」という2つのものが関わっている。

患者は自分が知りたくないことについて「知らされない権利」を持つのだろうか。少し考えれば，医療者側は患者が何を知りたくないのか知ることができ

ないのだから，このような権利は守りようがないように思える。しかし，例外的に，患者自身がどこまで知らされることを望んでいるのか，どのようなことを知らせてほしくないのかを医療者側にはっきりと伝えている場合には，医療者はその意思を尊重し，慎重に情報開示・説明をすることが求められるだろう。

　さらに問題なのは，医療者側にすべてを任せるということを患者がはっきりした意思表明をした場合である。この場合，それ以後医療者が当人の代理人として最善と思われる治療方針を決定していくことになるが，それは体裁としてはパターナリズムのかたちをとることになる。しかしながら，この場合でも患者は当然「人権」を放棄したわけではないから，「知る権利」もまた保持していると考えられねばならない。例えば，飲んでいる薬に「のどが渇く」という副作用がある場合には，薬剤師は当然それを患者に伝えなければならない。そうでないと，患者がのどの渇きを悪化の兆候と勘違いして，非常な不安に駆られるかもしれないからである。つまり，一切を委任した場合でも，行われる治療の内容を知る権利は患者側にあり，医療者は適宜その情報を患者に伝える義務はあると考えられなければならない。

　　⇒インフォームド・コンセントについての中心的な思想を勉強するためには，さしあたって星野一正『インフォームド・コンセント』，谷田憲俊『インフォームド・コンセント』などを勧めることができる。研究書については章末文献に挙げておいた。

（4）インフォームド・コンセントに対する疑問

1990年の5つの反対論

　インフォームド・コンセントは以上のような問題点を抱えているため，その有効性を疑問視する声も絶えなかった。例えば，1990年，インフォームド・コンセントの思想が世の中に広がりはじめたころに出てよく売れた本（水野肇『インフォームド・コンセント』117-120頁）のなかでは，次のような5つの反対論が検討されている。

　①患者は治療上の危険を知りたくないのではないか。

　②説明しても情報を理解できない患者がいる。

　③患者に自己決定権を与えても，患者は医師の言うがままに治療を受けるの

で無意味だ。

④患者に与える情報によっては，患者がショックを受けて不利益な結果をもたらす。

⑤インフォームド・コンセントをしていると時間がかかりすぎる。

　しかし，すでに21世紀も20年以上過ぎた現在この５つの疑問を見返してみると，明らかにそれらはパターナリズムの立場を抜け出せないところから発せられた疑問であることが分かる。①と④はその典型である。不利な情報を患者は知りたくないのだ，という保護者意識こそ，パターナリズムそのものだからである。②については，理解できるように説明することが医療者に求められているというだけである。③はある意味でいまでも事実であるし，また日本人には自己決定という態度がなじみにくいところがある，ということは言えるだろう。しかしそれは，患者もまた発展途上の存在なのだということを忘れた，思い上がった態度であると言える。⑤は唯一，いまでも真剣に考えるに値する疑問であろう。これは医療者の回答の仕方ばかりでなく，病院のシステムそのものの問題でもある。現在多くの病院で導入されている完全予約制，待ち時間の電光掲示での表示といった設備が充実してくれば，時間の節約や待機時間のストレスを減らすことは可能である。

さらなる疑問

　さらに付け足しておけば，次のような疑問もあちこちから投げかけられている。

⑥苦労にふさわしい報酬が受けられず，医療者の負担が増えるだけである。

⑦一方で患者に過度の「自己責任」を負わせ，他方で医療者の「責任逃れ」に使われてしまう。

⑧医療が悪い意味でサービス業化し，医療者と患者との関係が冷めたものになってしまう。

　たしかに患者に丁寧に説明し，きちんとした同意に基づいて治療する医師が馬鹿を見るというような制度では困る。それは IC 型医療そのものの問題ではなく，それに熱心でなかったこれまでの制度の問題であるが，ようやく IC に伴う診療報酬として「がん患者指導管理料」や「てんかん指導料」などが認め

られるようになっている。また，インフォームド・コンセントが病院側の責任逃れとして利用されるというのは事実であり，それゆえにインフォームド・コンセントは訴訟社会アメリカで普及したということも言えるのであるが，インフォームド・コンセントの形骸化したあり方に対する批判ではあっても，患者の同意に基づく医療を放棄する議論にはなりえないだろう。

　⑧は重要な問題であるので，次の項で詳論することにしよう。

　　⇒インフォームド・コンセントが抱える問題性を提起した異色の書が，名取春彦『インフォームド・コンセントは患者を救わない』。ある意味でインフォームド・コンセントが一面的な原理であることを正確に衝いている。

3　インフォームド・コンセント型医療において発生する問題

　IC 型医療とは，患者の人権と自己決定権の原理によってパターナリズム型医療に対抗するものである。だが，それはパターナリズムに全面的にとって代わることのできる原理であるというわけでもない。両者は常に並存している。しかしながら，現代の医療においては患者の自己決定権を中心に置くという態度が浸透してきているので，メディカル・パターナリズムよりは IC 型が常に優位であるべきなのである。しかし，そのときには，従来のパターナリスティックな医療においては想定できなかった新しい問題が生じる。その例として，3 つの典型的問題を取り上げてみよう。

（1）患者と医療者がすれちがうとき
患者の強まる思いが医療者の思いと通じ合わない

　医療がパターナリスティックに行われるのが当たり前であった時代には，患者は自分の受けている医療に不満があっても我慢することを強いられ，患者が我慢することがそのまま問題の解決になっていた。しかし，いまや患者は権利意識を強く持ち，医療における中心は自分であるべきだと思っているから，我慢することを美徳だとは考えない。それにもかかわらず，自分の不満を医療者に伝え，思うところを通してもらうほど主張できる患者はそれほど多くない。その結果，医療者の方は十分力を尽くしたと考え，何の問題も感じていないの

に，患者の方は満足できずに欲求不満をため込むという結果になることもありうる。

　この問題は，「患者と医療者が話し合う」ということで解決がつくように思える。ところがそれは机上の解決法で，実際には多くの患者は医療者，特に医師には強いことが言えないことが多い。他方，医師はどんなに物わかりが良いように思えても，どこか自分が患者の保護者であるという意識が抜けず，患者が自分を頼り，保護を願う弱い存在である場合には大いに思いやりを示すが，対等の立場で物を言おうとする患者に会うと不機嫌になったりする者もいまだにいる。どんなに理論的に対等性を主張しようとも，患者が弱い立場にあるという状況はそう簡単に変わらないのである。

「医療コーディネーター」の必要性

　医師と患者が直接意思を通じあうのが一番であるが，率直に話し合えない状況にある場合には，第三者に仲を取り持ってもらうことが考えられる。この役割を果たすものが「医療コーディネーター」である。この仲介者は一方で患者にとって難解な医療情報を医師以上に分かりやすく解説すると同時に，基本的に患者の立場に立ち，患者の思いを医療者に伝えるという役割を果たす。日本でもこの十数年で「医療コーディネーター」が職業として確立しつつある。医療コーディネーターの制度が拡がれば，医療者と患者との信頼関係を全般的に向上させる効果も期待できると思われる。

チーム医療

　また最近は医療者個々人が患者と向き合うのではなく，「医療・ケアチーム」をつくって患者に対応するという取り組みが進められている。それは本人を中心にして，家族，ケアチーム（医師・看護師・臨床検査技師・薬剤師・作業療法士・理学療法士・心理士・介護士・福祉職員等を含む）が話し合いを繰り返し行い，患者の価値観，人生の目標，今後の希望などを互いに理解しあい，本人の意思決定を支援するというチーム医療である。それは「アドバンス・ケア・プランニング」（Advance Care Planning；ACP，事前のケア計画）と呼ばれているが，それには特に現在の状態だけではなく，今後本人の意思決定能力／判断力が低下し

たとき備えるという意味もある。これについては「安楽死・尊厳死」の章で述べることにする。

（2）患者の意思と医療者の義務とが対立するとき

「愚行」は許されるか

　医療が患者の自己決定の原理一本槍では成り立たないことは事実である。そもそも医療者には，「患者にとって最善の利益を図らねばならない」という職業上の義務がある。こうした義務を遂行しようとすれば，パターナリスティックな態度をとることが必要な場合もあるだろう。

　では，実際の医療現場で，患者側の「自己決定権」と医療者側の「最善の努力をする義務」という 2 つの原理が葛藤を引き起こす場合，どのように解決を図ったらいいのだろうか。

　患者の意思を尊重することが，明らかに患者の身体に益がないことが分かっている場合，つまり，患者が「愚行」だとしか思えないようなことを要求してきた場合，医療従事者や家族は患者の意思を尊重した医療を受けさせるべきであろうか，それとも，患者の意思に反しても適切と思われる医療を受けさせるべきであろうか。

　簡単な例を挙げて考えてみよう。ある人がタバコの吸いすぎで肺を悪くし，死の寸前までいった。幸いなことに医療者の懸命の治療と家族の献身的な介護もあって助かり，明日から通院治療で済むことになった。その退院の時に，この人が医師に言った。「ドクター，どうもありがとう。自分はタバコで失敗して懲りたから，もうヘビースモーカーには戻りません。だけど，タバコのない人生など生きているかいがないから，いろいろ熟慮した結果，明日から一日に一箱だけに限定することにしました。そのことを前提として，明日から治療をしてもらえますか？」

　この人は，一日一箱のタバコを吸った場合のリスクもよく承知で，そのうえで熟慮を重ねて，そういう結論に達した。インフォームド・コンセントの原理に従えば，この人の言うことに何の問題もない。では，医師はそれを許したうえで治療をすべきなのだろうか。それともパターナリスティックにその危険性を説論して，そういう「愚行」（医療者の目からすれば愚行である）を拒否すべき

コラム 1-2 「エホバの証人」信者たちの輸血拒否の事例

　インフォームド・コンセントのジレンマを浮き彫りにしたのが，「エホバの証人」の信者たちがその宗教的信条に基づき，輸血を拒否した事例である。

(1) 成人の事例

　骨肉腫のため左足の切断手術をすすめられていた「エホバの証人」男性信者（34歳）が輸血は教義に反するとして施術を拒否したために治療は遅延をきたしていた。そこで男性の両親が，本人に代わって病院に対し手術や輸血等の必要な医療行為を委任することができるように，大分地裁へ仮処分を申請した。これに対して同地裁は，①患者である息子が正常な判断力を有する成人男子であり，輸血拒否が自己の生命・身体にもたらす危険を十分に理解している，②輸血拒否が自ら属する宗派の宗教上の教義・信念の真摯な貫徹に基づいている，③輸血拒否は不作為にとどまり，他の治療方法として放射線治療や化学治療もある，といった点を摘示し，両親の申請を却下した（1985年12月2日大分地裁決定）。

(2) 未成年者の事例（いわゆる川崎事件）

　1985年6月，交通事故に遭い両足骨折の重傷を負った10歳9カ月の男児が，川崎市の聖マリアンナ医科大学病院へ搬入された。だが「エホバの証人」信者の両親が信仰上の理由に基づいて輸血を拒否，男児は手術を受けられず4時間半後に死亡した。この事件では，加害者である運転手は業務上過失致死で送検されたものの，両親と医師は立件されなかった。しかしこの事例に関しては，両親はもとより医師に対しても，保護責任者遺棄（致死）罪あるいは過失致死罪が成立する余地がある，とする厳しい見解も存在した。

(3) 輸血実行の事例

　悪性肝臓血管腫の診断を受けた「エホバの証人」女性信者（63歳）が立川病院にて輸血なしの施術を希望した。しかし同病院の医師がこれを不可能として拒否したために，女性は東京大学医科学研究所附属病院へ転院した。ここでは2名の担当医が女性に対して，ごく少量の輸血もしくは自己血輸血の可否を問うが，女性は宗教上の信条に従い再三にわたってこれを拒否した。そこで担当医師らは術前検討会を開催，その結果，輸血以外に救命手段がない事態に陥った場合には輸血せざるをえない（相対的無輸血）との治療方針を採用する。しかしながら，この旨を女性に説明しなかった。他方で女性の息子は，「輸血をしなかったために生じた損傷に関して医師や病院側の責任を問わない」との免責証書を医師側に交付している。その後，腫瘍摘出手術が行われたが，手術において多量の出血が見られたため，前掲の方針に基づき輸血がなされ，手術自体は成功した。退院後にはじめて輸血された事実を知らされた女性は，国に対して使用者責任を問う（医師の勤務先が国立病院であるため）とともに債務不履行（絶対的無輸血特約違反）による損害賠償請求の訴えを，また医師らに対して不法行為（説明義務違反）による損害賠償請求の訴えを提起した。第一審・東京地裁は絶対的無輸血特約については公序良俗違反でこれを

無効とし，また説明義務違反についても医師の救命義務に照らせば直ちに違法とは言えない，と判断して原告の請求を棄却した。これに対して第二審・東京高裁は絶対的無輸血特約の有効性・医師の説明義務違反の違法性をそれぞれ認め，なおかつ「各個人が有する自己の人生のあり方（ライフスタイル）は自らが決定することができるという自己決定権」に言及，原告の主張に寄り添った判決を下し，原告の請求を一部認めた。最高裁は〈人格権〉という表現を用いつつ，患者の自己決定権を積極的に保護すべき法益であると評価し，医師側が患者の〈人格権〉を侵害したと判断，国や医師側の上告を棄却した。（最高裁2000年2月19日判決。なお女性は手術の5年後，控訴審継続中に死亡している）。

　なお以上の事例に関連して，日本輸血・細胞治療学会などの医療学会・法学者・朝日新聞社などが「宗教的輸血拒否に関する合同委員会」をつくり，「宗教的輸血拒否に関するガイドライン」（2008年2月28日）を作成している。　　　　（金澤秀嗣）

なのであろうか（コラム1-2）。

対立の暫定的解消法

　この「愚行」問題は，インフォームド・コンセントとパターナリズムの二項対立のうちで考えれば原理的には解決不可能な問題であるが，暫定的解決としては2つの可能性が考えられる。

　ひとつは，アメリカ流に，「自己決定権は愚行の権利を含む」と割り切る場合である。

　もうひとつは，「愚行」の範囲を限定し，家族の経済的負担，心理的悲嘆といったものを引き起こす愚行であれば拒否し，その愚行の影響が本人の私生活の内にとどまるようにすることである。この場合には医療者が家族の意向を受けて，パターナリスティックに介入することもありうる。

　この問題は先に保留しておいた「医療が悪い意味でサービス業化し，医療者と患者との関係が醒めたものになってしまう」という疑問論と関わっている。この場合，力点は「悪い意味で」というところにある。

　もし患者が医療者の立場から見て「愚行」と見えることを申し出て，医師がそれを即座に認めたとする。医師はこう言うであろう。「どうぞ，どうぞ。あなたの人生ですから，好きなようにしていいんですよ。ただし，私はリスクの説明を十分にし，あなたもそれを承知の上だということはしっかりと確認しておきましょう。あなたが再び肺を悪くし，死に至ることがあっても当病院の責

任ではないことを明記しておいていただければ，それで治療いたしましょう」。

　別の医師はこの患者の申し出に対して怒り，憤然としてこう言ったとする。「あなたねえ，自分の人生どうするか俺の勝手だとおっしゃるが，そういうものではないでしょう。あなたの家族がどれほど心配し，看病に尽くしたか，忘れてしまったのですか。自分たちで言うのもなんですが，ここにいる看護師も，私も，あなたが元気になってくれて本当に嬉しかったのに，まだ懲りないでそんなことを言うんですか！」

　人によっては，前者を患者の権利をよく考えてくれる名医で，後者はパターナリスティックないやみな医師でダメだと思うかもしれないし，また別の人は，後者こそ自分のことを本当に考えてくれる名医で，前者は商売でやっているだけのダメ医者だと思うかもしれない。患者によっては，インフォームド・コンセントの立場に立つ医師よりも，多少パターナリスティックな医師を好むというのは事実である。ここからすると，患者の人権を尊重しながら，患者の立場に立って考えてくれる人こそ患者の求めている医療者であって，インフォームド・コンセントかパターナリズムかという二者択一が問題なのではないことが分かる。ただ患者の人権ということを考えれば，患者の意思を無視した医療などあり得ないという点で，インフォームド・コンセントの要素は不可欠だと捉えなければならないのである。

　　⇒医師−患者関係を考えるための本としては，磯部光章『話を聞かない医師　思い
　　が言えない患者』と南俊秀『モンスター・ペイシェント』が面白い。いずれも今後
　　の医療のあり方を考えるための示唆に富んでいる。

（3）何をどこまで説明すべきか

患者の知る権利と医療者の裁量権・説明義務の範囲

　患者が自由に選択するとき，その判断は自分が受ける治療とそれ以外の選択肢から生まれる利益・危険をどの程度知っているか，そしてどのように知らされたかに左右される。では何を知らせ，何を知らせないという判断は何を基準にすべきなのか。医療者の説明義務はどこまであり，裁量権としてどこまでが認められるのか。また治療を行ううえで何の役にも立たないと医療者が考える情報をどこまで知らせる義務があるか。こうした問題がここで生まれてくる

コラム1-3　法理論から見た医師の説明義務の射程

　刑法上は，患者の承諾との関係において，医療者の説明の捉え方は以下の2種に大別される。

A　違法性阻却構成説

　ICを構成する要件として，説明と承諾とは不可分である。説明が適切かつ十分に施された場合には，説明を経た患者の承諾は当然有効であり，医療者による医的侵襲の違法性も阻却される。逆に説明が妥当なものでなかった場合，不十分な説明に依拠した患者の承諾は，〈法益関係的錯誤〉に基づくため無効と見なされる。すると医的侵襲を正当化する事由も喪われるから，過誤訴訟では傷害などの責が医療者側に帰せられることになる。

B　注意義務違反説

　説明は独立した義務であり，承諾と別個に扱われるべきである。説明義務を怠ったときには（それゆえ有効な承諾を得ぬまま医的侵襲を行ったときには），それだけで傷害責任が問われる。

　とどのつまり，ICを疎かにして治療を行ったときには，たとえ治療自体が成功を収めたとしても場合によっては法的責任を免れえない。すなわち，個人／人格権の尊重（憲法第13条），債務不履行による損害賠償（民法第415条），不法行為による損害賠償（民法第709条），傷害罪（刑法第204条），強要罪（刑法第223条第1項）などに抵触するおそれが生じるのである。なお抵触の度合が甚だしいときには，医師免許資格喪失（医師法第4条第2号）などの措置が講じられうる。

　ただし以下の場合には説明義務が軽減もしくは免除されるものとされる。

〈客観的事由〉

　a．説明を施す余裕が無い程に事態が差し迫っており，速やかに治療が行われなければ患者の生命・身体が危険にさらされるとき。

　b．病名・病状の説明により患者が悪影響を受けるとき。

　c．行われるべき治療の危険が少ないとき。

　d．公衆衛生上の理由等から強制的な治療がやむを得ないとき（伝染病患者を隔離する場合など）。

　e．制定法により強制的な措置が許されているとき（例：「精神保健及び精神障害者福祉に関する法律」第29条以下が定める精神障害者の措置入院）。

〈主観的事由〉

　f．説明内容が医学に素人の患者にとっても常識に属するようなものであるとき。

　g．治療方法・治療内容に関して，患者が既に熟知しているとき（罹患した医師が他の医師に患者として治療を依頼しているが，その患者たる医師が病気について十分な知識を有している場合など）。

　h．患者が説明を拒否しているとき。

　i．患者が説明を受ける機会を自主的に放棄しているとき。　　　（金澤秀嗣）

（コラム 1 - 3）。

　そのなかで比較的簡単に決着がついた例として，いわゆる不治の病にかかっていることを患者に告げるべきかという問題——典型としては不治のがんを告げること——があった。誰にとっても，自分がもはや助からない可能性が高い——つまり死ぬ——ということほど重要な情報はない。近い将来の死を前提とするか，しないかでは，現在の生活も今後のことについての思案も全く変わってきてしまう。インフォームド・コンセントの原則に従えば，こういうことを隠すということに全く正当性はない。そして実際，インフォームド・コンセントの原理がいち早く広まったアメリカでは，ここ40年ほどでがんの告知は本人にするという方向性が定まっており，日本でも同様である。

説明範囲の選択基準

　不治の病の告知より，ある意味で難しいのが一般的な病状説明で，何をどこまで話すのかということである。多くの場合は，常識あるいは良識に頼って情報開示することで大きな問題は生まれないだろう。ではリスクの低い事柄を医師が軽視して話さず，しかしたまたまそのリスクが実現してしまった場合，説明義務違反となるのだろうか。

　医療者の説明基準については，フェイドンとビーチャムによれば，理論的には以下の 3 つが提起されうる。

(1)「専門職業上の実施基準」：専門家であり患者に対して責任を負っている医師が，職業上適切と判断するものを基準とする。

(2)「合理的人間の基準」：「合理的にものを考える患者」を想定し，そういう合理的患者が自己決定をする際に必要とするはずの情報が開示されていることを基準とする。

(3)「主観的基準」：個々の具体的な個人を主体とし，その患者が重要と考え，自己決定する際に必要とする情報が開示されていることを基準とする。

　現在，医療界での標準的基準となっているのは(2)である。しかし，患者というものが常に合理的に自分に必要な情報を要求できるとは考えにくい。それよりも，患者となるべき私たちにとって気に留めておくべきなのが，(3)の主観的基準である。私たち患者が開示された情報が自己決定のために十分なものであ

コラム 1-4　EBM と NBM

　最近の医療の世界においてよく話題になる方式に EBM と NBM の2つがある。EBM は evidence-based medicine,「根拠に基づいた医療」, NBM は narrative-based medicine,「物語に基づいた医療」と訳される。

　「根拠（エビデンス）に基づく」とは, 臨床試験で効果の確認された治療法や薬の知識, 結果として生じた副作用などの有意の統計および報告（学術論文など）の比較・総合評価などに基づいて診療行為を行うことであり, インフォームド・コンセントを患者から得る際にも, 提示する選択肢の利益・リスクなどについて, エビデンスを示しながら説明することで, 患者に最もふさわしい医療を選んでもらおうという手法であり, 日本でも今世紀に入ってから一般的に広まった。これは当然推奨すべき方式であることには違いないが, 問題も指摘されている。エビデンスを得るための臨床試験はお金も時間もかかるため, 例えば製薬会社が投資しがいのある分野に限られてしまうことも多いし, 他国で証明された内容が日本でもそのまま通用するとは限らない。またエビデンスが強いものとして評価されるものも日々新しくなるため, その時点でエビデンスに基づいた医療だと思っていたものが, すぐに否定されてしまうことも当然ありうる。さらに, エビデンスが弱い, あるいは得られていない場合には, 医師の経験, それに基づいて培われてきたカンなどで補われなければならないことも多いが, そうしたことが「非科学的」な態度として排除れることにもなりかねず, エビデンスによる標準的医療だけが推奨されて, 患者の心身上の個性は考慮されず, 形式的治療がはびこる, といった点などが危惧される。EBM を推奨する側は, こうした危惧を「誤解」として退ける。

　しかし, EBM だけでは医療の指針としては不十分だということは共通認識としてあり, EBM を補う指針として出されたのが NBM,「物語に基づく医療」である。これは医学的な証明や統計ではなく, 患者の語りに耳を傾け, 患者との対話の中から, 患者の人生観・世界観・生活状況・病気になるに至った過程などを具体的に理解し, 個々の患者が抱えている問題に対して, 全人格的に対応し, 治療にあたろうとする方式である。本章第3節「インフォームド・コンセント型医療において発生する問題」に対する暫定的処方箋も, この考え方に近い。

　ただし, これは本章の筆者（黒崎）のまったく個人的な考えであるが, このような医療の一方の中心に据えるべき「患者の語り」を narrative と呼ぶことには疑問がある。英語の narrative の語義が日本語の「物語」と合致するのかはいまは問わないが, 少なくともそれを「日本語」で「物語」と訳すのは, 理論的問題が大きい。前世紀後半からの, いわゆる「ポスト・モダン」思想の文脈では,「物語」という日本語は, 事実性・客観性・普遍性を否定する目的で使われることが多い。例えば,「歴史は事実ではなくて, 物語だ」というように。物語という日本語そのものは事実に基づく話でもありうるのだが, こうしたポスト・モダン的発想で「物語」と言っているのだとすれば, 私は「患者が語ることは物語ではない」と反論しておき

たい。本来，NBM にあたるものは，「患者の語りに基づいた医療」と称すべきものであろう。

　　⇒EBM については，J・A・ミュア・グレイ『患者は何でも知っている』，NBM については，リタ・シャロン『ナラティヴ・メディスン』を参照。　（黒崎　剛）

るのかを判断したり，その内容を十全に理解したりすることは難しい。それでは，インフォームド・コンセントは絵に描いた餅になってしまいかねない。

　しかしそもそも IC 型医療が求めているのは，病気や怪我やその治療法について患者が専門の医療者のように的確な判断を下すことではなく，今後の自分の人生を，自分の望むように生きていくことができるように医療の方向性を指示することである。だから私たちにできるし，しなければならないのは，「自分がこれから先どのように人生を送ってみたいのか」をはっきりと示すことである。真に基準となるものは，私たち個人が熟慮の上に辿り着く「自分の望む人生」への希望である。医療者から与えられた情報をこの基準に照らして，自らの今後の人生の方向性を自分で決めるということがインフォームド・コンセントの核心であると筆者は思う。患者がそのような基準をしっかりともっているならば，医療者もその基準に照らして，この人には何を知らせておかなければならないのか，どのようなアドバイスを与えたらいいのかを判断できるだろうし，ときに患者自身が弱気になって，自分で決めた方向性を裏切るようなことを言ったとしても，医療者の方からそれは間違いだと指摘することもできるし，その助言はパターナリスティックなものにならないであろう（コラム 1- 4）。

　　⇒本文に述べた３つの説明基準は，フェイドン，ビーチャム『インフォームド・コンセント』の28-31頁に書かれている。谷田憲俊『インフォームド・コンセント』では，これらの基準に対する考察が述べられており，納得できることが多い。なお，こうした基準についてもいくつかのヴァリエーションがある。

4　インフォームド・コンセント型医療に対する期待

3つの意義——患者の立場からの私見として
まとめとしてインフォームド・コンセントというものの意義はどこにあるの

か，本章の筆者の1人（黒崎）の私見を述べて終わりにしよう。次の3点が考えられる。

(1)一般的に，ICは患者の人権・価値観・人間性を保護するという意義を持つ。

(2)強い意味では，ICには患者の主体性を形成させるという意義がある。

(3)その結果，IC型医療によって，患者と医療者との新しい関係をつくることができる。

このうち(1)については詳論は不要であろうから，(2)と(3)について述べておくことにする。

患者も主体，医療者も主体

私たちは「患者」となるとき，程度の差はあっても，自分の生命の危機を意識，あるいは経験する。この経験によって私たちは日常生活の中に埋もれていた「自分の人生」というものについて意識し直すだろうし，またそのとき，誰もが「自分の望む生き方」とは何なのかを改めて考えてみなければならなくなるだろう。前に述べたように，「自分は今後どのように生きていきたいのか」を熟慮の末確定し，それを家族・医療者・ケアチームのメンバーに告げ，それを基準として医療方針を定めなければならない。つまり，人は生命の危機を意識することを通じて主体的に振る舞う訓練の場に立たされることになる。インフォームド・コンセントの意義のひとつは，患者のそうした主体的な振る舞いを保証するための方法論であるという点にある。

さらに，その結果，患者は医療者と新しい関係をつくることができるだろう。医療者は患者の人生の方向性を意識しながら治療することによって，患者を「病んだ人，怪我した人一般」としてではなく，個性を持った個人として，尊厳を持った人間として付き合わなければならなくなる。そこに患者の人生・生命を中心に据えた人間どうしの交わりが始まることを期待できるはずである。

⇒以上のことについて，本章の筆者である黒崎剛の「インフォームド・コンセントへの新たな展望」を参照されたい。そこでは，インフォームド・コンセントがパターナリズムを克服できない一面的原理であることから生じるこうした問題について，暫定的な解決案を提起している。（黒崎　剛・コラムおよび図表：金澤秀嗣）

◆◆◆◆◆ 読んでみよう ◆◆◆◆◆

ナチスと人体実験

小俣和一郎『精神医学とナチズム』講談社現代新書，1997年，196頁。

小俣和一郎『検証　人体実験——731部隊・ナチ医学』第三文明社，2003年，247頁。

ギュンター・シュヴァルベルク（石井正人訳）『子どもたちは泣いたか——ナチズムと医学』大月書店，1991年（原著1991年），217頁。

ティル・バスチアン（山本啓一訳）『恐ろしい医師たち——ナチ時代の医師の犯罪』かもがわ出版，2005年（原著2001年），142頁。

ウィリアム・R・ラフルーア，ゲルノート・ベーメ（島薗進編著，中村圭志・秋山淑子訳）『悪夢の医療史——人体実験・軍事技術・先端生命科学』勁草書房，2008年（原著2007年），342頁。

731部隊について（主に文庫・新書で読めるもの）

青木富貴子『731——石井四郎と細菌戦部隊の闇を暴く』新潮文庫，2008年（初版2005年），534頁。

常石敬一『七三一部隊——生物兵器犯罪の真実』講談社現代新書，1995年，206頁。

松下一成『ミドリ十字と731部隊——薬害エイズはなぜ起きたのか』三一書房，1996年，258頁。

森村誠一『悪魔の飽食』（新版）角川文庫，1983年（初版1981年），311頁。

ハル・ゴールド（濱田徹訳）『証言・731部隊の真相——生体実験の全貌と戦後謀略の軌跡』廣済堂文庫，2002年（初版1997年，原著1996年），288頁。

加藤哲郎『731部隊と戦後日本——隠蔽と覚醒の情報戦』花伝社，2018年，232頁。

神谷則明『長き沈黙』（増補版）かもがわ出版，2020年，128頁。

NHKスペシャル取材班『NHKスペシャル　戦争の真実シリーズ3　731部隊の真実』KADOKAWA，2021年，312頁。

患者の権利／インフォームド・コンセント全般を扱った読みやすい文献

秋山秀樹『日本のインフォームド・コンセント』講談社，1994年，214頁。

谷田憲俊『インフォームド・コンセント——その誤解・曲解・正解』NPO 医薬ビジランスセンター，2006年，274頁。

名取春彦『インフォームド・コンセントは患者を救わない』洋泉社，1998年，269頁。

星野一正『インフォームド・コンセント——患者が納得し同意する診療』丸善，2003年，188頁（『インフォームド・コンセント——日本に馴染む六つの提言』丸善ライブラリー，全面改定版）。

水野肇『インフォームド・コンセント——医療現場における説明と同意』中公新書，1990年，216頁。

森岡恭彦『インフォームド・コンセント』NHK ブックス，1994年，219頁。

和田努『カルテは誰のものか——患者の権利と生命の尊厳』丸善ライブラリー，1996年，240頁。

ジョージ・J・アナス（上原鳴夫・赤津晴子訳）『患者の権利』日本評論社，1992年，216頁。

ロバート・B・レフラー（長澤道行訳）『日本の医療と法——インフォームドコンセント・ルネッサンス』勁草書房，2002年（原著1996年，2001年），243頁。

患者の権利／インフォームド・コンセントについての研究書

徳永満『患者の権利』（改訂増補版）九州大学出版会，2001年（初版1994年），314頁。

ポール・S・アッペルバウム，チャールズ・W・リズ，アラン・メイゼル（杉山弘之訳）『インフォームド・コンセント——臨床の場面での法律と倫理』文光堂，1994年（原著1987年），325頁。

ジョージ・J・アナス（患者の権利オンブズマン翻訳・編集協力）『患者の権利——患者本位で安全な医療の実現のために』明石書店，2007年，487頁。

ルース・R・フェイドン，トム・L・ビーチャム（酒井忠昭・秦洋一訳）『インフォームド・コンセント——患者の選択』みすず書房，1994年（原著1986年），379頁。

エリック・A・フェルドマン（山下篤子訳）『日本における権利のかたち——権利意識の歴史と発展』現代人文社，2003年（原著2000年），200頁。

小松美彦・今野哲男『自己決定権という罠——ナチスから新型コロナ感染症まで』（増補決定版）現代書館，2020年，376頁。

SOL と QOL

エドワード・W・カイザーリング「生命の尊厳と生命の質は両立可能か」H・T・エンゲルハート，H・ヨナス（加藤尚武・飯田亘之編）『バイオエシックスの基礎』東海大学出版会，1988年，355頁，3-18頁。

藤井美和『死生学と QOL』関西学院大学出版会，2015年，238頁。

小林亜津子『QOL って何だろう——医療とケアの生命倫理』，ちくまプリマー新書，2018年，192頁。

インフォームド・コンセントと法

甲斐克則編『インフォームド・コンセントと医事法』信山社，2011年，280頁。

岩田太編著『患者の権利と医療の安全——医療と法のあり方を問い直す』ミネルヴァ書房，2011年，378頁。

手嶋豊『医師患者関係と法規範』信山社，2020年，292頁。

内田博文『医事法と患者・医療従事者の権利』みすず書房，2021年，448頁。

岩田太編著『患者の権利と医療の安全──医療と法のあり方を問い直す』ミネルヴァ
　　書房，2011年，365頁。

福崎博孝・増崎英明『裁判例から学ぶインフォームド・コンセント──患者と医療を
　　つなぐために』民事法研究会，2015年，376頁。

医療基本法会議編『医療基本法──患者の権利を見据えた医療制度へ』エイデル研究
　　所，2017年，325頁。

　その他の専門書

患者の権利オンブズマン『Q＆A 医療・福祉と患者の権利』明石書店，2002年，312頁。

厚生省健康政策局総務課監修，柳田邦夫編『元気が出るインフォームド・コンセント』
　　中央法規出版，1996年，217頁。

中野麻美・篠崎次男・高野昭夫・日本生活協同組合連合会医療部会監修『患者の権利
　　と良い医療』自治体研究社，1996年，221頁。

日本医師会生命倫理懇談会「説明と同意についての報告」『日本医師会雑誌』第103号
　　（1990年），515-528頁（平成 2 年 1 月 9 日），『ジュリスト』第950号，149頁。

クレール・アンブロセリ（中川米造訳）『医の倫理』白水社，1993年（原著1988年），
　　152頁。

リタ・シャロン（斉藤清二・岸本寛史・富田靖志・山本和利訳）『ナラティヴ・メディ
　　スン──物語能力が医療を変える』医学書院，2011年（原著2006年），378頁。

　賢い患者になるために

磯部光章『話を聞かない医師　思いが言えない患者』集英社新書，2011年，224頁。

岡本左和子『患者第一最高の治療──患者の権利の守り方』講談社＋α新書，2003年，
　　220頁。

南俊秀『モンスター・ペイシェント──崩壊する医療現場』角川 SSC 新書，2008年，
　　185頁。

J・A・ミュア・グレイ（斉尾武郎・丁元鎮・栗原千絵子・平田智子訳）『患者は何で
　　も知っている──EBM 時代の医師と患者』中山書店，2004年（原著1997年），
　　209頁。（原書は2008年に第 3 版が出ている）。

里見清一『偽善の医療』新潮新書，2009年，222頁。

ジェローム・グループマン，パメラ・ハーツバンド（堀内志奈訳）『決められない患者
　　たち』医学書院，2013年（原著2011年），386頁。

大竹文雄・平井啓編著『医療現場の行動経済学──すれ違う医者と患者』東洋経済新
　　報社，2018年，316頁。

山口育子『賢い患者』岩波新書，2018年，238頁。

その他

広河隆一『薬害エイズの真相』徳間文庫，1996年，398頁。

長山淳哉『薬害エイズ事件の真相』緑風出版，2017年，265頁。

大泉実成『説得――エホバの証人と輸血拒否事件』草思社文庫，2016年，414頁。

筆者の論文

黒崎剛「インフォームド・コンセントへの新たな展望――自己決定の論理から共同性
　　による主体性の再建論へ」『医学哲学・医学倫理』第19号（2001年），1-15頁。

第2章
安楽死・尊厳死

　医療者側から見るならば，人間の生命には等しく尊厳があり，いかなる場合でも患者の生命を守らなければならないという義務を彼あるいは彼女らは負っている。だが，個人の自己決定権が最大限に尊重されるべきであるならば，人は自らの意思によって，自らが生きるに値しない状態になったと感じたときに，生き続けることを拒否する権利もまた認められなければならない。したがって，患者は医師に向かって「安楽死」や「尊厳死」を依頼してもいいということになる。だがそうはいっても，医師が人を消極的あるいは積極的に死なせるということは倫理的に正当化されることなのか。ここに安楽死および尊厳死の是非が生命倫理の課題として登場してくる。

　「安楽死」（積極的安楽死）とは広い意味では尊厳をもって死ぬことであるから，「尊厳死」であり，また尊厳死は一種の「安楽死」（消極的安楽死）であって，そこに厳密な区別はない。しかしこの章では，自由意志に基づき，医師が致死薬を投与する「積極的安楽死」と，医師に致死薬を処方してもらい，それを自ら服用して死ぬという「医師幇助自殺」とを狭義の「安楽死」というテーマのもとで，そして延命治療を控えたり中止したりして自然のなりゆきに任せる「消極的安楽死」を狭義の「尊厳死」というテーマのもとで考えてみることにする。

1　安楽死

　最初に安楽死について，(1)まずその定義を確立し，(2)その法律上の規定の到達点を確認し，(3)そして最後に安楽死の倫理を考察してみることにする。

（1）「安楽死」の定義

「安楽死」の意味の変遷

「安楽死」という日本語は，ギリシャ語の「エウタナーシャ」（euthanasia，英語も同じ綴り）の翻訳語である。このギリシャ語は eu（善い，幸せな）と thanatos（死）から成っている。だから安楽死とは簡単に言えば，「善い死」，「幸福な死」といった意味であるということになる。日本語で言えば「大往生」といったところであろうか。

　実際にはこの言葉は，まさに字義通りに苦痛のない自然な死という意味で使われていたようである。古代ギリシャ・ローマにおいては医師が患者を死なせるということについての言説がみられる（例えば「ヒポクラテスの誓い」など）。またユダヤ＝キリスト教の教えにおいては，いつどういうかたちで人が死を迎えるかは神が決めることであって，人間は自らの生命を自ら終わらせる権利を持たないとされていた。もっとも「聖書」には安楽死はもちろん，自殺を禁止する文言は書かれていないが，例えば教父アウグスティヌスはその著『神の国』で「殺してはいけない」という戒律は自殺も禁止していると解釈している。これに対して，近世になってイギリスの思想家トマス・モアがその著書『ユートピア』（1516年）のなかで空想上の島において安楽死法を定めるというエピソードを書いた。さらにフランシス・ベーコンはその著書『新機関』（1620年）のなかで，患者が安楽で自然な死を迎えることができるように医師が手助けするべきだという主張を述べている。ベーコンはそのような手助けを「外からの安楽死」（euthanasia exteriori）と呼んだ。その後 2 世紀ほどは，安楽死は医師の助けによる自然な死を意味することになる。

　安楽死が現代に続く思想上の大きな問題として意識されるのは，19世紀後半から20世紀初頭にかけてであった。しかしこの時代の安楽死論には19世紀末から盛んになった「社会ダーウィニズム」と「優生学」の影響によって大きく歪められていく。「社会ダーウィニズム」は「自然淘汰」・「適者生存」という思想をダーウィンの進化論から（不当にも）社会に適用したものであり，「優生学」は遺伝的に優良な子孫を残すことを目的としていた。この影響下に現れたのが「生きるに値しない命」という発想であった。1920年に刊行されたカール・ビンディングとアルフレート・ホッヘの著作はその名も『生きるに値しな

い命を根絶する行為を解禁する』であり，この中で彼らは助かる見込みがない
患者が死を望んだ場合ばかりでなく，治癒不可能な知的障害者，植物状態に
なった人までも殺害することを正当化する主張を述べた。この発想はナチスの
政権下で「障害者安楽死作戦（T4作戦）」で現実となった。1939年から41年に
かけて，ドイツにおいて安楽死の名のもとに殺害された精神障害者・身体障害
者の正確な数はいまだに分からないが，記録から確認できるだけでも10万人，
実際はその2倍以上の犠牲者がいたと推測されている（コラム2-1）。

　20世紀後半，世界の民主化が進んだ時代になってようやく安楽死は「患者の
自由意志に基づく，医師の手による自殺幇助」という今日の意味で議論される
ことになる。

日本における安楽死概念

　西欧の安楽死の概念が日本に伝えられたのは，やはり明治以降であったと思
われる。森鷗外が小説『高瀬舟』（1916）で江戸時代を舞台に安楽死を描き，
これをエッセイ「高瀬舟縁起」で「ユウタナジイ」というフランス語で紹介し
ていることは有名である。この小説が発表された当時，1920年代には刑法学者
を中心に「安死術」（戦前はこう翻訳されていた）肯定論が主張されたが，医学界
は否定的であった。

　日本で事態が大きく動いたのは，戦後である。1949年に戦後最初の「安楽死
事件」と呼ぶべき「成吉善（ソンギルソン）事件」が起こっている。これは病
気の母親に青酸カリを飲ませて「安楽死」させたとする事件であったが，裁判
所は軽減できない激しい肉体的苦痛が存在したとは認められないとして，懲役
1年，執行猶予2年の有罪判決を下している。その後，1961年に日本における
安楽死概念を大きく発展させた「山内事件」が，さらに1991年には，日本で初
めて医師が手を下して患者を死なせた「東海大事件」が起き，この2つの判例
を通じて日本の司法おける安楽死概念が確定している。後にこの2つの事件に
ついて述べ，その判例によって日本において法的な安楽死の概念が確立するこ
とを確認しよう。

　ちなみに，この2つの事件の間に，医師，太田典礼によって，1976年に「安
楽死協会」（日本安楽死協会）が設立されており，日本にはアジア諸国の中では

コラム2-1　優生思想と安楽死

　安楽死を考える際，忘れてはならないのが「優生思想」との関係である。欧米で19世紀末から流行した優生思想は「生きるに値しない生命」は抹殺してもいいという極論を生んだ。しかしこの極論は思想から政策となり，ナチス政権下のドイツにおいて知的障害，分裂病，てんかん，アルコール中毒，躁うつ病，ろうあ，身体奇形，遺伝病の人々の「断種」から「安楽死」へと突き進んでいく。ナチスは「価値なき生命」を国家（戦争遂行）の役に立たない「非生産的な」人間と見なし，直接的に上記の障害者たちを標的とする殺戮計画，通称「T4作戦」を実行した。しかし注意すべきは，これが推し進められたのはたしかにヒトラーの政権下であったが，それは必ずしも独裁政権の強制によるものではなかったということである。むしろ優生思想を積極的に支持していたドイツの医師，看護師ら医療従事者は抵抗せずそれを自覚的に推進してしまった。1939年9月に開始されたこの計画は，1941年8月に民間や聖職者の批難に負けてヒトラーが中止命令を出したものの，その後も秘密裏に行われ，政府の記録でも7万以上，推定では15万～20万人の人々が「安楽死」の名のもとに殺害されたとされている。その殺害方法のひとつは選ばれた患者たちを連行してガス室に入れるというもので，この方法は後にユダヤ人やロマ族およびシンティ族（ジプシー）の抹殺，いわゆる「ホロコースト」に用いられた。

　第2次世界大戦後，ホロコーストも反ユダヤ主義も完全に否定された。当然その先駆であった障害者「安楽死」，そしてそれを支えていた優生思想も否定されなければならないはずであった。しかしそうはならなかった。戦後，「ドイツ精神医学精神療法神経学会」が殺害された犠牲者を追悼する会を開き，犠牲者およびその家族に謝罪したのは，2010年のことである。ナチズムを完全否定し，自らの戦争責任を認めて全世界に謝罪してきたドイツでさえこれである。日本では「優生上の見地から不良な子孫の出生を防止する」と第一条で宣言した「優生保護法」が成立したのは第2次世界大戦後の1948年のことであり，そのもとでハンセン病患者らが強制的に不妊手術を受けさせられたり，中絶を強いられたりしていた。そこから優生思想を表す文言が削除されて「母体保護法」に改定されたのは，半世紀後，1996年のことである。2016年神奈川県の「やまゆり園」でかつて職員だった男が入園者19人を殺し，職員を含めて27人に重軽傷を負わせるという戦後犯罪史のなかでも特筆して残虐な事件が起きた。この男は「障害者は不幸を作ることしかできない」と主張し，その安楽死を衆議院議長あての手紙で訴え，犯行を予告し，実行したのだった。

　優生思想に基づく障害者あるいは「非生産的な」人々の否定を安楽死と結びつけようとする発想は私たちの社会の底流で流れ続けているようだ。自分自身はこの発想に本当に無縁なのか，一度徹底的に自問してみる必要があるだろう。これに関連して，2018年には国会議員である杉田水脈（自民党）がLGBTの人は子供をつくらず生産性がない，税金を投入するのはいいのかどうかという発言を含んだ寄稿を載せている（『新潮45』8月号）ことも記しておこう（彼女は後に反省の言葉を

語っているが)。
　　⇒ドイツの「T4作戦」については，ヒュー・グレゴリー・ギャラファー『ナ
　　チスドイツと障害者「安楽死」計画』が最初に読む本としては良い。日本の優
　　生思想とやまゆり園の事件に関しては多くの本が出ているので，一冊は読んで
　　おきたい。例えば，藤野豊『強制不妊と優生保護法』，神奈川新聞取材班『や
　　まゆり園事件』など。

比較的早い時期から安楽死運動は存在した。しかし，太田は戦後間もない時期
に「優生保護法」の成立に尽力したという経歴から分かるように，優生思想の
持ち主であるという一面があった。日本の障害者団体や知識人団体は彼のそう
した思想傾向を警戒し，太田の主導する安楽死運動を激しく批判し，日本での
安楽死を求める運動は伸び悩んだ。安楽死協会は太田の死後に路線を変更して
消極的安楽死＝尊厳死の合法化に狙いを絞り，1983年には「日本尊厳死協会」
と改名している。

現在における安楽死（積極的安楽死）の定義

　では，いま現在は安楽死をどのように定義できるのか考えてみよう。
　もともと「安楽死」は必ずしも「尊厳死」と区別されて使われてきたわけで
はない。安楽死とは一種の尊厳死であり，尊厳死は「消極的安楽死」と言われ
ることがあるように，一種の安楽死である。1970年代までは，学問的規定はと
もかく，広く世間においては「生きるのがつらい状態にある人を死なせてやる
こと」といった「慈悲殺」が漠然と安楽死と同一視されていたところがあり，
安楽死（積極的安楽死）と尊厳死（消極的安楽死）の明確な区別はつけられてい
なかった。例えば，アメリカで1975年に起こった「クインラン事件」は「死ぬ
権利」を求めて争われた裁判であり，カレン本人の自発的意思は確認できな
かったにもかかわらず，当時は「安楽死事件」と呼ばれていた（コラム 2-2）。
また，「日本尊厳死協会」も1983年に改名するまでは「日本安楽死協会」と名
乗っていた。
　その後，1980年頃を転回点として，安楽死の定義に「安楽死をするという本
人の確固たる意思」が不可欠の要素として要求されるようになり，単なる「慈
悲殺」と明確に区別されるようになった。もちろん消極的安楽死（尊厳死）に

コラム2-2　クインラン事件とクルーザン事件

　アメリカ合衆国における「死ぬ権利」についての議論のさいに，必ず取り上げられるのが「クインラン事件」である。1975年4月のこと，21歳のカレン・アン・クインランは友人のパーティーに出席中に体調に異変を感じてベッドで休んでいたが，しばらくたってパーティー出席者たちはカレンが呼吸をしておらず意識もないことに気付いた。病院に運ばれて人工呼吸器が装着されたが，呼吸不全の状態が長く続いて脳に損傷を受けたらしく，意識はそれきり回復しなかった。異変の原因は不明であるが，彼女はパーティーに向けて激しいダイエットを行っており，パーティーではアルコールと精神安定剤を飲んでいた。そして意識を失った後に吐瀉物によって窒息したのではないかと言われている。カレンの両親は人工呼吸器を取り外す権利を自分たちに与えるよう申し立て，一審で敗訴，二審で逆転勝訴した後，最終的にニュージャージー州最高裁は二審判決を認めて呼吸器取り外しの権利を承認した。しかしカレンは脳死ではなくて植物状態であったため自発呼吸があり，人工呼吸器が取り外されたあとも9年間生き続け，1985年に肺炎で死亡した。

　この事件で問題になったのは第一に，延命治療を拒否する患者のプライバシー権と，州民の生命を保護する州の利益との相克であったが，ニュージャージー州最高裁は状況によってはプライバシー権が州の権利に勝ることを認めた。第二の争点は患者が意思を表明できない場合に誰がその意思を代行できるのかであったが，判決では患者本人のプライバシー権が侵されないために，後見人あるいは家族が最善の判断をなすことを前提として代行権を認めた。

　次に同じく尊厳死を考える際の画期となった事件として「クルーザン事件」を挙げておこう。1983年1月のこと，当時25歳のナンシー・ベス・クルーザンは自動車事故に遭って車から投げ出され，蘇生はしたもののその後植物状態になった。ナンシーの両親は「娘はこのような状態で生きることを望まないはずだ」と考え，熟慮の末87年になって経管栄養チューブの取りはずしを病院側に求めた。クインラン事件の後で人工呼吸器の取り外しは常態化しており，経管栄養チューブの取り外しも推進されつつあったが，患者を餓死させることになるこの処置はミズーリ州ではまだ例外的に違法であったため，病院側はその要求を拒否した。1987年にクルーザン家は経管栄養チューブ取り外しの権利を認めるよう訴訟を起こし，一審で勝訴，二審で逆転敗訴になった後，裁判は1989年に連邦最高裁に持ち越された。連邦最高裁は本人の意思を確認するための明白な証拠はないことを理由にミズーリ州の法律を合憲とし，ナンシーのチューブ取り外しを認めない判決を下した。しかしながら他方この最高裁判決では，本人の意思を証明する明白な証拠があれば，末期患者の生命維持装置の取り外しは憲法上の権利であることもまた認められていた。その結果，その後の1990年のミズーリ州の裁判所での再審において，ナンシーの元同僚ら三人が，彼女は植物状態になったときには無理に延命されたくないと言っていたことを証言し，これが上記の明白な証拠に当たるものと見なされ，経管栄養チューブを取

り外すことが認められた。取り外してから12日後の1990年12月26日にナンシーは亡くなった。

　　⇒クインラン事件をはじめアメリカでのいくつかの事件から「死ぬ権利」の展開を跡付けた文献はいろいろあるが，読みやすいものとしては香川知晶『死ぬ権利』がある。

おいても，それまでも本人の自発的意思が軽視されてきたわけではないが，本人の意思が分からなくても，慈悲殺が認められるよう主張されるのに対し，狭義の安楽死（積極的安楽死）には絶対に自己決定の契機が必要であることが強調され，そして，それをはじめいくつかの諸要素を含むものでなければ，安楽死と呼ぶことはできない，と定義が固まってきたわけである。その諸要素とは以下のようにまとめることができる。

　(1)現在の治療法では取り去ることのできない激しい苦痛が患者にあり，患者自身もそれを耐えがたく感じ，生よりも死を望んでいる。

　(2)現在の医学レベルでは治療法がなく，そう遠くない時期に死ぬことが相当の確実性をもって推定される。

　(3)患者が安楽死の処置を強く望んでおり，その意思は十分・繰り返し確認されている。

　(4)安楽死の処置を行うのは医師である。

　以上の要素を踏まえたうえでごく簡単に安楽死を定義すると，「治療法のない病・怪我におかされ，死期の近づいた人間が，身体的苦痛に耐えかねて，自らの意思に基づき，（自らが人間としての尊厳ある生活を送ることができなくなる前に）医師に依頼して人為的手段により死期を早めてもらうこと」とまとめることができる。

　こうして自己決定に基づいて，医師の介助によって死なせてもらうことが積極的安楽死の概念として認知されるようになってきた。これに対して消極的安楽死は「尊厳死」として「延命治療を拒否して自然死に近いかたちで死ぬ」という事態を指して使われるようになってきている。この場合の尊厳死は本人の自発的意思があるか否かにかかわらず認められるという点で狭義の安楽死（医師の手による自殺幇助）とは区別される。それでも世界的には必ずしも安楽死と尊厳死とは明確に区別されているわけではない。しかし日本においてはこうし

た安楽死概念が狭義の安楽死として，狭義の尊厳死とそれなりに明確に区別される傾向がある。こういう区別は「日本尊厳死協会」がなお否定的なニュアンスの残る「安楽死」という言葉を避け，「延命治療を拒否して死ぬ」ことを「尊厳死」として強調したことによるという指摘もある（松田純『安楽死・尊厳死の現在』を参照）。

安楽死から自殺幇助へ

　医師の手による積極的安楽死の概念は以上でほぼ固まってきたと言えるが，概念が固まってくると逆にそれに抵抗する傾向も生まれてくる。第一に，安楽死が医師の手によって患者を死なせる行為である場合，医師が自分の思想心情に基づいてそれを拒否することも多く，他に医師が見つからなければ，安楽死の希望がかなわない場合が出てくる。第二に，「死期が迫っている」という条件があると，終末期ではないが治療法のない病苦に苦しむ人たちが安楽死の対象とならないということである。終末期ではない患者を医師が死なせるとなると，殺人罪に問われてしまう。しかし医師の手によらないのであれば，患者が死ぬ行為としては「自殺」しか残されておらず，医師でない人がそれを助けたとなれば，「自殺幇助」の罪に問われてしまう。

　そこで，医師は致死薬の投与・注射などの積極的な致死行為をしないが，患者が死ぬにいたる過程をきちんと管理し，患者の自死を助けるという一種の安楽死の形態が生じた。これは医師の幇助を得て致死薬を処方してもらい，それを自分の意思で服用するというやり方で，「医師幇助自殺」（physician-assisted suicide；PAS）と呼ばれている。

　　⇒安楽死の総括的定義を知るには，宮川俊行『安楽死の倫理と論理』がよい。1979年に出版されたこの本には，1980年以前の安楽死概念がほぼ尽くされている。保阪正康『安楽死と尊厳死』，星野一正『わたしの生命はだれのもの』などでは，自己決定権を含んだ安楽死の定義づけがなされている。松田純『安楽死・尊厳死の現在』では定義をめぐる思想的背景も開設されている。

（2）安楽死の法理

　次に，「死ぬ権利」に関わる法律事情を見てみることにしよう。まず海外事

情としては，2021年現在，積極的安楽死（医師が直接手を下す）および医師による自殺幇助（毒薬などを処方する）を認め施行している国は，オランダ，ベルギー，ルクセンブルク，カナダ，スペイン，ニュージーランドであり，他にオーストラリアのビクトリア州（2019年）がある。積極的安楽死のみを認めている国はコロンビア，自殺幇助のみを認めているのがアメリカ合衆国の一部州，およびスイスである。このうち，積極的安楽死を認める法の例としてオランダのものを，患者の自殺を幇助する法の例としてアメリカ・オレゴン州のものを，ついで治療停止としての尊厳死を認める法としてフランスの例を紹介しよう。

オランダ——「違法性阻却」から世界初の安楽死法へ

オランダでは，1971年に起こった「ポストマ医師事件」をきっかけとして安楽死についての議論が進んだ。この事件は開業医ポストマ医師が，自分の母親に致死量のモルヒネを注射して死に至らしめたというものであった。彼女の母は脳溢血で倒れた後，身体の麻痺，言語障害，難聴などに苦しんで何度も自殺を試みており，死ぬことを望んでいたという。ポストマ医師は73年に１週間の懲役と１年間の執行猶予の有罪判決を受けたが，そのころからすでに国民は安楽死についてかなりの理解を示していたようである。1980年代には事実上安楽死は相当数行われており，90年代初頭に把握された数字では，その数は年間2000人超，全死亡者の２％，50人に１人にのぼっていたという。1993年，オランダ政府はこの現実を承認する対応をし，すでにあった「遺体埋葬法」という法律を改正してその中に安楽死の必須条件を盛り込んだ。そして，そこで示された公式のガイドラインに基づく質問に答えられていれば，安楽死を行った医師を殺人罪で起訴しないという「違法性阻却」の制度を確立した。

その後，この制度のもとで安楽死例が積み重ねられ，安楽死と認められない事例が数例にすぎなかったことから，その実績をもとに，2001年に国家としては世界初の「安楽死法」を成立させた。しかし「安楽死」という表現は避けられ，正式名称は「要請に基づいた生命の終結と自殺幇助に関する審査，並びに刑法と遺体埋葬法の改正」とされた（コラム2-3）。

ただし，オランダにおいても医師には患者からの安楽死要請に応じる義務はなく，自分の良心や宗教的信条に従って拒否することはできる。また生命倫理

コラム2-3 オランダの「安楽死法」の6条件

　オランダの法律では，医師が安楽死を行った場合に満たすべき以下の6つの要件が定められている。

　(a) 医師が，患者による要請が自発的で熟考されたものであることを確信していること。

　(b) 医師が，患者の苦痛が永続的なものであり，かつ耐えがたいものであることを確信していること。

　(c) 医師が，患者の病状および予後について患者に情報提供をしていること。

　(d) 医師及び患者が，患者の病状の合理的な解決策が他にないことを確信していること。

　(e) 医師が，その患者を診断しかつ上記のaからdまでに規定された相当の注意の要件について書面による意見を述べたことのある，少なくとも別の1名の独立した医師と相談していること。および

　(f) 医師が，相当の注意を尽くして生命終結を行うかまたは自殺扶助をしたこと。

　(訳はベイツ裕子による。『安楽死法——ベネルクス3国の比較と資料』120頁から)。

　この「相当な注意」あるいは「注意深さ」の6要件を満たしているかの審査を行うのが「安楽死審査委員会」であり，満たしていると裁定されれば特例として訴追されない。

の主流においても，患者の要請があったとしても医師には「殺す義務」はないと考えられている。そこでオランダではホームドクターに依頼を拒否された人のために，2012年「安楽死クリニック（SLK）」が開設されていて，ここに申し込むことができる。

　オランダ国民がなぜ世界でも突出するかたちで安楽死に理解があるのか，その理由は，例えば商業国家オランダの国民性——ヨーロッパでも異例なほど個人主義的であるといったことなど——など，いくつか指摘されている。その中でも実際に安楽死と関連が深いと考えられているのが「ホームドクター制度」である。オランダでは国民の一人ひとりが自分のホームドクター（Home Doctor；HD，いわゆる，かかりつけの医師）を選ぶように法律で規定されている（もちろんHDを取り換えることも自由である）。したがってHDは国民一人ひとりの出生から死まで，あらゆる医療的措置と健康管理を受け持っており，自分の患者との親密な信頼関係を結んでいる。HDは各個人（HD1人につき，おおよそ

コラム2-4　ドキュメンタリー「依頼された死」の衝撃

　1994年にオランダの TV が，マルテン・ネダーホルスト監督のドキュメンタリー映画「依頼された死」を放映する。この映画は世界の多くの国で TV 放映され，日本でも同年ただちに TBS の番組「スペース J」の枠で編集され放映されている。物語の主人公ケイス・ファン・ベンデルは93年，ALS（筋萎縮性側索硬化症）という全身の筋肉が萎縮し，最後には自力で呼吸もできずに死に至るという難病に侵されていると診断される。彼は1カ月後には安楽死を決意する。安楽死への偏見をなくすためにそれを記録に残したいというネダーホルスト監督の説得に折れて，夫妻はその一部始終を映像に残すことに同意した。この映画では，ケイスが実際に安楽死で死の床に横たわるまでの実際の映像が，彼の妻アントワネットとホームドクター，ビルフリート・ファン・オイエン医師との3人のやり取りによって描かれてゆく。この映画によってオランダの安楽死の実態が初めて紹介され，世界に大きな衝撃を与えた。このコラムの筆者（黒崎）は，大学で安楽死を論じる際には必ず（ただし，苦しくとも生きることを選んだ日本の ALS 患者のドキュメンタリーと抱き合わせにして）この映画を見せることにしているが，日本の学生の多くは安楽死という事態の深刻さよりも，これを一種の「美しい夫婦愛の物語」として素直に感動してしまうらしい。

　しかし，この映画には全く逆の見方も存在する。アメリカの精神医学者で，自殺研究の権威であるハーバート・ヘンディンはこの映画を「孤独に死んでいった一人の男の物語」だと激しく非難している。自殺患者の多くを見てきた彼には，この物語は単に自殺志願者を見捨てるだけの許しがたい暴挙であり，死にゆく人間に対する敬意をもったターミナル・ケアが欠けていると見えたのだろう。日本でも異議申し立ては少なくなく，作家の加賀乙彦が異論を雑誌に発表しているし，筆者の聞くところでは，TBS には日本の ALS 患者団体からの抗議が来て，TBS は彼らに取材した番組を作成，後日放映したとのことであるが，筆者は残念ながらそれを見ていない。星野一正は，この映画がオランダに対する誤解を生むことのないように，著書のなかで一節を割いて弁護的な論評を残している。このドキュメンタリー自体への評価はどうあれ，このような映像を見るとき，一人の人間が実際に死ぬということの重みを実感せざるを得ず，「安楽死」の名のもとに机上で一般論的に議論することの危うさに気づかされる。

　　⇒この映画は市販されておらず，一般に見ることができないのが残念である。ヘンディンの批判は邦訳された彼の著書『操られる死』130-137頁で読むことができる。加賀乙彦の異論「オランダ安楽死ドキュメンタリーへの疑問」は，『婦人公論』1995年2月号，214-217頁に掲載されている。星野一正の論評「オランダの安楽死がテレビ放映されて生じた誤解」は，彼の著書『私の生命はだれのもの』158-167頁に収められている。なお，生きようとする ALS 患者の姿を教えてくれるものとして，畑中良夫『尊厳死か生か』，および「生きる力」

編集委員会編『生きる力』を挙げておく。

2000～2500人の患者を診るという）のプライマリ・ケアを担当し，患者が HD で
は手に負えないような状態であった場合に，初めて専門医に紹介されることに
なる。専門医による治療が終わると，その後は再び HD がその患者を診る。
このように個人的に患者としっかりと結びつけられた HD が患者の安楽死要
望を聞く当人であることが安楽死の敷居が低くなった大きな理由のひとつだと
考えられている（コラム 2-4）。

　その後，ベルギーが2002年，ルクセンブルクが2008年に安楽死法を制定し，
いわゆる「ベネルクス三国」がヨーロッパにおいて安楽死先進国となった。こ
のように安楽死が法的に制度化された国においてもっとも懸念されていること
は，この制度が乱用され，患者が衰弱等のために意思を表明できない場合に，
自分の意思に反して，苦痛緩和などを理由として医師に生命を縮める処置をと
られたり，安楽死を実施されたりするのではないかということである。典型的
には，意思を明確に表明できなくなった認知症の患者，抑うつ状態で自殺願望
を抱えている人などの場合がある。例えばベルギーでは事前の書面による意思
表明を有効として認知症患者にも安楽死の門を開いているが，世界的には安楽
死乱用の懸念の方が高い。そのためにいかにして安楽死決定までの過程を透明
なものにするかが，制度上の課題となっている。

　　⇒オランダをはじめとする三国の法については盛永審一郎監修『安楽死法』，甲斐
　　克則編訳『海外の安楽死・自殺幇助と法』，甲斐克則責任編集『安楽死・尊厳死』
　　（シリーズ生命倫理学 5 ）などで詳しく知ることができる。ベルギーとルクセンブ
　　ルクの制度はオランダとはかなり違っているところもあるので，独自に調べる必要
　　がある。

アメリカ合衆国——オレゴン州の「尊厳死法」

　1994年にアメリカ・オレゴン州で変わった法律が成立した。それは終末期患
者に「尊厳死」を認めるという法，つまり医師の介助による自殺を認める法
（Oregon Death With Dignity Act）である。これは18歳以上の州民を対象とし，
主治医とそれ以外の 2 人の医師により 6 カ月以内に死を迎える可能性が高いと

> ### コラム 2-5　オーストラリア──「世界最初の安楽死法」の顛末とその後
>
> 　オーストラリアの北部准州では1995年に「終末期患者の権利法」が成立，翌96年からこれに基づく安楽死が数例施行され，現実に機能した世界最初の安楽死法となった。ここで使われたのが，フィリップ・ニチケという医師が開発した装置であり，この装置はノート型パソコンにつながれ，画面に出てくる質問に何度か「イエス」と答えると，装置から患者の身体に鎮静催眠剤が注入されるというものであった。この装置を用いて3人の患者が「安楽死」を遂げたが，97年，オーストラリア連邦議会はこの法律を無効化し，同法は消滅した。その後，2017年に今度はビクトリア州で「自発的幇助死法」という安楽死法が可決され，19年から施行されている。その条件は成人（18歳）に達していて，自発的な意思決定能力をもち，余命が6カ月以内と見込まれる患者は医師に自殺用の薬剤を要請できるというものである。

　診断された場合，患者は主治医に自殺用の薬を処方することを要請できるという法である。ただし要請は最低でも口頭で2回（1回目と2回目の要請の間に15日の待機期間が必要），書面で1回（処方箋交付まで48時間の待機時間が必要）であり，かつ患者はいつでも要請を撤回できる。終末期患者の自殺を認めるこの法律は，自殺というものを禁じるキリスト教（特にカトリック）の教義に反するために大きな物議をかもした。法案はいったん住民投票で51％と過半数ギリギリの賛成で成立したものの，翌95年オレゴン州最高裁が差し止め命令を認め，その違憲裁判では，連邦裁判所が違憲判決を出して，いったん停止されてしまう。しかし，1997年には再度の住民投票で60％の支持を集め，違憲差し止め命令も撤回され，正式に実施されるようになった。その後も連邦政府（共和党ブッシュ政権）はこの法を無効化しようとする介入を続けたが，最終的に2006年に連邦最高裁で同法の維持が確認された。

　これ以降，アメリカでは積極的安楽死法ではなく，これと同様の「尊厳死法」を制定する州が増えている。2009年11月にはワシントン州，12月にはモンタナ州と続き，現在では10州を超え，現在も拡大中である。

スイスの事情
　特異な例として，スイスの安楽死にまつわる事情を紹介しておこう。
　スイスには安楽死法も尊厳死法もない。刑法第14条において嘱託殺人は禁止

されている。ところが第115条において「利己的な動機」がない場合には，他人の自殺に関与しても罰せられないという解釈が定着していて，実際には自殺幇助が可能になっており，そのための「エギジット」「ディグニタス」といった自殺幇助団体・組織が存在し活動している。こうした団体はスイス国民の自殺幇助の場合には国民の一定の支持があると言われているが，他方外国人の「自殺ツアー」も盛んになり，国際的には非難の声が高まっている。スイスでもたびたび法的に規制する試みは行われているが，まだ有効な制限策は打ち出せていない。

> ⇒オランダ・ベルギー・ルクセンブルク以外の他のヨーロッパ諸国，アメリカ合衆国，オーストラリアまで含む資料としては甲斐克典監訳『海外の安楽死・自殺幇助と法』，甲斐克典責任編集『安楽死・尊厳死』（シリーズ生命倫理学）などがある。詳しい具体的な事情を知りたい人は，章末の参考文献を参照すること。

　次に，日本において安楽死の法理がどのように確定していったのかを，2つの判例からみてみることにしよう。

山内判決（1962年判決）

　そのうちのひとつ，「山内事件」が起こったのは1961年8月である。愛知県在住の52歳の男性が有機リン中毒で死亡したが，牛乳に殺虫剤を混入して彼を死なせたのは当時24歳になるこの男性の息子であった。死亡した男性は過去2回脳溢血で倒れ，半身不随となっていた。症状は悪化する一方であり，しばしば激痛としゃっくりの発作に襲われ，「早く死にたい」「殺してくれ」などと叫ぶようになったと言う。1961年夏，主治医からもはやなすすべはないことを告げられた息子は父親に対する最後の孝行だと考え，事件当日に自宅に配達された牛乳に自家用の使い残しの有機リン殺虫剤を混入し，そうとは知らない母親の手から父親に飲ませ，同人を殺害した。

　この事件は，死亡した父親，あるいは父親を死亡させた息子の姓である「山内」にちなんで「山内事件」とされ，名古屋高等裁判所が下したそれに対する判決は「山内判決」と呼ばれる。この判決が当時画期的なものとして注目されたのは，この判決において，安楽死が成立するための条件として以下の6つを

明確に掲げたからである。

①病者が，現代医学の知識と技術からみて不治の病に冒され，しかもその死
　が目前に迫っていること。

②病者の苦痛が甚だしく，何人も真にこれを見るに忍びない程度のものなる
　こと。

③もっぱら病者の死苦の緩和の目的でなされたこと。

④病者の意識が，なお明確であって，意志を表明できる場合には本人の真摯
　な嘱託，または承諾のあること。

⑤医師の手によることを本則とし，これにより得ない場合には医師により得
　ないと肯首するに足る特別な事情があること。

⑥その方法が倫理的にも妥当なものとして容認し得るものなること。

　名古屋高裁の判決は，このうち①と③については認定したが，④はさておき，
⑤と⑥は満たしていないと判断して，息子の行為が安楽死であるとは認めな
かった。しかし父親からの依頼であることは認め，「嘱託殺人罪」を適用し，
懲役 1 年，執行猶予 3 年の刑を言い渡した。

　この「6 条件」は日本の安楽死裁判のための決定的な基準となり，これ以降
の 4 例の「安楽死裁判」はこの 6 条件に照らし合わせて判定され，1 例も安楽
死として認められなかった。

東海大事件判決（1995年判決）

　事態が動いたのは1991年である。それまでの「安楽死」事件がすべて親族の
手によるものであったのに対し，この年，医師が受け持ちの患者に致死量の薬
物を注射して死なせる事件が起きた。「東海大事件」である。

　1991年 4 月13日，多発性骨髄腫のため東海大学医学部付属病院に入院してい
た患者が，医師による薬物投与のために死亡した。当時この患者は長く昏睡状
態にあったのであるが，患者の妻と長男が治療を中止して「早く〔遺体を〕家
へ連れた帰りたい」と強く希望したため，患者が嫌がっていると家族には思わ
れた尿道カテーテルや点滴を外し，痰吸引等の治療も中止された。その後さら
に長男が，父親を楽にしてやってほしいと主治医の一人Ｔに向かって強く主張
し続けた。Ｔは，いったんはこの要請を断っている。彼は現状では安楽死が成

立しないこと（患者当人の自発的な意思が確認できない）は承知していたものと思われる。ところが，どうした心境の変化か，その後まもなく呼吸抑制の副作用のある通常の2倍量の鎮痛剤，抗精神病薬を注射するという行為に出る。それでも患者は死ななかったが，長男が早く死なせることをさらに要求したため，Tは次に心停止の副作用のある塩酸ベラパミル製剤を通常の2倍の量を注射した。だが脈拍等には変化がなかったため，さらに塩化カリウム製剤を注射する。結局，患者はこれによって急性高カリウム血症による心停止で死亡した。

　この事件は日本で初めて医師が手を下した「安楽死事件」として注目を浴びた。しかし，山内判決に照らしてみれば，この事件も患者当人の自発的意思は最初からなかったのであるから，安楽死になりえないのは分かり切ったことであった。だが，事件を担当した横浜地方裁判所は，これを機会に山内判決ですでに示されていた安楽死の条件を改めて整備しようとした。その要点を挙げれば，以下のとおりである。

　a）はじめに，事件とは直接関係のない，「いわゆる尊厳死」，すなわち治療行為の中止が許容される要件を地裁は定めた。これにはもちろん患者の自己決定権の行使が必要であり，また医師の治療義務が限界に来たときに許されるものとした。その内容は以下の3点にまとめられた。

　①患者が治癒不可能な病気に冒され，回復の見込みがなく死が避けられない末期状態にあること。死の回避不可能の状態に至ったか否かは，複数の医師による反復した診断によるのが望ましい。

　②治療行為の中止を求める患者の意思表示が存在し，中止を行う時点で存在すること。中止検討段階での患者の明確な意思表示が存在しないときは，推定的意思によることが許される。患者の事前の意思表示が存在しない場合には，家族の意思表示から患者の意思を推定することが許される。しかしこの推定においては，疑わしきは生命の維持を利益にとの考えが優先される。

　③治療行為の中止の対象となる措置は，薬物投与，化学療法，人工透析，人工呼吸器，輸血，栄養・水分補給など，疾病を治療するための治療措置及び対症療法である治療措置，さらには生命維持のための治療措置な

ど，すべてが対象となる。

ｂ）次に「安楽死の許容要件」が４点にまとめられた。

①患者に耐えがたい激しい肉体的苦痛が存在すること（ただし，精神的苦痛は除かれる）。

②患者の死が避けられず，死期が迫っていること。

③患者の意思表示が存在すること。

④安楽死の方法としては，間接的安楽死と積極的安楽死が許される。

ｃ）そして最後に，「医師による末期患者に対する致死行為が，積極的安楽死として許容されるための要件」が定められた。

①患者が耐えがたい肉体的苦痛に苦しんでいること。

②患者は死が避けられず，その死期が迫っていること。

③患者の肉体的苦痛を除去・緩和するために方法を尽くし他に代替手段がないこと。

④生命の短縮を承諾する患者の明示の意思表示があること。

ここでは，基本的に山内判決が踏襲され，しかし「医師の手による」といった前提的条件は外し，安楽死の条件が簡略化されて示されている。これによって日本における安楽死概念は司法のレベルで整備されたことになる。

⇒東海大事件の詳細は，入江吉正『死への扉』で知ることができる。法理に関する山内事件，東海大事件をはじめとした判例は雑誌『判例タイムズ』で知ることができるが，安楽死，尊厳死に関する資料としては，町野朔他編著『安楽死・尊厳死・末期医療』にこれら日本の判例が掲載されている。

（３）安楽死の倫理

では，以上のように整えられた法理のもと，現在の日本では，安楽死の倫理をどのように考えることができるのであろうか。その基本的な条件から考えてみよう。

死の自己決定権と安楽死の条件

安楽死を成立させる条件として確定しているのは，私が限界状況に達した場

合には，私が自らの死の時期を選ぶという自発的意思である。つまり，安楽死は当人の自己決定権の行使の結果として行われるものでなければならない。これは法理だけでなく，倫理でも全く同じである。

　しかし自己決定権だけで安楽死が認められるわけではないから，その他の条件を考えてみると，以下のような条件が倫理的には最低限のものとなるだろう。

　①死期がごく間近に迫っていることが明らかであること。

　②その人の常態の個性を侵すほどの苦痛があること。

　③安楽死の行為者が殺人罪に問われる可能性がないこと。

　④その人の尊厳を守るためには，死の方が生よりよいということを関係者が
　　納得していること。

　このうち，①と②は法的条件と共通であるが，倫理的条件としては，法理には含まれなかった③，④も必要である。③について言えば，法理では医師が行うということが当然の前提となっているが，これは倫理的には問題ある前提である。なぜなら，もともと患者を殺すことを喜ばない医師に対して自分を殺してくれるように頼むことは「限度を超えた要求」であるかもしれないし，ましてや医師が殺人罪で起訴される可能性があるならば，他人を罪に陥れるようなことを頼むことが反倫理的であることは間違いないからである。

　さらに，④の条件も，日本の場合，必須であると思われる。オランダのように本人の自己決定が最大限尊重される国民性を持つ国とは違って，いまだ家族主義が根強く残る日本で，関係者，すなわち家族が納得していないような安楽死は医師としても決行できるはずがないからである。しかし，日本でもここ数十年で自己決定権を尊重する環境は整っているから，この場合の家族は親子関係内にとどめてよく，親族一般まで含める必要はないだろう。

「身体的苦痛」は安楽死の根拠として十分か(1)——鎮痛治療の限界内の段階

　それでは，以上のような一般的条件のもとで，どのような場合に安楽死は倫理的に許容可能になるのかを考えてみよう。安楽死を可能にする根拠となるものは，第一義的には「身体的苦痛」であるから，身体的苦痛がいかなる場合に安楽死の十分条件となるのかを考えてみよう。

　「苦痛からの解放としての安楽死」が，典型的な安楽死である。とはいえ，

苦痛からの解放を目的として，自らの死を選択し，他者（医師）に直接的・積極的に自らを死なせてくれと依頼することを，倫理学的に正当化することは意外と難しい。なぜなら私が耐えがたい苦痛に苦しめられて，「いっそ殺してくれ」と言ったとしても，その場合私が真に求めていることは死ではなくて，「苦痛からの解放」だからである。だからこの場合に私が他の人（医師）に依頼できること，他の人（医師）にとって義務とされることは，できる限り鎮痛のための努力をし，苦痛を緩和すること，私に生きている喜びを取り戻させてくれることだけである。だから，苦痛からの解放の要請がただちに安楽死を正当化するわけではない。

　それでは，苦痛の緩和に限界がある場合はどうだろうか。「回復の見込みもなく，苦しみに耐えるだけしかない生存は無意味であるから，安楽死させてほしい」という主張を考えてみる。しかしこの主張も一般的には成立しない。「回復の見込みもなく，苦しみに耐えるだけしかない」場合でも，「それでも最後までそれと闘うのが人として生まれた者の義務である」と思う人もいるだろうし，あるいは「この苦しみは神によって与えられた試練である」と考える宗教者もいるだろう。また「耐えがたい苦しみ」にも個人差があるから，苦しみに耐える力の弱い者は，耐える力の強い者よりも早く安楽死する権利を得てしまうことになり，安楽死に客観的基準がなくなってしまう。だから私が他人に期待できるのは，耐えがたい苦痛に苦しむ私にそれでも耐える勇気を与え，励まし，最後の瞬間まで共に生きてくれることにある。

　したがって，以上の段階で他者（医師）にとって義務であるのは，できる限り苦痛を取り除く努力をすることであって，安楽死の処置をすることではない。特に現在では，痛みを抑える技術（sedation, 鎮痛・緩和治療）が発達し，苦痛なく死の瞬間を迎えることが多くの場合可能となってきている。苦痛を取り除くことが可能なら，安楽死という問題そのものが存在しなくなる。

「身体的苦痛」は安楽死の根拠として十分か(2)——鎮痛治療の限界を超える段階

　だが，極度の苦痛があり，鎮痛治療にも限界があり，当人にも関係者にもその苦痛に耐えることに意義を見出せない場合，あるいはその苦痛に耐えることが当人の人格・個性，すなわち当人の人間としての「尊厳」さえも崩壊させる

ような限界状況に至った場合にも，私たちはなお耐えて生きることを選ばなければならないのだろうか。

　おそらくそうではない。なぜならその場合は，話は全く個人の問題となるからである。死ぬのは一般的な人ではなく，この私である。自分の人格・個性を守るためには，死をもって生に代えるしかない，いま死ぬ方が私にとって幸せだという状況がこれからずっと固定されている場合には，安楽死を選択肢に入れることは倫理的にも許されると考えてよい。生きていたくないほどの苦痛に対する処置としては，「永続的なセデーション」という方法もある。一時的なセデーションはいったん意識レベルを下げた後，覚醒させるが，永続的なセデーションの場合は，死亡するまで意識を下げておく。この場合には医師が積極的に致死行為をするわけではないが，その時点で人格的には死ぬのと同じという点から言えば，事実上の安楽死の処置（間接的安楽死）ではないかという見方もできる。

　もちろん，私の人格，そして人間としての尊厳が苦痛によって侵されることを安楽死の理由とする場合，「私にとっていかに生き，いかに死ぬのが，私の尊厳を守ったことになるのか」という，自分自身に対する厳しい問いかけが必要になるだろう。私がいま死を選択することが私にとっては生きることよりも意味あることなのだということを周囲の人間が「もっともだ」と思わないようでは，安楽死の処置をとってもらうことが説得力を持つようにならないはずである。

　　　⇒このような見解の先行例は，宮川俊行『安楽死の倫理と論理』にある。彼はそこにおいて「安楽死の思想」と「安楽死思想」とを区別することによってこの論理を展開している。苦痛の緩和の意義については，星野一正『わたしの生命はだれのもの』270-289頁に詳述されている。

精神的苦痛は安楽死あるいは「医師の手による自殺幇助」の理由になるか

　ところで，以上の議論の前提になっている「耐えがたい苦痛」とは肉体的な苦痛のことである。だが，より進んだ意見では苦痛を精神的苦痛にまで拡張し，もはや生きていたくないと思うほどの悩みがある人の安楽死までが主張されるようになってきている。そのような傾向を示す例として，オランダで出された

「シャボット医師事件」に対する判決（1994年）を挙げることができる。

　オランダの精神科医バードワイン・シャボットは，50歳の女性から自殺幇助の依頼を受けた。この女性は，生きがいとしていた長男を失恋自殺で失い，そして夫と離婚した後には次男をも悪性腫瘍で失ったことによって，生きる望みを失い，自殺を決意する。しかし，ホームドクターをはじめ数人の医師から自殺幇助の依頼を断られ続け，最後にオランダ自発的安楽死協会の紹介を通じてシャボット医師と知り合った。シャボット医師は2カ月間にわたってこの女性を説得することを試みたが，彼女の決心は変わらなかった。結局，彼女の友人やホームドクターが見守る中，シャボット医師は彼女に致死量の薬物を手渡し，彼女はその薬物を飲んで死亡した。この事件の裁判では，一審・二審ではシャボット医師に無罪が宣告されたが，最高裁は1994年，逆転有罪の判決を下す。ただし，刑罰は科されないという「有罪」であった。

　この判決は，結果的にシャボット医師の行為――精神的苦痛を理由とする自殺幇助――を「安楽死」と半ば認める形となった。そしてこの後ベネルクス三国は精神的苦痛を理由とした安楽死にも門戸を開く姿勢を見せている。だが，もともと安楽死の条件に「死期が迫っている」ことが含まれていないうえに，精神的苦痛を理由に安楽死を認めるのであれば，最後には「安楽死」はただの「自殺」へと転化してしまうことになるだろう。にもかかわらず，医師を「自殺幇助」に関わらせるようなことを認めることは疑問の声の方が大きい。

　それにしても，ここには皮肉な逆転現象が起こっている。オランダは個人主義を徹底することによって安楽死を可能にしたのであるが，安楽死が容易になると，こんどは自殺志願者の願いを他者（医師）が，そして裁判所（社会）が介入して可能にするという，個人主義とは逆の現象である。個人主義を徹底するならば，自殺する者は自殺するに任せるしかないはずであるが，そこにある社会的意思が強力に介入することで精神的苦痛に基づく自殺幇助が可能になっているのである。これは一見したところ個人の意思を重視するように見えて，実は社会がある一定の価値観にまとめられていくということなのかもしれない。

その先の問題――死を望む高齢者・自殺志願者

　安楽死が当たり前のものになっていくにつれて，オランダでは精神疾患を持

コラム2-6　京都 ALS 患者嘱託殺人事件

　2019年6月に放映された NHK スペシャル「彼女は安楽死を選んだ」では，2人の姉に献身的介護を受けていた50代の女性が，スイスにわたって自殺幇助による安楽死を選んだいきさつが明らかにされ，日本社会に大きな問題を投げかけた。そんな中，さらに衝撃的な事件が起こる。各種新聞報道によれば，2019年11月30日に京都に住む ALS 患者の林優里さん（当時51歳）が意識不明状態になっているのをヘルパーが発見し，病院に搬送されたが死亡が確認された。20年7月に医師2人がこの女性から依頼されて薬物（バルビツール酸系鎮痛薬）を投与して死なせたとして嘱託殺人の疑いで逮捕された。うち一人が SNS を通じて彼女と知り合い，殺害を依頼され，また他の医師名義の口座に女性から計130万円が振り込まれたと報道されている。林さんは当初スイスで安楽死を希望していたとも伝えられ，ブログを立ち上げて自分の状況や安楽死を望む心境などを詳しくつづっていた。NHK がそれに基づいて番組を制作しており，わずかながら彼女の心情・主張を垣間見ることができる（ハートネット TV「シリーズ京都 ALS 患者嘱託殺人事件」第1回2020年11月3日・第2回11月4日放送）。

　この事件が医師の安楽死行為として許容できないということははっきりしている。そもそもこの医師2人は林さんの主治医ではなかった。当然長期にわたる診断をなされていない以上，正確な病状診断ができていなかっただろうし，SNS で知り合い，人間として林さん自身のことをよく知らないまま，彼女がどのような思いで安楽死を依頼したのかも気に留めずに殺害を決行したと思われる。さらに金銭を受け取っていたことは論外であり，この事件は総じて道義的に悪質で，嘱託殺人事件としか言えない。医師の一人が SNS で優生思想的な見解を述べていたと報道されている点も不気味である。「やまゆり園事件」に通じる意図があった可能性もある。そして，そもそもこの事件は東海大事件の判例に照らし合わせれば安楽死ではありえない。林さんは死を目前にした終末期ではなかったし，ALS は人工呼吸器をつければさらに長期生存が可能である。

　日本における安楽死の許容条件には「終末期で間もなく確実に死ぬと推定される」という条件が大きな歯止めになっていて，筆者も基本的にそれを守るべきだと考えている。だがこの条件を守ろうとすると，鎮痛できない苦痛を抱えた人，あるいは病のためどうしても癒せない精神的苦痛を抱えている人が熟慮の末真摯に「死にたい」と訴えてきたときはどうするのか，という問いが残ってしまう。私たちは何か人生上の悩みを抱えて「死にたい」という人がいたら，その人が死なないようにするにはどうしたらいいかをまず考えるだろう。それなのに病気の人にだけその気持ちを理解したようなふりをして死を許容するのは一種の病人差別ではないかとも思える。しかし，やはり治療法のない病におかされている人は一般の自殺者と同じだというわけでもないだろう。終末期ではなくても，（たとえ近い将来に治療法が見つかる可能性があるとしても）いま現在治療法がなく，いずれは死が避けられ

ないと見なされる人は終末期にあると考えることはそれほどおかしなことでもない。たしかに頑張って生き続ければ，突然有効な治療法が見つかるかもしれない。しかしそれに間に合わない人もいる。人はどんな状態にあっても前向きに生きなければならないわけではなく，やれることをすべてやった上でなおかつ死を望むならば，その意思は尊重されてもいいのではなかろうか，と筆者は個人的には思う。

　⇒実際に安楽死を望む人たちのことは，宮下洋一『安楽死を遂げた日本人』（NHK スペシャルの書籍化）に描かれている。

つ人，さらにはうつ病などによる若者の自殺願望にも応ずべきだと考える医師も多数派ではないが出てきている。しかしオランダでも医師はあくまでも緩和治療の一環として安楽死に関わるのであって，純粋な自殺願望に対して対応する義務はない。そこで医師の介助を得ようが得まいが死にたい人を死にたい時に死なせる助けをするために，自殺幇助を刑法から外そうという動きも出てきている（コラム2-6）。

　さらに問題になりつつあるのは，死ぬことを望む高齢者への対応である。疾病もなく，はたから見ると死ぬ理由がなくとも，高齢に伴う様々な身体的不便，精神的な問題から，自殺介助を受けて死を望む高齢者がまだ多くはないが徐々に増えてきている。「十分に生きた」「生きている理由がない」「生きるのに疲れた」という人たちが熟慮の末「人生を自分の意思のもとで終わらせたい」と希望した場合，それにどう対応するか，高齢化社会の真っただ中にある日本でも今後これが問題化する可能性があることを念頭においておこう。

　⇒シャボットあかね『生きるための安楽死』ではこうした精神疾患，うつ病，認知症の人，そして「生きるのに疲れた」老人たちの安楽死の事例が多く紹介されている。

解答に代える私見

　最後に，この問題の基本構造に関して筆者（黒崎）の私見を述べて，まとめに代えることにしよう。安楽死の理論に関わる基本問題は，①人間には自分の生命を自分で処理する権利があるのか（自己決定論），それとも②生命は個人を超えた尊厳をもつがゆえに死ぬ権利というものはないのか（生命の尊厳論），ということである。

　①自己決定論は，ジョン・ロックの「身体の自己所有」の論理に従って，自分の身体は自分固有のものなのだから，それをどのように終わらせるかについては本人の意思を尊重すべきだという考え方である。その場合，自分の身体に宿る生命は，私に固有のものである。たしかに，「私の命は誰のものか」という問いに対しては，多くの人が「私のものである」と答えるだろう。私の命は私に固有のものであるのなら，それをどう終わらせようと私の自由だという論理は多くの人にとって正しい答えであるだろう。

　だが，②生命を個人に固有のものだという発想に反対する人たちも少なからず存在する。彼らからすれば，生命は私のものではなくて，自然によって——宗教者ならば「神によって」と表現するだろうが——「与えられたもの」である。だから生まれてきた以上，その生命をできる限り保持することが，生命を与えてくれたものに対する感謝であり，義務ではないかと彼らは訴え，安楽死を倫理的に許容できないものだと考えるわけである。

　この2つの発想はどちらが正しい，どちらが間違っているというものではないだろう。一方で，生命は個人がつくりだしたものではないから，「与えられた」という性格をもっていることはたしかである。だが他方で，安楽死を選択するような意思をもった人というのは，長い年月を生きてきた人であろう。そういう人は与えられた生命を自分なりの仕方で個性的に作り上げてきたのであって，その意味で生命は与えられたものであると同時に「自分のもの」であるといってもよい。だから，人は与えられた生命を最大限生かす努力をしなければならない義務を負っていると同時に，その生命が個人の個性と結びついている限りでは，その個性に沿って生命の終焉のあり方を決める権利が各個人に生まれていると言ってもいいのではないだろうか。

　ただしだからと言って筆者は「死ぬ権利」を認めよと言っているのではない。死に「権利」という翼を与えてしまうと，最初の良き意図とは違ったところに飛んで行ってしまう危険があるからである。具体的には，安楽死が合法化されたとすると，次のような事態が起きるのではないかという懸念がある。

　①安楽死を望まない，あるいは迷っている人たちにも死の方向へと圧力がかかる。

　②生きるための試み，鎮痛治療や緩和ケアが軽視される。

③医療者が自分の価値観に反する致死行為を強制される。

④医療者が自分の考えによって致死行為を推し進める危険がある。

⑤社会が致死行為に慣れっこになって感性的に麻痺してしまう危険がある。

　安楽死が自己決定に基づくものだとしても，ある人の安楽死を求める他人の意思，社会的圧力が強まる傾向が当然出てくることに特別な注意を払わなければならない。社会的な雰囲気として，「こういう状態になったら死にたいというのももっともだ」という共感は，「生きる価値のない命」という発想と意外に近い。安楽死が優生思想と結びつきやすいことは証明済みの歴史的事実だということを私たちはよくよく覚えておかねければならない。

　オランダのように「死」を「個人の権利」として一律に捉えるのは行きすぎだとしても，諸個人には「死に方の選択権」が認められることが望ましく，その選択が妥当なものであるかがケース・バイ・ケースで検討されて許容されれば安楽死を認める，あるいは関係者を処罰しないということには倫理的問題はないと筆者（黒崎）は考える（「死に方の選択権」は東海大事件の判決において司法によっても認められている見解である）。

　安楽死は，私がこれまで生きてきたことの意味を病苦によって台無しにしないためには，どうしても私自身の生命活動を停止に導くことが次善（最善が回復することだとすれば）の選択であると見なす条件が整ったときにだけ許される事態であろう。しかも安楽死が認められていることを最後の心の拠り所として，死に望む者が最後の力を出せるようにするためにも，安楽死の行為者が免罪される，あるいは殺人罪に問われない道を開いておき，安楽死を許容する体制を整えておくことは必要だと思われるのである。

　⇒ジョン・ロックの所有論については，『統治二論』の後篇第5章で論じられている。

2　尊厳死

　積極的安楽死は今後の社会問題であるとは言え，読者の中で実際に安楽死に関わる人はそう多くないだろう。しかし，「治療中止」は違う。今後はおそらく，読者のほとんどが，自分の親が，そして自分が最期を迎えるとき，当然考

えなければならないほど当たり前の選択肢になっているのではなかろうか。そしてこの治療中止が日本では「尊厳死」として議論されることが多い。そのような「身近な問題」としての尊厳死について，最低限のことをここで考えてみよう。

（1）尊厳死の定義

尊厳死とは何を指すか

日本で「尊厳死」と言うとき，それは簡単に言えば「延命治療を拒否して死ぬこと」，少し詳しく言えば，「これ以上の延命が当人にとって無意味であると考えられる場合，延命治療を行わず，あるいは打ち切って，できるだけ自然に近い死を選択すること」を指すことが多い。言いかえれば，「尊厳ある生」を「単なる生存」よりも価値あるものとし，自分の「尊厳」が守れなくなった場合，「無意味な」延命処置を拒否するという「消極的安楽死」の形をとることによって，かえって積極的に死を選ぶことである。「生命の尊厳」（SOL）に対して，「生命の質」（QOL）を優越させる態度であると言ってもいい。

尊厳死における3通りの決定主体

ただ，こう定義しても，尊厳死には大きく質の異なる2つの場合がある。すなわち，①死期が迫っていると確実に判断される患者が，自己の尊厳を守るために自らの意思で死を選ぶ場合と，②本人の意思は分からない時でも，ある人が医学的に見て回復の望みが低く，末期的状態に陥っていると思われるのに，生命維持装置につないで「無理矢理」生かしておくという状態を，「人間の尊厳に対する冒瀆だ」と捉え，家族が本人の意思を推定して，尊厳死を選ぶ場合である。

積極的安楽死の場合は「本人の自発的な意思」が法的にも倫理的にも必須条件であったのに対して，狭義の尊厳死の場合，第三者（ただし，主に家族である）による本人の意思の推定が許されているということが，固有の問題となっている。1998年に起こった「川崎協同病院事件」も，2006年に起こった「射水病院事件」も本人の自発的意思が必須とされているならば起こりえなかった事件である（コラム2-7）。そこで，生まれるかもしれない間違いを防ぐために，

コラム2‒7　川崎協同病院事件・射水市民病院事件

　東海大事件事件以後，医師の介助による安楽死事件として問題となったものは2件ある。一つは京都の「京北病院事件」（1996年）で，京都の京北病院で院長が20年来の友人だという末期がん患者に筋弛緩剤を注射し，その後患者が死亡した事件である。この場合も患者の意思は確認されておらず，安楽死要件を満たしていなかったが，注射と死亡の因果関係が立証されず，院長は不起訴処分となった。関西電力病院の事例（2003年）でも末期がん患者に塩化カリウムを投与して死亡させたとして院長は書類送検されたが，薬剤投与と死亡との因果関係は明確ではないとして不起訴処分となっている。

　それに対して，「治療中止」をめぐる事件の方はその後4件起きているが，特に反響が大きかったのは次の2件である。

　「川崎協同病院事件」（1998年）は神奈川県の川崎協同病院で起こった。患者は喘息の公害病認定を受け，事件当時意識不明となっていた50代の男性。当時40代の担当医師が患者の気管内チューブを抜去，家族の同意は得ていたとされている。しかしその後患者の苦痛が激しい様子が見て取れたので，いくらかの処置のあと，最終的に筋弛緩剤を投与，その後患者は死亡した。この処置はその時点では問題にされなかったが，2001年になって内部告発があり，調査が始まった。結果，家族に対する説明が不明確，誤りもあり，抜管が患者を死亡させる行為であることも説明していなかった可能性があると認定され，医師は2002年に病院を退職したが，その後横浜地検により殺人罪で起訴された。最高裁は，①回復可能性や余命について判断するのに必要な，脳波などの検査が行われていない，②抜管はたしかに家族の同意を得て行われたが，適切な情報が与えられておらず，抜管が患者の意思を推定し得たものとみなすことができない，として，医師の行為は法律上許されている治療中止にはあたらないと判断し，高裁判決が確定した（懲役1年6カ月執行猶予3年）。この事件およびその判決をめぐっては，患者の自己決定権の尊重と治療義務の限界との葛藤，本人の意思と家族の推定的意思との関係（代理決定の是非）などの論点をめぐって活発な議論が闘わされ，また医師と遺族側の見解の相違も浮き彫りとなり，医師本人も弁明の書を出版するなどして，余波は大きかった。

　「射水市民病院事件」（2006年）は富山県の射水市民病院で，2000年から05年にかけて，当時の外科部長が7人の患者の人工呼吸器を取り外して死亡させたとされる事件である。患者は50代から90代と幅広く，5人は末期がんで，7人全員が事件当時意識がなく，回復の見込みが薄いと判断されていたという。そのうち一人は家族によって本人の同意が得られている旨が，6人については家族の同意のみが得られていることがカルテに記されていたという。元外科部長はこの行為を患者のための尊厳死であると主張したが，同病院院長は記者会見の場でこの見方を退け，倫理的に問題ある行為だとした。富山地検は人工呼吸器の装着から取り外しまでの一連の行為は延命治療とのその中止という行為にすぎず，殺人罪とは認定できないとして

関わった医師 2 人を不起訴処分とした。

尊厳死には「事前の意思決定」が制度化されている。つまり，意思決定において，次の 3 つの場合が考えられている。

(1)自己決定：本人が最後の自由意志の発揮として，自分の「尊厳」を守るために，自ら決断することができる。ただしこの場合も，基本としてはあくまで「回復の見込みがない」という状態にある人に限られ，一般的な「自殺」ではない。この場合は死に至るまで当の本人が自覚的に自分の生の演出を行い，死の時期までを決定する。

(2)他者による決定：当人の意思が分からない場合でも，無意味な延命だと関係者が判断せざるを得ないような状況に置かれた人の生命を終わらせることも「尊厳死」に含まれる。

(3)事前の自己決定：尊厳死を選択するにあたっては本人の意思が選択の瞬間に明確であるのが理想なわけだが，これを大原則とすれば，他者による決定は正当化されないことになる。しかし実際には，いよいよ尊厳死が必要だと思われる瞬間には本人は意識不明である方が普通である。この困難を解決する手段として，ある人が自己決定能力・理性のあるうちに，末期的状態になったときに延命処置をしないで死なせてくれるよう医師に依頼しておく方法が採られる。この場合，尊厳死を希望する人が，いわゆる「リビング・ウィル」（living will）という尊厳死のための遺言を用意しておく方法がある。リビング・ウィルはすでにアメリカ合衆国の一部の州などでは法制化されている。法制化されていないところでは，医師がどれくらいリビング・ウィルに従わなければいけないのか，その拘束力はなおはっきりしないという問題は残っている。日本では「日本尊厳死協会」などがリビング・ウィルの書式を発行しており，いくつかは一定程度の権威をもった文書として通用している（資料 2-1）。

家族が尊厳死を選ぶ——簡単なようで難しい理由

家族が本人の意思を推定することを許しているという点で，尊厳死には——たとえ本人の事前の意思が明確でも——，最後には家族が決断しなければならないため，固有の難しさがある。

> **資料2-1 日本尊厳死協会による「リビング・ウィル」**
>
> 　この指示書は，私の精神が健全な状態にある時に私自身の考えで書いたものであります。
> 　したがって，私の精神が健全な状態にある時に私自身が破棄するか，または撤回する旨の文書を作成しない限り有効であります。
> 　□　私の傷病が，現在の医学では不治の状態であり，既に死が迫っていると診断された場合には，ただ単に死期を引き延ばすための延命措置はお断りいたします。
> 　□　ただしこの場合，私の苦痛を和らげるためには，麻薬などの適切な使用により十分な緩和医療を行ってください。
> 　□　私が回復不可能な遷延性意識障害（持続的植物状態）に陥った時は生命維持措置を取りやめてください。
> 　以上，私の要望を忠実に果たしてくださった方々に深く感謝申し上げるとともに，その方々が私の要望に従ってくださった行為一切の責任は私自身にあることを付記いたします。
> 　　　　　　　　　　　　　　　（出所）公益財団法人日本尊厳死協会 HP より

　第一に，いざ死に臨んだときに，本人が事前に意思表示していたように，死を選び取る気持ちのままでいるか，分からない。いよいよその場に臨んだとき，「生きていたい」という欲求が突如として沸き起こる例も珍しくはない。

　第二に，たとえ本人が望んでいたとしても，家族がそれをおいそれと決行できないことが多い。延命手段があることが分かっている場合に，期待をかけて救命を優先するのが家族の心情である。たとえそれが本人の意思を踏みにじる家族のエゴであったとしても，他人がその場に臨んでそれを非難するということは難しい。

　現代の日本では，老いた両親が病気になると，入院させ，病院で死を看取るということが普通になった。病院にいれば，延命の機会と技術に恵まれる。その時に，尊厳死を望んでいる親にどう対応するかという問題は，今後誰にでも必ず起きる当たり前のことになるだろう。親の死の瞬間を，子どもが決めなくてはならない時代になっている。簡単な解決法はない。普段から，親ときちんと意思疎通をし，親の考えをよく知っておくことが現代流の親孝行となるはずである。

（2）治療中止としての尊厳死の法理

フランスの尊厳死法

　医師幇助自殺を含め，積極的安楽死を法的に導入しようとする国は今でも世界ではまだ少数派であるが，治療中止による自然死を目指す立法は世界各国で進んでいる。その先陣を切ってフランスは2005年に「終末期患者の権利法」（レオネッティ法）を成立させた。この法の制定を後押ししたのは「アンベール事件」であった。2000年9月に当時19歳のヴァンサン・アンベールは自動車事故により四肢麻痺，盲目，発声障害の状態になったが，明確な意識を保っていた。2000年彼はシラク大統領に「僕に死ぬ権利をください」という手紙を送ったが，フランスでは積極的安楽死は違法である。そこで2003年9月，母親がヴァンサンに致死量のバルビツール剤（睡眠薬）を投与し，彼は昏睡状態に陥ったが死ななかった。そこで2日後に担当医が家族の同意を得て延命処置を中止，さらに塩化カリウムを投与してヴァンサンを死亡させた。その後，母親と担当医は殺人罪で書類送検された（2006年無罪判決，ヴァンサン本人は『僕に死ぬ権利をください』という著書を残した）。この事件を受けて，医師で政治家のレオネッティが招集した調査委員に提出したレポートをもとに作られた「レオネッティ法」が2005年に公布された。この法では「執拗な治療」を拒否して死にゆくものの尊厳を尊重することが求められ，無意味と考えられる延命治療を中止して身体的・精神的苦痛を和らげ，家族らを支えるための緩和治療に切り替えること，その結果として死期が早まることも認められた。こうしてフランスでは消極的安楽死としての尊厳死が合法化された。

　その後フランスでは2008年に嗅覚神経芽細胞腫による顔面変形と激痛に耐えかねたシャルタン・ゼビルが安楽死を求めたが許可されず，睡眠薬により自殺するという事件が発生し，ふたたび安楽死の合法化を求める声が起こった。しかしフランス政府は安楽死を合法化するのではなく，レオネッティとアラン・クレス議員による新法「終末期にある人の新しい権利を作る法」（「クレス・レオネッティ法」）を2016年に公布した。この強化された法では，終末期患者に対して死に至るまで持続する緩和治療（セデーション）を施すこと，事前指示書（アドバンスド・ディレクティブ）の内容を充実させること，それを医師が尊重することが義務づけられている。

「アドバンス・ケア・プランニング」

　さて，このような困難がある以上，家族だけに本人の意思を推定してもらうというわけにもいかない。そこでやはり公の基準というものが求められることになる。

　日本では「射水市民病院事件」（コラム2-7参照）の後，終末期医療をめぐるガイドライン作りが進んだ。厚生労働省は2007年に「終末期医療の決定プロセスに関するガイドライン」を策定，これは2014年に「人生の最終段階における医療の決定プロセスに関するガイドライン」に改称され，さらに2018年に改訂版が出された（資料2-2）。また，日本医師会は2008年に「終末期医療に関するガイドライン」を策定，2020年にはこれを「人生の最終段階における医療・ケアに関するガイドライン」と改訂する答申が出された。どちらも従来と同様，患者本人の意思を尊重することを大原則とし，家族による本人の意思の推定を許容しながら，「アドバンス・ケア・プランニング」（Advance Care Planning；ACP，事前のケア計画）という新しい方式を取り込むことを目玉としている。

　ACP とは英米などの諸外国において推進されてきた取り組みで，医療者個人ではなく，「医療・ケアチーム」を編成して患者に対応するという姿勢をとる。患者が人生最後の段階を迎えるにあたって，本人が本当に望んでいることを患者本人・家族・医療者・介護従事者などと繰り返し話し合って確認し，そこに至る過程を共有し，文書として残しておく。そうしておけば本人の意思決定能力が低下した場合でも，代理人を指定しておくことができるし，本人の意思を推定できる可能性が増えることになる。この話し合いにおいては，病状の説明と理解，本人の価値観，人生最後の時に向かっての希望，今後の医療や介護の方針などすべてが内容となる。

　　⇒ACP について，理論書としては，森雅紀・森田達也『Advance Care Planning のエビデンス』。実践的なガイド本はいろいろな立場の人に向けて数多く出ているので，自分の立場にあったものを探してみよう。

（3）尊厳死思想を検討する

人間の「尊厳」をどこに求めるか——尊厳死思想の共通の発想

ところで，治療を中止して死ぬことが尊厳をもって死ぬことだとされる場合

資料2-2　厚生労働省「人生の最終段階における医療・ケアの決定プロセスに関するガイドライン」（2018年）

1　人生の最終段階における医療・ケアの在り方

①医師等の医療従事者から適切な情報の提供と説明がなされ，それに基づいて医療・ケアを受ける本人が多専門職種の医療・介護従事者から構成される医療・ケアチームと十分な話し合いを行い，本人による意思決定を基本としたうえで，人生の最終段階における医療・ケアを進めることが最も重要な原則である。

　　また，本人の意思は変化しうるものであることを踏まえ，本人が自らの意思をその都度示し，伝えられるような支援が医療・ケアチームにより行われ，本人との話し合いが繰り返し行われることが重要である。

　　さらに，本人が自らの意思を伝えられない状態になる可能性があることから，家族等の信頼できる者も含めて，本人との話し合いが繰り返し行われることが重要である。この話し合いに先立ち，本人は特定の家族等を自らの意思を推定する者として前もって定めておくことも重要である。

②人生の最終段階における医療・ケアについて，医療・ケア行為の開始・不開始，医療・ケア内容の変更，医療・ケア行為の中止等は，医療・ケアチームによって，医学的妥当性と適切性を基に慎重に判断すべきである。

③医療・ケアチームにより，可能な限り疼痛やその他の不快な症状を十分に緩和し，本人・家族等の精神的・社会的な援助も含めた総合的な医療・ケアを行うことが必要である。

④生命を短縮させる意図をもつ積極的安楽死は，本ガイドラインでは対象としない。

2　人生の最終段階における医療・ケアの方針の決定手続

　　人生の最終段階における医療・ケアの方針決定は次によるものとする。

（1）本人の意思の確認ができる場合

①方針の決定は，本人の状態に応じた専門的な医学的検討を経て，医師等の医療従事者から適切な情報の提供と説明がなされることが必要である。

　　そのうえで，本人と医療・ケアチームとの合意形成に向けた十分な話し合いを踏まえた本人による意思決定を基本とし，多専門職種から構成される医療・ケアチームとして方針の決定を行う。

②時間の経過，心身の状態の変化，医学的評価の変更等に応じて本人の意思が変化しうるものであることから，医療・ケアチームにより，適切な情報の提供と説明がなされ，本人が自らの意思をその都度示し，伝えることができるような支援が行われることが必要である。この際，本人が自らの意思を伝えられない状態になる可能性があることから，家族等も含めて話し合いが繰り返し行われることも必要である。

③このプロセスにおいて話し合った内容は，その都度，文書にまとめておくものと

する。

（2）本人の意思の確認ができない場合
　本人の意思確認ができない場合には，次のような手順により，医療・ケアチームの中で慎重な判断を行う必要がある。
①家族等が本人の意思を推定できる場合には，その推定意思を尊重し，本人にとっての最善の方針をとることを基本とする。
②家族等が本人の意思を推定できない場合には，本人にとって何が最善であるかについて，本人に代わる者として家族等と十分に話し合い，本人にとっての最善の方針をとることを基本とする。時間の経過，心身の状態の変化，医学的評価の変更等に応じて，このプロセスを繰り返し行う。
③家族等がいない場合及び家族等が判断を医療・ケアチームに委ねる場合には，本人にとっての最善の方針をとることを基本とする。
④このプロセスにおいて話し合った内容は，その都度，文書にまとめておくものとする。

（3）複数の専門家からなる話し合いの場の設置
（略）

に，いったい何が人間の「尊厳」であると考えられているのだろうか。

　尊厳死思想において自覚的・無自覚的にかかわらず想定されている「人間の尊厳」の根拠とは，「自らの理性と自由意志に従って自分の人生を営んでいく生存のあり方」，一言で言えば「人格的生命」である，と言ってよいと思われる。この意味での「人格性」とは，日常的に言う「人格」（法的，倫理的）とは少し違った意味で，人間の一般的な意味での（感覚や知覚などの一切を含めた）「自己意識的活動」のことが考えられている。自己意識的活動ができるということ，もっと具体的に言えば，「一般に人間として期待される理性を持ち，自己の意思に従って自覚的に生きることができる」ことこそ，人間の尊厳を保証するものであり，そこに人間にふさわしい生があると見なされているのである。多くの人が自覚的ではないにしろ，こうしたことを人間の尊厳として漠然と考えているということは，こうした自覚的な行動ができなくなったとき，例えば「口から物が食べられなくなった」あるいは「自力でトイレに行けなくなった」ときに，自分の人間としての誇りが傷つけられたように感じ，死を思う人が多いということからも推測できる。

これを理論的に反省してみれば，次のように言うことができるだろう。

——そのような自己意識的＝人格的存在であって初めて，「倫理性」と人間の「尊厳」とを考慮することができる。自然に従って生まれては死ぬだけの単なる動物的生命には「尊厳」と呼べるものはない。人格的生命が存在しなければ，動物的生命も含めた「生命一般の尊重」という発想すらないはずである。だから人間からそのような人格性が消え去った時には，その人は生存しているとはいえ，人間として尊重される資格を失ってしまっており，人もまた生死の流れに従って死んでいく生物の定めを甘受すべきである。——

この思想は「自己決定権」対「生命の尊厳」という対立において，自己決定権の側に与するものだということができる。

　　⇒尊厳死思想を考えるためには，当然人間の「尊厳」とはそもそも何かについて勉強する必要がある。マイケル・ローゼン『尊厳』はそれにうってつけである。

尊厳死思想の提起したもの

「人間の尊厳」ということが以上のように考えられているとすると，尊厳死を求める思想が提起しているものを，次のように整理することができる。

第一にそれは，「人間に対して人間にふさわしい死を与えよ」ということである。人間というものはしょせん宇宙の中の一存在にすぎないにもかかわらず，それが地球上の他の生命体に比べて特別扱いされるのは，万物を認識し，目的意識を持ち，その目的意識に従って世界の環境を作りかえ，自然の目的を自覚的に追求することができる人格性あるいは理性をもった存在だからである。そのような存在にふさわしい死に方だけが人格の尊厳を守ることができるのであり，そのために無意味な延命治療を拒否する権利が人間にはあるということになる。

第二に，したがって，人間がこの意識能力を失ったときには，その人間の単なる身体的生命は他の動物の生命に比しても特別の価値をもつものと見なすわけにはいかないということになる。私たちはともすると人命を「絶対的価値をもつもの」と考えがちだが，人間といえども，最終的には死にいたる存在であって，死そのものは倫理的悪ではない。尊厳死の現場となる医療の世界においても，その目標は「不老不死」の実現にあるのではなく，「自然死」の実現

にあるはずである。したがって，自然死に近い死に方である尊厳死は，権利として当然認められるべきであるということになる。

　尊厳死思想は人が死ぬことをあるべきものととらえ，「無意味な延命治療」を拒否することによって，単なる生物学的生命に対するこの「人格性」という価値を改めて確認し，人間にふさわしい生は，人格的生命であるということを提起していると評価することができるだろう。

尊厳死思想の問題点

　しかしながら，このように考えるとき，そこに尊厳死思想が持っている「危うさ」も浮かび上がってくる。危うさとは，尊厳死思想は「私にとっての尊厳」という個人性を超えて，非人格的生命一般を消し去ることを正当とする方向へ傾きかねないということである。

　人間の生を人格的生命であるとして非人格的な生存の仕方を「無意味」と考え，人間一般の尊厳を守るために死を選択する正当性を主張するのは，それ自体としては意味ある主張だとしても，ここには注意しなければならないことが2つある。

　第一に，実際に誰かが尊厳死を選ぶという場面において，問題になるのは「この私」の尊厳であって，人間一般のそれではないのだが，尊厳死思想ではそれが取り違えられて，ある種の状態になった人たちがなるべく尊厳死を選ぶように心理的に脅迫されるようなことになる危険がないとは言いきれない。例えば，脳に障害を負い，認知や人格に問題が生じている人，さらには認知症の人などはどうなのだろうか。こうした人たちが他人の目から見て「尊厳死」の対象とならないための保証はあるのだろうか。

　第二に，人間の尊厳を自己意識的存在＝人格的存在の尊厳と等しいと考える場合，「人格」の概念規定によって死が許される対象と範囲が変わってきてしまいかねない危うさがある。人格概念を「理性と意志を持って，自覚した行動がとれるもの」と捉え，この能力を失ったものは尊厳を失った人間だとすると，逆にこの能力を欠いたものは必ずしも延命の対象にしなくてもよいということになる。だが，実際にはそうした能力の有無を境界線にすると，不当に治療放棄される人が出てきてしまいかねない。脳死判定の場合でさえ，その判定方法

をめぐっては激しい対立があり，機能や能力の有無を判定するのは，現在の医学でさえ完璧にはできないし，瀕死の状態から回復のための医療技術も年々向上している以上，「能力の有無」を死の正当化の基準とするのは危険が大きい。また，例えば植物状態の人はどうなるのだろうか。彼らは自己意識の機能を失い，「人格的」でないのかもしれない。実際，過去にはクインラン事件のように，そうした人たちは尊厳死の対象となっているのである。

　批判の対象となっているものは「無意味な延命治療」であって，「延命治療一般」でないのだが，尊厳死思想ではこの2つの区別が曖昧になる傾向がある。この点については，尊厳死を考える場合，特別な注意を払うべきことである。

（黒崎　剛）

◆•◆•◆•◆　読んでみよう　◆•◆•◆•◆

安楽死を考えるために

松田純『安楽死・尊厳死の現在——最終段階の医療と自己決定』中公新書，2018年，272頁。

小笠原信之『許されるのか？　安楽死［安楽死・尊厳・慈悲殺］』（プロブレムQ＆A）緑風出版，2003年，260頁。

保阪正康『安楽死と尊厳死』講談社現代新書，1993年，200頁。

星野一正『わたしの生命はだれのもの』大蔵省印刷局，1996年，348頁。

宮川俊行『安楽死の倫理と論理』東京大学出版会，1979年，271頁。

ユーリウス・ハッケタール（関田淳子・柳沢ゆりえ・岩切千代子訳）『最後まで人間らしく——患者の自己決定権について』未來社，1996年（原著1988年），312頁。

ハーバート・ヘンディン（大沼安史・小笠原信之訳）『操られる死——安楽死がもたらすもの』時事通信社，2000年（原著1997年），323頁。

J・レイチェルズ（加茂直樹監訳）『生命の終わり——安楽死と道徳』晃洋書房，1991年（原著1986年），384頁。

甲斐克則責任編集『安楽死・尊厳死』（シリーズ生命倫理学）丸善出版，2012年，272頁。

宮下洋一『安楽死を遂げた日本人』小学館，2019年，349頁。

安楽死・尊厳死関連の法律資料

町野朔他編著『安楽死・尊厳死・末期医療』（資料・生命倫理と法Ⅱ）信山社，1997年，333頁。

只木誠・グンナー・デュトゲ編『終末期医療，安楽死・尊厳死に関する総合的研究』

　　（日本比較法研究所研究叢書）中央大学出版部，2021年，528頁。

神山敏雄『臨死介助をめぐる刑法上の諸問題』成文堂，2019年，170頁。

甲斐克則『安楽死と刑法』（医事刑法研究第1巻）成文堂，2003年，198頁。

甲斐克則『尊厳死と刑法』（医事刑法研究第2巻）成文堂，2004年，297頁。

安楽死・尊厳死を事件・事例を通して考えるために

入江吉正『死への扉——東海大安楽死殺人』新潮社，1996年，397頁。

香川知晶『死ぬ権利——カレン・クインラン事件と生命倫理の展開』勁草書房，2006
　　年，392頁。

須田セツ子『私がしたことは殺人ですか？』青志社，2010年，248頁。

永井明『病者は語れず——東海大「安楽死」殺人事件』朝日文庫，1999年，234頁。

中島みち『尊厳死に尊厳はあるか——ある呼吸器外し事件から』岩波新書，2007年，
　　209頁。

矢澤昇治編著『殺人罪に問われた医師　川崎協同病院事件——終末期医療と刑事責任』
　　現代人文社，2008年，196頁。

ヘルガ・クーゼ（吉田純子訳）『尊厳死を選んだ人々』講談社，1996年（原著1994年），
　　280頁。

川口有美子『逝かない身体——ALS 的日常を生きる』医学書院，2009年，276頁。

オランダ・諸外国の安楽死事情

NHK 人体プロジェクト編『安楽死——生と死を見つめる』日本放送出版協会，1996年，
　　310頁。

三井美奈『安楽死のできる国』新潮新書，2003年，189頁。

盛永審一郎監修『安楽死法——ベネルクス3国の比較と資料』東信堂，2016年，208頁。

甲斐克則編訳『海外の安楽死・自殺幇助と法』慶応義塾大学出版会，2015年，186頁。

シャボットあかね『安楽死を選ぶ——オランダ・「よき死」の探検家たち』日本評論社，
　　2014年，217頁。

シャボットあかね『生きるための安楽死——オランダ・「よき死」の現在』日本評論社，
　　2021年，192頁。

盛永審一郎，ベイツ裕子編集協力『終末期医療を考えるために——検証 オランダの安
　　楽死から』丸善出版，2016年，163頁。

「死ぬ権利」を考えるために

黒崎剛「〈死ぬ権利〉をどう考えたらよいか——自殺権の虚構性と安楽死の根拠」日本
　　倫理学会編『倫理学年報』第47集，1998年，187-201頁。

鯖田豊之『生きる権利・死ぬ権利』新潮社，1976年，313頁。

ヴァンサン・アンベール（山本知子訳）『僕に死ぬ権利をください』日本放送出版協会，
　　2004年（原著2003年），205頁。

フランソワ・サリダ（森岡恭彦訳）『生きる権利と死ぬ権利』みすず書房，1988年（原
　　著1975年），450頁。

有馬斉『死ぬ権利はあるか──安楽死，尊厳死，自殺幇助の是非と命の価値』春風社，
　　2019年，558頁。

児玉真美『死の自己決定権のゆくえ──尊厳死・「無益な治療」論・臓器移植』大月書
　　店，2013年，229頁。

ヘルガ・クーゼ（飯田亘之訳）『生命の神聖性説批判』東信堂，2006年，346頁。

ヘルガ・クーゼ（竹内徹・村上弥生監訳）『ケアリング──看護婦・女性・倫理』メ
　　ディカ出版，2000年，319頁。

香川知晶『命は誰のものか』（増補改訂版）ディスカヴァー・トゥエンティワン，2021
　　年，408頁。

小松美彦『「自己決定権」という罠──ナチスから新型コロナ感染症まで』（増補決定
　　版）現代書館，2020年，376頁。

松井茂記『尊厳死および安楽死を求める権利』日本評論社，2021年，264頁。

久坂部羊『人はどう死ぬのか』講談社現代新書，2022年，224頁。

「尊厳ある死」を考えるために

斎藤義彦『死は誰のものか──高齢者の安楽死とターミナルケア』ミネルヴァ書房，
　　2002年，250頁。

福本博文『リヴィング・ウィルと尊厳死』集英社新書，2002年，208頁。

真部昌子『私たちの終わり方──延命治療と尊厳死のはざまで』学研新書，2007年，
　　226頁。

米沢慧『自然死への道』朝日新書，2011年，252頁。

田中美穂・児玉聡『終の選択──終末期医療を考える』勁草書房，2017年，316頁。

盛永審一郎，ベイツ裕子編集協力『認知症患者安楽死裁判──事前意思表示書か「い
　　ま」の意思か』丸善出版，2020年，146頁。

児玉真美『殺す親殺させられる親──重い障害のある人の親の立場で考える尊厳死・
　　意思決定・地域移行』生活書院，2019年，392頁。

マイケル・ローゼン（内尾太一・峯陽一訳）『尊厳──その歴史と意味』岩波新書，
　　2021年，227頁。

優生思想と安楽死

小俣和一郎『ナチス　もう一つの大罪──「安楽死」とドイツ精神医学』人文書院，
　　1995年，266頁。

Ｈ・Ｇ・ギャラファー（長瀬修訳）『ナチスドイツと障害者「安楽死」計画』現代書館，
　　1996年（原著1995年），422頁。

エルンスト・クレー（松下正明訳）『第三帝国と安楽死――生きるに値しない生命の抹
　　殺』批評社，1999年（原著1988年），702頁。

ヒュー・グレゴリー・ギャラファー（長瀬修訳）『ナチスドイツと障害者「安楽死」計
　　画』（新装版）現代書館，2017年，424頁。

森下直貴・佐野誠編著『「生きるに値しない命」とは誰のことか――ナチス安楽死思想
　　の原典からの考察』中央公論社，2020年，227頁。

神奈川新聞取材班『やまゆり園事件』幻冬舎，2020年，376頁。

藤井克徳・池上洋通・石川満・井上英夫編『いのちを選ばないで――やまゆり園事件
　　が問う優生思想と人権』大月書店，2019年，208頁。

朝日新聞取材班『相模原障害者殺傷事件』朝日文庫，2020年，376頁。

中野智世・木畑和子・梅原秀元・紀愛子『価値を否定された人々――ナチス・ドイツ
　　の強制断種と「安楽死」』新評論，2021年，330頁。

フィリッパ・レヴィン（斉藤隆央訳）『14歳から考えたい優生学（A Very Short In-
　　troduction）』すばる舎，2021年，280頁。

藤井渉『ソーシャルワーカーのための反『優生学講座』――「役立たず」の歴史に抗
　　う福祉実践』現代書館，2022年，216頁。

藤野豊『強制不妊と優生保護法――"公益"に奪われたいのち』岩波ブックレット，
　　2020年，64頁。

病気と生・終末期医療を考えるために

「生きる力」編集委員会編『生きる力――神経難病 ALS 患者たちからのメッセージ』
　　（岩波ブックレット689）岩波書店，2006年，136頁。

畑中良夫『尊厳死か生か――ALS と過酷な「生」に立ち向かう人々』日本教文社，
　　1999年，250頁。

森田達也『終末期の苦痛がなくならない時，何が選択できるのか？――苦痛緩和のた
　　めの鎮静』医学書院，2017年，182頁。

小澤竹俊『死を前にした人にあなたは何ができますか？』医学書院，2017年，168頁。

木澤義之・山本亮・浜野淳編『いのちの終わりにどうかかわるか』医学書院，2017年，
　　302頁。

大津秀一『幸せに死ぬために――人生を豊かにする「早期緩和ケア」』講談社現代新書，
　　2021年，193頁。

安藤泰至・島薗進編『見捨てられる〈いのち〉を考える』晶文社，2021年，264頁。

小松美彦・市野川容孝・堀江宗正編『〈反延命〉主義の時代――安楽死・透析中止・ト
　　リアージ』現代書館，2021年，304頁。

アドバンス・ケア・プランニング

中山和弘・岩本貴編『患者中心の意思決定支援――納得して決めるためのケア』中央法規出版，2011年，202頁。

西川満則・長江弘子・横江由理子編『本人の意思を尊重する意思決定支援――事例で学ぶアドバンス・ケア・プランニング』南山堂，2016年，229頁。

阿部泰之『正解を目指さない!?　意思決定⇔支援――人生最終段階の話し合い』南江堂，2019年，262頁。

角田ますみ編著『患者・家族に寄り添うアドバンス・ケア・プランニング――医療・介護・福祉・地域みんなで支える意思決定のための実践ガイド』メヂカルフレンド社，2019年，300頁。

西川満則・大城京子『ACP 入門――人生会議の始め方ガイド』日経 BP，2020年，172頁。

森雅紀・森田達也『Advance Care Planning のエビデンス――何がどこまでわかっているのか？』医学書院，2020年，204頁。

その他

H・T・エンゲルハート，H・ヨナス他（加藤尚武・飯田亘之編）『バイオエシックスの基礎』東海大学出版会，1988年，355頁。（ジェイムズ・レイチェルズ「積極的安楽死と消極的安楽死」／トム・L・ビーチャム「レイチェルズの安楽死論に応えて」／リチャード・B・ブラント「倫理学と安楽死」を収録）。

ジョン・ロック（加藤節訳）『統治二論』岩波文庫，2010年，630頁。

第3章
人工妊娠中絶をめぐる議論

人工妊娠中絶とは，胎児を生まれる以前に処分することである。それはひとつの生命を抹殺することであるから，一方でそれに嫌悪感を持ち，「中絶は倫理的に許されない行為だ」と猛反対する人たちがいるのももっともである。しかし他方，人口抑制のために，あるいは貧困のために，また強姦による妊娠などのやむを得ない事情，そして各個人の人生設計から中絶が必要とされる現実があることも事実である。そのため今日多くの国で様々な条件の下，中絶は認められ，合法的に行われている。

中絶をめぐる対立は根本的な解決が難しい問題であるが，それは，中絶する権利を認める立場と認めない立場とがそれぞれ自説を正当化する論理が多くの場合抽象的で不完全だからであり，互いに相手を論駁できないからである。特に，安楽死・尊厳死の場合にもみられた「自己決定権」と「生命の尊厳」との対立が先鋭化されるということにこの章では注目しよう。

その前に，まず日本において中絶はどのように扱われてきたのかを概観し，そして現在の問題の焦点が出生前診断を前提とする中絶問題に絞られていることを確認し，その後，欧米，特に中絶が大きな問題となっているアメリカの中絶論争を見ていくことにする。

1 日本における人工妊娠中絶

（1）歴史的概観

人工妊娠中絶は日本では，「胎児が，母胎外において，生命を保続することのできない時期に，人工的に，胎児及びその付属物を母胎外に排出すること」と「母体保護法」（旧「優生保護法」）第2条に定義されている。「生命を保続することのできない時期」は，周産期医療の進歩とともに短縮され，1991年以降

わが国では厚生省事務次官通達で「満22週未満」と定められている。以下では，この法律に至るまでの日本の中絶事情をごく簡単に振り返ってみる。

江戸時代までの中絶事情

　近代以前を見れば，世界の多くの地域と同様，日本では古くから堕胎，嬰児殺しは行われていた。

　だからと言って，私たちの祖先が特別にモラルの低い人々であったというわけでもない。もともと人間も動物である以上，食糧の限界が個体生息数の限界となる。この自然の掟に従って，世界の多くの地域で人間は個体数を調節してきた。ある意味で，堕胎と嬰児殺しは「自然なこと」だったわけである。ただし，いつの世でも，自分の子どもを喜んで殺す親はいないことはもちろんである。

　江戸時代に関しては，ある程度の資料から当時の堕胎・「間引き」（嬰児殺し）のありさまを推測できる。江戸時代を通じて，労働力を確保する意図からと思われるが，幕府や藩によってたびたび堕胎禁止令が出されてきた。だが厳しい罰則が適用されることはめったになく，堕胎や間引きは隠れて行われていた。しかし，頻繁に行われていた割には――やはり公然とできなかったせいであろうか――安全な堕胎の知識は発展しなかった。例えば，堕胎する期間は（妊娠が判明するのが今よりも遅かったという事情もあるだろうが）妊娠5カ月から8カ月の間，現在なら中絶が禁止されている時期である。堕胎の方法も，「階段から飛び降りる」とか，「植物（ホオズキやゴボウ）の根，茎を子宮口にいれる」とか「毒のある植物を煎じて飲む」といった乱暴なやり方であった。多用された植物はホオズキで，子宮収縮作用のあるヒスタミンが多く含有されているのが経験的に知られていたらしい。他に水銀なども服用されたようである。このような状態なので，妊婦までが死んでしまうこともよくあったと推測されている。もっとも安全な堕胎の方法は日本以外の地域でもそう発展はしていなかったことに変わりはない。

　　⇒近世（江戸時代）の出産事情については，沢山美果子『出産と身体の近世』および『性と生殖の近世』に詳しい。

明治から第2次世界大戦敗戦まで——「富国強兵政策」に基づく堕胎罪の強化

　明治になって，主に「富国強兵政策」による人口増加の要請によって，1880年公布の刑法を皮切りに，「堕胎罪」が設けられるようになった（刑法第212条～第216条）。1894年の日清戦争をきっかけに，国家からの人口増加の要請はさらに強くなり，日露戦争（1904～05年）後，1907年には刑法が改定されて堕胎罪が重くされ，堕胎した女性は1年以下，堕胎させた者は2年以下の懲役が科されることになった。

　とりわけ昭和になり，侵略戦争に突き進む時代には国のために子どもを産むのは国民としての女の義務だと見なされ，堕胎の取り締まりは強化された。1940年に政府は「国民優生法」を制定し，「悪い遺伝性疾患」をもった子どもを減らし，「健全な素質をもった子ども」を増やそうという試みに乗り出している。

　　⇒近代日本における生殖の統制の事情について知るには，藤目ゆき『性の歴史学』
　　がよい。日本の軍国主義化と堕胎罪との関係がよく分かる。

第2次世界大戦後——優生保護法による中絶の自由化

　しかし，第2次世界大戦後，日本政府は人口爆発が起きるのではないかという危機感をもつようになる。何百万人もの兵士と民間人が旧植民地から本国に引き揚げてきて，出生率は急上昇する一方，経済の回復は容易ではなく，農業生産も落ち込み，多くの国民が飢え死にする危険にさらされていた。戦後復興のためには人口調節を図ることが必要な状況下で，1948年「優生保護法」が制定された。これにより，刑法上の堕胎罪は廃止しないまま，例外としての中絶の許可条件が定められることとなった。翌年の改正でその第14条には，遺伝性身体疾患，強姦による妊娠以外に「妊娠の継続又は分娩が身体的又は経済的理由により母体の健康を著しく害する恐れのある」場合には，中絶が認められる旨が明記された。この部分を「経済条項」という。これを広く解釈することにより，合法的な中絶がほぼ自由に行われることとなった。こうして日本は世界に先駆けて中絶の自由化を達成した国となった。その特徴は西欧のように女性の権利意識の盛り上がりによってではなかったことにある。

　法の制定後，中絶件数は1950年代をピークにして1961年まで年間100万件を

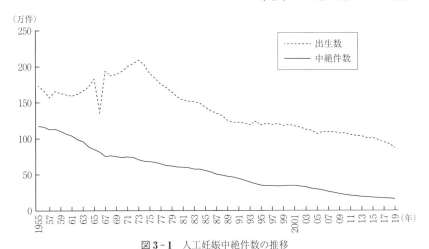

図3-1　人工妊娠中絶件数の推移

（出所）　令和元年（2019）人口動態統計（厚生労働省），令和元年（2019）　衛生行政報告例。

表3-1　主要国の人工妊娠中絶数および率

国	（年次）	実数	対出生比（％）	国	（年次）	実数	対出生比（％）
日本	（2018）	161,741	17.6	フィンランド	（2018）	8,523	18.0
セーシェル	（2019）	431	26.9	フランス	（2016）	200,330	26.9
キューバ	（2018）	85,045	73.1	ドイツ	（2018）	100,986	12.8
ドミニカ共和国	（2018）	14,835	8.7	ハンガリー	（2018）	26,941	28.8
メキシコ	（2018）	611	0.0	イタリア	（2018）	76,044	17.3
エクアドル	（2018）	28,096	9.6	ラトビア	（2018）	3,636	18.8
アルメニア	（2018）	10,404	28.4	リトアニア	（2018）	3,590	12.8
ホンコン[1]	（2019）	8,272	15.7	ポーランド	（2018）	1,076	0.3
ジョージア	（2018）	22,733	44.5	ポルトガル	（2018）	14,928	17.2
イスラエル	（2018）	17,869	9.7	ルーマニア	（2018）	52,318	25.8
カザフスタン	（2019）	77,178	19.2	スロバキア	（2018）	9,039	15.7
キルギス	（2018）	19,176	11.2	スペイン	（2018）	95,917	25.9
モンゴル	（2019）	15,166	19.1	スウェーデン	（2018）	35,782	30.9
シンガポール	（2019）	6,066	15.4	スイス	（2018）	10,263	11.7
ベラルーシ	（2018）	23,305	24.8	ウクライナ	（2017）	94,665	26.0
ブルガリア	（2018）	23,437	37.7	イギリス	（2016）	197,659	25.5
クロアチア	（2018）	2,558	6.9	ニュージーランド	（2018）	13,282	22.9
チェコ	（2018）	18,298	16.0				

（注）　対出生比は出生100に対する中絶数。1）特別行政区。
（出所）　国立社会保障・人口問題研究所「人口統計資料集」2021年度版表4-20, 4-22より作成。

超え，批判的な人からは日本は「中絶天国」とまで言われる状況になったが，出生率の大幅低下は実現された。

　その後，ピーク時には年間100万件を超えた中絶件数は1960年以降毎年数万件単位で徐々に減り始め，1987年には50万件を切り，2005年には30万件を切った。2010年はおよそ21万件，2020年には約14万5000件となり，現在では人口に比しての中絶率は国際的には少ない方になっている（図3-1，表3-1参照）。ただし，この中絶件数は届け出数であり，実数はもっと多いだろうと推測されている（数値は「母体保護統計報告」，2002年度以降は「衛生行政報告例」による）。

　また，全体の数は減っても，未成年の中絶の件数は1975年以降増加し，92年から96年までは減少に転じたものの，96年から再び増加，2001年にピークを迎え，約4万5000件と過去最高を記録する。01年の中絶全体（約34万件）に占める割合は13.6％であった。しかしここから2010年までは減少に転じ，2012年は2万件超，2020年には約1万1000件となっている（数値は各調査によってばらつきがある）。

（2）優生保護法から母体保護法へ

　現行の「母体保護法」は，1996年に，それまでの「優生保護法」に改正を加え，名称を改めたものである。ここで，優生保護法が母体保護法へと改称される過程で，中絶をめぐってどのような議論がなされたのか見ておこう。

優生保護法の制定

　優生保護法の制定（1948年）には，その第1条に「この法律は，優生上の見地から不良な子孫の出生を防止するとともに，母性の生命健康を保護することを目的とする」とあるように，2つの目的があった。①障害者や精神病患者に対する不妊手術の実施と，②中絶を合法化することで，危険なヤミ堕胎から妊婦の健康を守ること，である。障害者や精神病患者の誕生を阻もうとする目的は今日的視点からすると人権侵害に当たるが，当時は，障害者や精神病患者を「質の悪い」人間と見なし，そのような国家のために役に立たない者は増えないほうがいい，という優生思想はまだ問題視されていなかった（優生思想については第2章・第6章も参照）。また当時は避妊を実行している夫婦は少なく，望ま

ない妊娠をした場合，中絶は法律で禁止されていたので，ヤミの堕胎に頼らざるを得なかった。その結果，妊婦の子宮を傷つけたり，感染症で死亡させたりする医療事故が多発していた。中絶を合法化することで妊婦の健康を守り，ひいては中絶によって人口増加を抑制する必要があるということを理由として，この法は制定されたのである。

優生保護法をめぐる争い

　先に述べたとおり，優生保護法の「経済条項」（第14条のうち，「妊娠の継続又は分娩が身体的又は経済的理由により母体の健康を著しく害する恐れのあるもの」については，医師が「本人及び配偶者の同意を得て，人工妊娠中絶を行うことができる」という項）により中絶が実質上自由化され，出生率は予想を上回るスピードで低下した。しかし，国際的には「堕胎は犯罪だ」と見なす思想がいまだ支配的であったことから，日本の政策は海外の中絶反対派から批判され，また国内でもあまりに安易な中絶の蔓延を危惧する声が聞かれるようになり，優生保護法を改正しようとする運動が再三にわたり起こることになる。

　なかでも1972年に国会に提出された改正案は，「経済条項」を削除し，かつ，「胎児が重度の精神又は身体の障害の原因となる疾病又は欠陥を有しているおそれが著しいと認められる」場合には中絶を認めることを提案していた。後者のように，胎児に障害があることが分かった場合に中絶することができるという規定は「胎児条項」と呼ばれる。日本のように中絶を認めていながら胎児条項をもたないという国は実は世界的には珍しい部類に属する。経済条項を削除することで中絶を抑制し，かつ，障害をもつ胎児については中絶の選択を可能にして，生まれてくる生命の質を向上させようというものだったが，この改正案に対して，当然女性団体と障害者団体から猛烈な反発が起こった。

　当時は日本でもいわゆる「ウーマン・リブ」運動が盛り上がりつつあった時期である。リブの運動家たちは「産む産まないは女の権利（自由）」だと主張し，国家による個人の生殖・出産への介入を糾弾した。出産や中絶は個人のプライバシーに属すべきものであり，当の女性に決定権があるのだ，という主張である。一方，障害者団体は，胎児条項に激しく反発した。胎児の障害を理由に中絶が行われることは現実に少なくなかったが，そのことと「胎児に病気や

障害があったら中絶してもいい」と法律に明記することとは全く別のことだからである。障害者が中絶されても仕方のない存在として法律に規定されることは，障害者の生存価値を著しく貶めることになってしまう。

　このように大きな反発を受け，72年の改正案は結局廃案となる。その後の改正運動も失敗に終わる。そして，世界レベルでは優生思想がとうに「過去の間違った差別思想である」という評価で固まったことを受け，ようやく1996年になって，優生保護法はその優生政策的条項をすべて削除して，「母体保護法」へと名称が変更されることになる。

　優生保護法改正に対する反対運動の中で，女性の権利論者は障害者が突きつけた問題と向き合うことになった。それは，女性には障害をもつ子どもを中絶する権利がはたしてあるのか，という問題である。出産における「女性の自己決定権」の主張は「胎児の生存権」の主張と衝突するように見える。女性の決定権の行使が，胎児の生存権という他の権利を踏みにじるように思われるとき，その行為の正当性はいかに根拠づけることができるのか。女性の自己決定権から中絶を正当化しようとする主張には，この問いに対する説得力ある解答が要求されるようになったのである。

強制不妊手術

　なお，中絶の事実上の自由化が優生政策と一体で進められたことによって起こったのが，障害者ら本人の意思を無視した強制的な不妊化手術という政策であった。厚生労働省の資料によれば，1949年から92年までに男女約２万5000人に対して不妊手術が行われ，そのうち約１万6500人は本人の同意なしで強行されたとされている。手術の対象となった人は遺伝性身体疾患を持つ人以外に，精神病患者・知的障害者が含まれ，さらには感染症であるハンセン病患者まで不妊手術を日本国家から強制され，犠牲になった。優生保護法が母体保護法に変わった後の97年に謝罪と賠償を求める市民団体ができ，日本政府がその非を認め，救済法（「旧優生保護法に基づく優生手術等を受けたものに対する一時金の支給等に関する法律」）がつくられたのはようやく2019年になってからであった。しかしその後も被害者による一時金支給の請求は進まず，裁判によって争われる事態が続いている。多くの裁判で不妊手術の違憲性や自己決定権の侵害は指摘

されてはいるが，時効を理由に被害者の賠償請求は棄却され国は免責されており，被害者の納得する和解が国との間に成立するには至っていない。

「母体保護法」への衣替え

優生保護法は堕胎罪を経済条項に基づいて実質的に無効化する法律だったが，その際基づいていたのは優生思想であった。ところが国際的には第2次世界大戦終結後，優生学を政策的に取り入れていた欧米社会はそれの見直しをはじめ，特にナチスが優生学を積極的に取り入れ，ユダヤ人虐殺にもつながったことから，優生学は人類が克服すべき思想という位置づけになっていった。しかし日本ではそれと関係なく優生保護法が実施され，強制不妊手術まで行われていたのである。同法が人権侵害の法であるという認識が広まるに至って，1996年に改正されたが，優生保護法から削除された主な部分は，法の目的に関する部分の「優生上の見地から不良な子孫の出生を防止する」という文言，そして「優生手術」を「不妊手術」と言い換え，遺伝性疾患や精神障害を理由とする不妊手術を認める規定などである。これにより優生思想に関わる部分は文言の上では消えたが，中絶に当たって配偶者の同意を必要とする条項は残されたことなど，女性の権利という観点からはなお批判される点は残されている。

> ⇒母体保護法をめぐる問題については，齋藤有紀子編著『母体保護法とわたしたち』，丸本百合子・山本勝美『産む／産まないを悩むとき』などが読みやすい。戦前から戦後に至る，日本の人口政策についての研究には，ティアナ・ノーグレン『中絶と避妊の政治学』，荻野美穂『「家族計画」への道』が挙げられる。また，アメリカ人の目から日本人の中絶容認の精神を考察した興味深い研究として，ウィリアム・R・ラフルーア『水子』を挙げておく。生殖における女性の自己決定権の問題に関しては，江原由美子『自己決定権とジェンダー』が，日本のフェミニストの立場を理解するのに役立つ。

（3）「出生前診断」技術の高度化

20世紀後半以降，中絶問題がバイオエシックスの一問題として議論されるようになって以降も，日本ではフェミニストの議論を除き，広く一般的に中絶の是非をめぐって議論が闘わされたこともない。そのなかでも必要になってきたのは胎児の異常を理由とした「選択的中絶」の議論である。母体保護法にはこ

のような中絶を認める「胎児条項」はないが，「経済条項」の拡大解釈により，胎児に異常がある場合，妊婦の自己決定に基づいて人工妊娠中絶が行われているのが現状である。そして，その数は「出生前診断」の普及とともに著しく増加している。

出生前診断

　出生前診断は，妊娠中に胎児が何らかの疾患に罹患していると思われる場合，あるいは疾患を有する可能性が高いと考えられる場合に行われる，胎児の病態を調べる検査である（広義には受精卵の診断——着床前診断——も出生前診断に含まれるが，ここでは胎児の診断に限定して検討する）。検査結果は妊娠中の健康管理や適した分娩方法の選択，また場合によっては胎児治療のために役立つ。しかしその一方で，胎児に何らかの異常が見つかった場合，妊娠中絶に結びつく可能性が大きいという問題点がある。

　胎児の異常の診断を確定するためには，羊水穿刺や絨毛採取によって胎児細胞を取り出し検査する必要がある（表3-2）。だが，これらの侵襲的な検査は流産のリスクもあるために，夫婦のいずれかが染色体異常の保因者であったり，高齢妊娠など，先天性異常の発生率が高い出産の場合に夫婦の希望に基づいて行われることになっている。そして検査の結果何らかの異常が見つかった場合，妊婦は中絶するかどうかという決断を迫られることになる。

　このような検査に対して，超音波検査（エコー）は，非侵襲的で通常の妊婦健診でほぼ全員に行われている。近年は画像精度が向上し，ダウン症など一部の染色体異常の可能性についても画像からある程度情報が得られるようになった。その結果，早期に予期せず染色体異常の可能性が示される場合があり，このことが近年の選択的中絶件数増加の背景にあると考えられる。このような状況を受けて，日本産科婦人科学会は2011年6月，「出生前に行われる検査および診断に関する見解」を改訂し，妊婦や胎児の状態を調べる超音波検査について，「出生前診断」に相当すると位置づけ，検査で胎児の異常を見つけようとする際は，カウンセリングおよびインフォームド・コンセントが必要だとする指針を示した。超音波検査によって結果的に妊娠を続けるかどうかの決断を迫られるかもしれないということを，妊婦に検査前に十分に理解してもらうこと

表3-2　出生前診断の主な検査方法の比較

検査の種類	実施時期（妊娠週数）	方　法	検査対象の障害・染色体異常	診断にかかる時間	問　題　点
羊水穿刺	15～18週	経腹的に注射器で羊水を採取	ダウン症候群，エドワード症候群，ターナー症候群他	約2週間	感染症，出血，破水の危険性あり。流産の危険性は0.2～0.5％。
絨毛採取	10～14週	経腹的または経膣的に絨毛を採取	神経管奇形，ダウン症候群，エドワード症候群他	約2週間	羊水穿刺より早い時期に検査ができるが，流産の危険性が約2％と，羊水穿刺より高い。
臍帯血検査	17～41週	経腹的に臍帯静脈から注射器で血液を採取	羊水検査の染色体分析で確定診断がつかなかった場合の確定診断	短時間	妊娠週数によっては緊急帝王切開が必要になることもある。流産の危険性は1％。
超音波検査	いつでも可	母体腹部に超音波をあてる	胎児の形態異常，一部の染色体異常など	検査項目によって様々	流産の危険性などはないが，インフォームド・コンセントを行わずに安易に行われる可能性がある
母体血清マーカー検査	15～21週	妊婦の血液を採取	ダウン症候群，エドワード症候群，開放性神経管奇形他	10日	先天性異常の確率がわかるだけで確定検査ではない。

（注）　実施時期と診断に要する時間は，医療機関で差がある。

が重要である。

　母体への負担が軽く，胎児にも影響のない非侵襲的な検査としては母体血清マーカー検査がある。そしてこれとエコー検査を組み合わせた「コンバインド・テスト」という方式が世界的には普及している。

新型出生前診断の登場

　血清マーカー検査は母体への侵襲を最低限にできるという点で優れた検査法であるが，この技術が急速に進歩して，母体の血液を採取して調べるだけで，胎児の遺伝情報が得られ，染色体異常を簡単に調べることができる方法がアメリカで開発され，2013年に日本にも導入された。この検査は「無侵襲的出生前遺伝学的検査」（non-invasive prenatal genetic testing）と言い，「NIPT」と略記される。これは10mlほどの採血を行って胎児の染色体異常の有無を調べる検査

で，21トリソミー（ダウン症候群），13トリソミー（パトウ症候群），18トリソミー（エドワーズ症候群）が対象である（13，18トリソミーは出生後1年以内に8〜9割が死亡する）。従来の出生前スクリーニング検査に比べて精度が高い（99％の確率とも言われている）が，やはり非確定的検査であるため，確定検査へ進むことが必要となる。35歳以上の妊婦であることなど，受けるには条件がある。

　日本でも高齢出産化が進み，染色体異常に関して不安をもつカップルが増えて潜在需要が見込めるため，検査会社がしのぎを削って売り込みにかかり（「不安につけこむビジネス」という側面がある点に注意），急速に普及していった。

（4）「選択的中絶」という問題

選択的中絶

　この新型出生前診断が急速に普及したことによって，私たちはこれまで見ないようにしてきた重大な生命倫理上の問題に突如として向き合わざるを得ないようになった。その問題は，「選択的中絶」と呼ばれている。つまり，胎児が正常であれば出産し，異常があれば中絶するということが倫理的に許される行為なのかという問題である。

　2013年に NIPT が開始されてから1年間の調査（2014年日本遺伝カウンセリング学会）によれば，NIPT を受けて陽性判定をされ，羊水検査に進んで染色体異常が確定した人（100人超）のうち，97％が中絶を選んだとのことである。その後の様々な調査（NIPT コンソーシアムなど）をみると，5年の間に若干下がってきてはいるが，割合の高い21トリソミー（ダウン症候群）では80％後半の割合で中絶率は推移している。ただし高率なのは検査を受けた人だけが分析対象になっているからで，検査を受けないで生んだ人もそれなりにいるはずである。結果として，すくなくとも検査を受ける人は場合によっては子どもをあきらめて中絶するということが――意図しているかどうかはともかく――選択肢になっているということが明確になった。

　欧米の民主主義がある程度発達した国においては，大体において，社会や国家がその是非を決めることなく当事者の意思に任せることになっている。ただしそうした国々では長い間女性の権利を獲得する運動が盛んで，その成果として中絶に関して当事者女性の意思を尊重するという姿勢が定着したという歴史

がある。これに対して日本の場合には中絶一般が容認されたのは戦後の優生学に基づく人口抑制の方便としてであり，女性の権利獲得の闘争の結果としてではない。そのため中絶という問題に関して真剣な思考訓練を受けてこなかった私たちがいきなり選択的中絶という高度な倫理問題に直面させられることになった。しかしそれはまるで泳ぎの初心者を海に突き落とすようなものであり，特に考えさせられる主体である妊婦に戸惑いが広がったのは当然のことであった。

「女性の自己決定権」の問題

「中絶をするかしないかは妊婦の自己決定権に属する」という主張は多くの国で基本的に認められている。自分の利害に関わることに関して自己決定ができるということは近代社会の基本的人権だからである。しかしながら，そこには2つの問題がある。

第一に，自己決定権を尊重するということは，自己決定できる条件を整えることと表裏一体である。現在の日本社会において妊娠した女性が置かれている立場を考えてみよう。障害を持つ子どもを育てていくための日本国家の福祉政策は充実しているとはいえず，多くの日本人が障害ということに偏見を持ち続けている環境のなかに突然高度の正確さをもった出生前診断が飛び込んできた。出生前診断というものがどういうものなのか，検査をするということが何を意味するのか分からないまま検査を勧められる，陽性の診断が出されたときにどうすればいいのか事前情報や配慮がない，妊婦の心身のケアに配慮するための体制も整っていない，そして日本国家の福祉政策は貧しいと言わざるを得ない。そうした状況下で「妊婦の自己決定が重要」などと言ったとしても単純に社会の責任逃れにしかならないだろう。

個人の自己決定と優生思想

第二に，生まれるべきでない人間の基準を定めて誕生を阻止することは，それが女性の自己決定での結果あったとしても，自己決定の名のもとに行われる「新しい優生学」であるという批判を免れることはできない。かつて日本でも，精神疾患やハンセン病を患う人たちに対して国家が強制的に断種を行った歴史

があるが，その時のような強制ではなく，個人の自己決定に基づいて命の選別が行われるならば，そういう優生学は認められるべきなのだろうか。

もちろん，出産における女性の自己決定権は尊重されるべきであり，国家がそれに干渉すべきものではない。しかし女性の自己決定権を尊重するということと，女性が産むか産まないかを決めるときの判断基準を「障害の有無」においていいのか否かということとは別の問題である。

今日，「ノーマライゼーション」を唱え，障害者とともに生きる社会を目指しているにもかかわらず，障害者が生まれるのを阻止しようとするのは矛盾しているのではないか。そして，障害者の誕生を阻止することで，社会に生きる障害者の数が減れば，治療のための医学研究は停滞し，障害を支えるための医療も衰退してしまうのではないか。また，障害者のケアにはお金がかかるという社会経済的な問題点が，出生前診断を推進することの背景にあるとしたら，それはいいことなのだろうか。こういう疑問はどんどん膨らんでいってしまう。かつて国家に対して出産における女性の自己決定権を主張し闘ってきた日本のフェミニズムも，選択的中絶の是非をめぐっては，女性の自己決定権は尊重しつつも，生まれてくる生命を選別する権利はない，という立場をとり始めている。

では，これから検査数が増えていくにしたがって，出生前診断が単純に障害児の中絶のための手段として位置づけられることがないようにするためには何が必要なのだろうか。

遺伝カウンセリング

最低限必要なのは，決断する女性に判断の材料と選択肢を示すことである。そのために最近特に充実させることが求められているのが，「遺伝カウンセリング」である。遺伝カウンセリングとは，情報不足や曖昧さによって妊婦が惑わされることがないよう，正確な遺伝学的情報をカウンセラーが提供し，カウンセラーと相互対話を行うことを通じて，クライアント（妊婦）が最終的に納得のいく決断をできるように援助をする相談制度である。この制度はいま世界中で展開されている。例えばドイツには「妊娠葛藤相談所」という公的施設があり，中絶手術をする３日以上前にカウンセラーと相談することが法的に決め

られていて，悩む妊婦をサポートしてくれる。

　相談できる内容は，自分は何を不安に思っているのか，自分の不安を解消するには検査を受けた方がいいのか受けない方がいいのか，受けるとしたらどの検査をうけるべきなのか，障害を持った子どもが生まれると分かったらどういう準備をすべきなのか，障害を持った子どもとの暮らしとはどのようなものなのか，どれくらいお金がかかるのか，どういう公的援助が期待できるのか，親としてどういう覚悟がいるのか，等々多岐にわたる。今の段階では，選択肢には次のようなものがある。

　①障害があっても出産するつもりなので，そもそも検査は受けない。
　②a）検査を受けて，問題を感じなければ生み，無理だと思ったら中絶する。
　　b）たとえ大きな障害があり，長く生きられないことが分かっていても，
　　　出産し，子どもの「自然の寿命」を全うさせる。これを「緩和ケア」
　　　という。
　　c）胎児治療を行う。ただしこれは将来の展望であり，現段階では胎児を
　　　治療する技術はそう発達していない。

　さらにカウンセリングを実践する際には，カウンセラーとクライアントが1対1で話し合うよりは，専門を異にする人たちによる「チーム」カウンセリングが推奨される。いま現在日本においてはカウンセラーはなお不足しているうえに，カウンセリングに対する社会的理解も十分とは言えない。

検査を受ける権利・受けない権利

　それなりの正確な情報を得たうえで，個々人が自分の置かれている個人的状況を考えて下した結論であるならば，それは尊重されなければならない。ただし熟慮の末の決定だからと言って，その選択が常に正しいと言われるわけでもなく，それが優生学的発想に基づく決断であれば，退けられなければならないこともある。

　重要なのは，本人の意思とは関係なく検査をするのは当然という風潮ができたり，検査が義務づけされて障害児を生むことが思慮の足りない行為であるかのように批判されたりする社会にならないようにすることである。日本人の人権意識，差別感覚，障害者意識のレベルからすると，その危険は多分にあるか

ら，十分に気を付けなければならないだろう。遺伝情報や検査について知りたくない人には知らないでいる権利があり，検査を受けない人にも受けない権利が当然ある。

なお，以上のことに関して，日本には以下のようなガイドラインがある。

- 日本産婦人科学会「母体血を用いた新しい出生前診断遺伝学的検査に関する指針」(2013, 2020年改訂)
- 日本人類遺伝学会「遺伝子学的検査に関するガイドライン」2000年1月（以前のガイドラインの改定版）
- 日本医学会「医療における遺伝学的検査・診断に関するガイドライン」2011年2月
- NIPT 等の出生前検査に関する専門委員会報告書 令和3（2021）年5月厚生科学審議会科学技術部会 NIPT 等

  ⇒出生前診断については多くの文献が出版されているが，読みやすいものとして，室月淳『出生前診断の現場から』，西山深雪『出生前診断』を挙げておく。日本の優生思想の歴史については，藤野豊『日本ファシズムと優生思想』を参照。

2 中絶問題が社会的対立を生む国——アメリカ合衆国における分断

ここまで，日本における人工妊娠中絶について見てきたが，選択的中絶を除き，日本では人工妊娠中絶が社会的対立を引き起こすような問題として議論の対象になったことはない。そこで，私たちにとってある程度なじみがありながら，完全に異文化である欧米諸国，とりわけ中絶について激しい対立のさなかにあるアメリカでの議論を取り上げ，何が問題にされているのかを見てみることにしよう。

(1) 社会問題化したアメリカ合衆国での中絶問題

日本と同様，ヨーロッパ世界でも古代から中世にかけては中絶を禁止する法令はなかったが，中世以降，キリスト教の教会法の影響下で中絶は殺人と見なされるようになり，「堕胎罪」が設けられるようになった。だが20世紀後半になって，女性の社会進出とともに中絶の自由化を求める声が大きくなり，カト

リック的な旧思想と激しくぶつかり合うようになった。

　西欧ではイギリスが1967年に「妊娠中絶法」を制定していち早く中絶を可能にする政策を推進し，その後1970年にデンマーク，フィンランドが，1974年にオーストリア，スウェーデン，1975年にはフランス，1978年にはイタリア，1984年にポルトガルが，それぞれ妊娠70～90日以内のどこかに枠を設けて中絶を合法化している（西欧以外でも，ソ連が1955年，東独は1972年，イスラエルは1977年に合法化を実現している）。ただしその多くの国では完全に合法化したというより，中絶は原則的には違法だが，免責事項を定めることで違法ではない形を整えるというやり方が多い。例えばドイツでは中絶は刑法第218条によって禁止されているが，西ドイツ時代の1974年に公的機関の承認や性的被害者などに関しては例外が認められるようになり，1992年の「ドイツ妊娠中絶法」で第218条に免責事項が添えられてようやく条件つきながら中絶が合法化された。総じて西欧の民主主義国家では中絶を原則としては忌避しながら，条件を定めることで合法化を進めてきたわけである。

　それに対して，中絶問題が社会問題にまで発展したのがアメリカ合衆国である。アメリカ社会ももともと特に中絶に厳格であったわけではなく，19世紀初頭までは堕胎に関する法律もなく，胎動が起きるまでの時期以前であれば堕胎は悪だとは見なされていなかった。ただし胎動が始まると胎児に魂が吹き込まれたと考え，かつ胎動開始後の堕胎は母胎に危険がおよぶので，堕胎は避けようとする傾向はあったが，禁止されていたわけではなかった。そのアメリカで1940年代から禁欲文化が後退し，家族員数を制限しようとする傾向が高まり，堕胎数は増加しはじめ，それに対抗する形で19世紀後半から中絶禁止を求める動きが加速しはじめた。19世紀には堕胎反対の旗を振ったのは医師たちであった。その成果として堕胎禁止法が1960年代から各州で制定されていく。当時堕胎は医師以外の手でも行われていたため，女性の健康を配慮するという理由もあったが，プロの医師が自分たちの支配権を確立しようとする動機もあり，または白人層の人口低下を心配するという人種的見地も見過ごせないようである。

　19世紀半ばからはフェミニズムの運動が盛んになり，女性たちが性の自主性を求めるようになって従来の伝統的な母性観，家族観に変化が生まれたのに対抗して，伝統的価値観を守ろうとする女性たちの運動も起こるようになる。た

だしこの時代のアメリカのフェミニストは堕胎には反対の態度をとり，堕胎という悲劇を起こさないためには女性の教育と市民権の獲得が重要だとする点で20世紀のフェミニズムとは違っていた。

　その後紆余曲折はあり，堕胎に対する締め付けは厳しくなっていったが，1960年代に入るとヨーロッパと同様に女性の積極的な社会進出が起こり，女性のプライバシー権行使の一環として，中絶の自由化が求められるようになる。結果として中絶をめぐる対立は激化して「女性の解放・性の自由化・女性とマイノリティの権利・フェミニスト的母性観」と「伝統的家族観・禁欲・白人優位主義・良妻賢母的母性観」との対立というイデオロギー闘争になっていき，後者がキリスト教右派の宗教思想をよりどころとしたことによって，女性権利論者（フェミニスト）対キリスト教右派（カトリックおよびプロテスタント右派）という今日見られる図式にもなった。そして「プロ・ライフ派」と呼ばれる中絶反対派と「プロ・チョイス派」と呼ばれる中絶権擁護派とが年々激しい論争を繰り広げて和解不可能な状況に陥っていき，「ベトナム戦争以来の最大の社会問題」といわれるほどの深刻な社会的対立となっていく。一般的には，アメリカ人の多数派は中絶権を擁護している方が多いと言われるが，無条件的ではなく，選択的中絶および個人の都合により中絶に関しては大きく意見が分かれるという状況が続いている。

　　　⇒欧米の中絶に関する歴史と現代の事情については，ポッツ，デュゴリイ，ピール
　　　『文化としての妊娠中絶』で詳しく扱われている。

（2）「ロウ対ウェイド判決」と「ウェブスター判決」の矛盾

　対立激化の引き金になったのが1973年の連邦最高裁判所による「ロウ対ウェイド判決」（コラム3-1）である。これはアメリカ史上初めて人工妊娠中絶が憲法で保証されたプライバシー権に属すると認めた判決であった。この判決は，妊娠期を3つに区分し，最初の3カ月以内の中絶の自由を認め，第2期（妊娠14〜24週）は母体の健康を保護するためにのみ州が介入することを認め，そして第3期は中絶禁止を容認した（三期説，trimester scheme）。これ以後，この三期説を手本とした州法が続々と作られ，中絶の自由化が一定程度進んでいく。この判決は，中絶を「女性の権利」として認めたもので，当時のアメリカ人の

コラム3-1　ロウ対ウェイド裁判とウェブスター裁判

　当時，匿名で「ジェイン・ロウ」と呼ばれた原告（本名ノーマ・マッコーヴィ）は，テキサス州に住む貧しい離婚経験のある女性だった。彼女は21歳ですでに5歳の子どもがおり，自力で育てられず両親に子どもを預けていた。そんな状況で妊娠に気付いたが，相手が誰かも分からず，中絶をするにも，テキサスの州法ではそれは違法であった（テキサス州だけではなく，当時はほとんどの州で中絶は違法だった）。安全に中絶をするには，中絶が合法な他州や外国へ行くか，まともな医師による闇中絶しかなく，どちらも高額な費用がかかったが，ジェイン・ロウにはそのようなお金はなかった。このとき彼女はテキサス州法の違憲性を問う訴訟を起こすのに適当な原告を探していた2人の若い女性弁護士に紹介され，原告になることを承諾したのだった。

　テキサス州では1859年制定の妊娠中絶禁止法が有効で，母体の生命を救う目的以外の中絶はすべて違法だった。このテキサス州妊娠中絶法が合衆国憲法で保証されているプライバシー権を侵すものであるとして，原告ジェイン・ロウがダラス郡地方検事ヘンリー・ウェイドを相手に同法の適用差し止めを求めたのがこの裁判である。

　ウェブスター裁判は，ミズーリ州中絶規制法を扱ったものである。この州法では，「生命は受精の瞬間に始まる」とされ，「公立病院やその職員が中絶手術あるいはその補助をしてはならず，中絶のカウンセリングも行ってはならない」，また，「妊娠20週以降はヴァイアビリティ（viability。胎児の母体外での生存可能性）の検査を義務づける」と明記されていた。これを，ミズーリ州セントルイスにある私立の中絶クリニック「生殖健康サービス」が，ロウ判決で認めた女性の中絶権を侵害しており憲法違反であると訴えたものである。判決は，公的資金による中絶を制限するミズーリ州法を合憲とするものだった。

（竹村香織）

誰もが予想しなかったほど画期的なものであった。しかしながら，そのためにかえってこの判決はプロ・ライフ派の激烈な反発を招き，プロ・チョイス派との激しい対立抗争の始まりともなった。これ以降は票を気にする政治家たちも中絶問題に中立の立場をとりにくくなり，中絶問題が国民を分断する政治問題と化してしまうことになった。

　ロウ判決後も多くの州ではなお中絶に対する厳しい規制は続いていたが，危機感を抱いたプロ・ライフ派の宗教団体，市民団体などは様々な中絶反対運動を引き続き展開し，中絶クリニックへの放火や脅迫，医師の誘拐，果ては殺害まで起こす過激派も登場し，運動は80年代には暴力化していった。ロウ判決の

主文を作成した判事の自宅も銃撃を受けている。このような中で1981年，共和党のロナルド・レーガンが大統領に就任し，彼が任命した最高裁判事たちの下で，司法の場での保守化が一気に進み，例えばメディケイド（低所得者のための公的医療費給付制度）が利用できなくなったりするといった手が打たれた。そしてついに1989年，州政府が中絶を規制することを認めるウェブスター判決（コラム3-1）が連邦最高裁で下された。

　ウェブスター判決では，公的資金による中絶を制限するミズーリ州法を合憲とし，その結果，公立の病院での中絶手術は不可能となった。公的資金・施設を使わない限り中絶は自由だということになるが，公的補助金を受けていたり公有地に建っている私立の病院は多く，安全かつ合法的な中絶はかなり受けにくくなったと言える。またこの判決はロウ判決の破棄にまでは至っていないが，その中核をなす三期説を否定し，ロウ判決の判決を大幅に制限する内容になっている。この判決後，ロウ判決の時とは逆にアメリカ各地でプロ・チョイス派による抗議運動が展開され，各州で試みられた中絶制限・禁止法の試みは成功しない例が続いた。現在のアメリカでは総じて「女性の中絶する権利」はプライバシー権としては守られているが，実際に行うためには様々な制約が課されて，特に貧困層には厳しい状況となっている。

　歴代大統領の施策で見ると，1973年以降，レーガン（共和党）が84年に国外の中絶を支援する国際団体に対する公的資金援助を制限する規制策を打ち出した。クリントン（民主党）は93年にこの規制を解除したが，G・W・ブッシュ（共和党）が2001年にこれを復活，そして2009年にオバマ（民主党）がまたも解除している。続くトランプ（共和党）は保守派の支持を当てにして中絶禁止政策を推進し，バイデン（民主党）は中絶を女性の権利として打ち出すといった応酬が続いていたが，そのなかで2022年に連邦最高裁は「ロウ対ウェイド判決」で確立された憲法上の中絶権を覆す決定をした。決定を下した最高裁の構成はトランプ大統領が権限を行使して保守派をそろえており，その結果である。これにより，各州の中絶を禁止する州法が合憲となり，新しい禁止法も作ることができるようになる。現職のバイデン大統領はこれを非難する声明を出し，中絶権を擁護するための大統領令に署名した。このように政権が変わるたびに中絶政策は引っ掻き回されており，対立が沈静化する芽は一向に育っていない。

　アメリカにおける中絶問題は，他の倫理的問題とは違って，政治的かつ宗教的問題でもある。プロ・ライフ派と言っても決して一枚岩ではなく，穏健派から過激派まで幅広いが，それを引っ張ってきたのはローマ・カトリック教会と原理主義的なプロテスタントであり，その見解は宗教的確信から生じている。そしてプロ・チョイス派もまたプロ・ライフ派と同様極端な立場をとることが多く，妥協を求めようとはしなかった。結果として，アメリカではこの問題を理性的な議論の俎上に載せることが難しく，解決への展望が見えない問題になっている。

　この問題を難しくしているのは，それが単に胎児の生命を尊重することだけではなく，女性としての生き方の問題に関わっているからである。女性の自己決定権は多くの人にとって当然の権利として認められることなのであるが，なかには男女の平等とはすなわち性差の否定だと主張している人もあり（それでは，女の解放とは男と同じ間違いを繰り返してみせること，ということになってしまう），そうは考えないフェミニストとの間に意見の相違が生まれたからである。現在のフェミニストのなかにはそこを反省し，（例えば専業主婦の役割を評価するなどの提言をして）対立を和解に持ち込めるような理論を探そうという思想も生まれたが，まだ対立を解消できるほどの大きな思想にはなっていない。

　そこでここで話の焦点を再び中絶そのものに戻して，今日中絶の是非を巡って提起されている理屈を反対する立場と賛成する立場に分けて，どのような主張があるのか見ておくことにしよう。

　　⇒アメリカの中絶問題は，女性の立場，家族観，信仰といったすべての要素が入り混じった総合的な文化闘争であり，アメリカという社会を知るためにも非常に重要な題材である。そうした文化闘争としてのアメリカにおける中絶論争について知るためには，荻野美穂『中絶論争とアメリカ社会』，および緒方房子『アメリカの中絶問題』をお勧めする。両書とも中絶問題に関してアメリカの白人社会が深層において抱えている根深いイデオロギー的対立を明らかにしている。

3　中絶をめぐる議論──「生命の尊厳」と「女性の自己決定権」との対立

　中絶についての従来の多くの議論は，①「胎児の道徳的地位」と，②「妊娠

した女性と胎児との権利の対立」をめぐって展開されてきた。①に関しては，胎児は道徳的配慮の対象となる他の人間と大きく異なるのではないか，つまり，胎児は人なのか，あるいはいつ人になるのかということが問われた。これは「線引き問題」と呼ばれている。また，②に関しては，胎児には「生きる権利」といった人権・道徳的権利があるのか，あるとすれば，はたして女性の自己決定権とそれとのどちらが尊重されるべきなのか，といった議論になる。以下では中絶禁止派と中絶権擁護派の両陣営の中から代表的な議論を紹介してみることにしよう。

（1）中絶反対派の議論──「生命の尊厳」の絶対性

　中絶に反対し，「生命の尊厳」を厳格に守ることを主張する「プロ・ライフ派」の論理は，理論的にはキリスト教カトリックの教義において最も精巧に構成されている。そこでここではまずカトリックの言うところを聞き，さらに特徴ある議論を一つ紹介してみよう。

カトリックの論理

　バチカンの教皇庁教理省は1987年に『生命のはじまりに関する教書』を発表したが，そこでは胎児は人なのかという「線引き問題」についてはこう述べられている。

　「人間の生命（fruit of human generation）は，その存在の最初の瞬間から，すなわち接合子が形成された瞬間から，肉体と精神とからなる全体性を備えた一人の人間（human being）として，倫理的に無条件の尊重を要求する。人間は，受胎の瞬間から人間（person）として尊重され，扱われるべきである」（前掲書，21頁）。

　この文章では，人間が人間として扱われるべき時が受精＝受胎の瞬間だと断定されている。したがって受胎の瞬間から胚は人格と同様の倫理的地位をもつ。ということは胎児は人格的人間と同じ倫理的地位にあるのだから，中絶はどの段階で行われようが，罪なき一人の人間を殺すことに違いはなく，倫理的に許されるものではないということになる。

　こうしたカトリックの立場に立つ主張の内からひとつ，ジョン・ヌーナン

（John. T. Noonan）の議論を紹介しておこう。彼は論文「歴史上ほぼ絶対的な価値」で次のように主張する。聖書には堕胎についての記載は見られないが，ヨハネ・パウロ2世の回勅『いのちの福音』（1995年）にも，「卵子が受精したときから新たな人の生命が始まる」とあるように，胎児は受精の瞬間をもって人間として道徳的配慮の対象となる。彼によると，受精の時点で人と見なすべきだと言うのは，例えば，ひとつの精子が人間にまで成長する確率は2億分の1だが，受精後5分の4が人間に成長するからであり，ここには明らかに客観的に区別されるべき事態があると言っている。このような（相当に男性中心主義の）論理から彼は，中絶はどの時点で行われようとも罪なき他の生命を奪う行為であり，道徳的に悪であると結論する。

ドン・マーキスの議論

　もうひとつ，特定の宗教的立場に立たなくても中絶は「不道徳」であると主張するドン・マーキス（Don Marquis）の議論を紹介しておこう。

　彼は論文「なぜ妊娠中絶は不道徳なのか」で，「成人を殺すことは，道徳的に重大な間違いである」という誰もが同意するであろう前提から出発し，この前提が正しい理由として，殺人が犠牲者の価値ある生命と将来を奪う行為である点を挙げる。そして，その同じ理由から胎児にも価値ある将来があるはずなので，中絶も道徳的に間違っていると主張する。彼の主張は非宗教的で，「胎児の道徳的地位」や「権利の対立」とは違う議論をしている点で独特である。

伝統的女性観の立場

　そのような形而上学理論ではない反対論としては，伝統的な家族観・女性観を良しとする立場がある。それによれば，女性の本質は子どもを産んで愛情をもって育てること，すなわち母性にある。性は子どもをつくるためにあるのであって，性に快楽を求めるのは道徳的に不正であり，同性愛もそれに反することとして許容しない。女性の役割は妻として夫を支え，母として子どもを養育することにあり，男性と同じように仕事をすることにはない。このような「古き良き」道徳的秩序を守ることこそが重要なのだと言うのがその主張である。

（2）中絶権擁護派の議論

女性の自己決定権

「生命の尊厳」を絶対的に支持し，中絶を原則的に禁止する立場に対抗するのが，「女性の自己決定権」を原理とする中絶権擁護派である。こちらの方は様々な立場が混在しているが，すべて「中絶するかしないかは，当の妊婦にのみ決める権利がある」という点でひとつの態度を形成している。この立場によれば，女性が現在の男性優位社会で自由な自立した個人として生きていくためには，生殖を自己管理でき，望まない妊娠・出産を強制されないことが重要なのである。妊娠は男女の交渉によって起こるものだとしてもその結果を引き受けるのは女性だけであるから，中絶に際して考慮されるべきものは，妊娠をする女性当人の自由意思だけなのである。先述のロウ判決で認められたのはこの女性の自己決定権である。

パーソン論

ところで，中絶権を擁護するためには，「女性の自己決定権」だけでは不足である。なぜなら，もし対象となる胎児が道徳的権利を持った主体，すなわち人格（パーソン）である場合には，胎児といえども「他人」であり，そして他人を殺すことは自己決定できないからである。実際，中絶反対派は胎児を自立した個人と見なすことによって，中絶という行為が一人の人間を「殺す」ことだと憤激しているのである。そこでそれに対抗するために，中絶そして重度障害児の安楽死を認める論理を，「胎児は人格ではない」と位置づけることによって構築する逆の極論が登場する。それがいわゆる「パーソン論」である。

胎児から人間になる時期はいつからかを考える「線引き問題」では，「出産時」や「胎児の母体外での生存可能性」「妊婦の初期胎動」「胎児が痛みを感じる時期」など，様々な基準が議論されているが，どの基準もその線の引き方が恣意的であり，ご都合主義だという非難を逃れることができず，むしろカトリックの線引きの方が合理的に見えてしまうところもあった。そこで，生物学的な意味での「ヒト」と道徳的・規範的な意味での「パーソン」（person）とを区別し，生存権を持つのは自己意識をもったパーソンだけであるとする説（パーソン論）が現れた。そう考えるならば，まだ自己意識を持たない胎児は道

徳的配慮の対象たる人間ではなく，生存権を持たない。したがって中絶は殺人には当たらず，道徳的に許されるということになる。

　この立場には中絶も嬰児殺しも許容するマイケル・トゥーリー（Michael Tooley）の主張（「妊娠中絶と新生児殺し」，『バイオエシックスの基礎』に抄訳が収録）から，パーソンの社会的意味を重視し，母親や周りの人による承認によって胎児の生存権を認めるエンゲルハート（H. T. Engelhardt，『バイオエシックスの基礎づけ』）などがいる。しかし，彼らの議論では自己意識がパーソンの条件になるため，胎児だけではなく，新生児，認知症の高齢者，脳死者なども生存権を持たないことになってしまう。これではナチズムの論理と同じであるかのように見え，反発もまた多い。

トムソンの中絶権擁護論

　胎児は人（パーソン）でないから中絶は許されるという論理に反対しながら中絶権を擁護しようという議論を立てたのが，ジュディス・トムソン（Judith Jarvis Thomson）である。それによれば，仮に胎児が受胎の時から人として「生きる権利」を持っているとしても，妊婦は出産まで妊娠を続ける義務はなく，女性の自己決定権が優先されるという。胎児の生存権とは「殺されないことを要求する権利」であっても，「自分の生を維持することを他人に要求する権利」ではない。したがって妊婦が中絶を選んで結果的に胎児が死ぬことになっても，それは自分自身の身体の使用を断っただけであって，殺すことを意図したものではなく，不正な行為とは言えない。妊娠を続けることを誰であれ第三者が妊婦に強要することはできない。つまり，自らの身体を過度の危険にさらしてまで他者の生命を救う義務は，道徳的に要請されるものではあっても法的に義務付けられるものではないというわけである。だがこの論理でも妊婦の権利と「胎児の権利」とは全面対立の相に置かれているので，どちらかの意思が通れば他方が犠牲になるという図式に変わりはない。

（3）私的所有の論理とフェミニズムの論理

　さて，以上の議論から，言えることを以下で整理してみよう。

カトリックの論理の問題性

　まず，カトリックの論理は受精卵や胎児がいつ人間になるかという線引き問題，および胎児の道徳的権利の問題に対して明快に回答し，それによって「生命の尊厳」を厳格に守る論理をたしかに構築しえた。しかし，その長所はただちに短所に転化してしまう。つまり，「望まない妊娠」があり得るという現実に対する配慮ができなくなってしまうのである。そのために，この議論はそのような配慮が必要となる場面では再び分裂してしまう。実際カトリックもいかなる場合でも中絶は禁止だと主張するわけではなく，妊娠の継続あるいは出産が母体にとって生命を失うほどの大きな危険がある時には認めてもいいという緩やかな主張（間接的治療中絶）や，レイプされて妊娠し，自殺の危険がある女性など，特別な理由がある場合は中絶を認めるという議論も存在する。そしてカトリックの内部でそれを認めるか否かが再び問題になってしまうのである。

私的所有権を応用した中絶権擁護論の問題性

　これに対して中絶権擁護論は，最終決定権を妊娠している女性自身に持たせることによって，線引き問題や胎児の道徳的権利に煩わされることなく中絶権を擁護することができたかのように思える。それにもかかわらず，それはやはり対立する見解の一方にすぎず，普遍的な支持は得られていない。自己決定権という，現代社会における神聖権に基づくこの主張がなぜ反発を受け，対立から逃れられないのだろうか。

　その鍵を握るのが，「所有権」（property）の概念である。

　自己決定権によって中絶を基礎づけようとするとき，その立場はどうしても，「所有権」の論理によって基礎づけられることになる。自己決定権はもともと私的所有権あるいは私有財産の処分に関わる権利だからである。この場合，「私有財産」＝「私的所有」は，「物件としての財産」と「自己の身体」とを含むと解釈されている。これによって女性は「自己の身体」に対する「所有」権（自分固有のものとする権利）を持ち，自己の身体に何らかの強制が加えられることに対する拒否権を持つ。ここから妊婦が胎児に身体を貸すか否かの決定権を持つということが根拠づけられる。

　これはジュディス・トムソンが使った論理であるが，しかしこの論理の問題

は，それだけでは自己の身体の使用権を基礎づけることができるだけで，胎児が身体を借りることを拒否する論理にはならないことである。なぜなら，この場合身体の使用の拒否はただちに胎児を殺すということを意味するが，自己の行為の結果として妊娠した女性がその責任を引き受けず，自己の身体の所有権の論理だけで胎児を殺すことを自己正当化するのは倫理的に問題ないとは言えないからである。たしかにトムソンの議論は，妊婦自身の責任で妊娠したのではない場合，例えばレイプ等での妊娠の場合，そして妊婦の生命が妊娠の継続によって危険にさらされている場合には，自己の意思と生命を尊重するために自己の身体の使用を拒否する論理としては通用する。だがこういう場合の中絶はカトリックの学者でさえ認める人はいるのである。結局，この議論は中絶権の一般的な基礎づけとしては十分説得的なものではないと言わざるを得ない。このような自己の身体の所有権の論理によっては，女性の自己決定権が胎児の生存権と対立しているということしか言えず，中絶の権利が基礎づけられるわけではない。

　それゆえに，中絶権を一般的に擁護するためには，結局逆戻りして胎児はパーソン＝人格ではないという議論に頼らざるを得なくなる。人格ではないということは，法的にはその対立物すなわち「物件」であるということを意味する。胎児を物件と見なすことによって，胎児は妊婦の「所有物」と見なすことが可能になる。物件の処分権はその所有者である個人の権限に属するものであるからである。胎児は妊婦の所有物だと見なせるのだとすれば，自己の所有物である胎児をどう処分するかも女性の自己決定権に属する問題だということになる。中絶権の合理化のためにこのように胎児＝物件とあからさまに想定する論理を説く者はあまり存在しない。しかし，「胎児はパーソンではない」という議論は，裏を返せば容易に胎児＝物件という論理に転化する。そして，胎児を単純に物件とし，個人の「所有物」と見なす議論があるとしたら，そのようなものはほとんどの人によって拒絶されるものと思われる。

　「生命は自分以外の何ものかから賜ったものである」という「生命の所与観」を持つ人からすれば，生命を財産と見なして個人的に処分することは，生命の尊厳を傷つけ，生命を与えてくれたもの（「神」でも「自然」でもよいが）に対する冒瀆であるとしか感じられないだろう。たしかに「贈られてきたものをどう

処分しようが贈られた人の勝手だ」と言うこともできるが，同時に贈られたものを廃棄するという行為は人に不快感をいだかせるものであることには変わりはない。

　結局，中絶を完全に女性の自己決定権に委ねる主張は，身体の自己所有の論理であれ，胎児＝非人格という論理であれ，有力ではあっても多数が納得する論理にはなりえていない。

フェミニズムの新しい動向

　「女性の自己決定権」に依拠しながら，中絶を私的所有の論理によって合法化する論理から抜け出そうとして，一部のフェミニストたちは新たに模索を始めている。彼・彼女らは胎児との関係を単純に自己決定の権利問題に還元するのではなく，また自己の利益や幸福だけではなく，胎児に対する共感と責任を考慮するように求めようとする。ここでは女性の中絶権を擁護しながら中絶をめぐる状況を考慮するように求めている議論として，スーザン・シャーウィン (Susan Sherwin) の論文「フェミニスト倫理学のレンズを通してみた妊娠中絶」を紹介しよう。

　シャーウィンによれば，これまでの中絶論には，女性がどのような状況で決定しているかについての議論が欠けている。女性は男性にはない様々な社会的制約，特に性的な自由を持たない従属状態の中に生きており，中絶を決定する際にもこうした性的従属性，さらに経済問題，健康問題，人生設計等の制約の中で，自分の身体と生殖の主体になろうと努力して生きている。このとき尊重されるべきなのは当然その女性の意思であり，胎児の道徳的権利ばかりを強調するのは間違った議論である。妊娠は女性の身体の中で起きるのであり，胎児の地位は妊娠している女性との「関係」において決定される。それを離れた胎児の絶対的価値など存在しない。したがって，やはり最終的な決定権を持つのは女性だというのが彼女の主張である。

　しかし，シャーウィンのこの議論でもやはり胎児は女性の自己決定権に翻弄される存在以上のものではなさそうに思える。そこでフェミニストの中にも，こうした胎児への「暴力」は，性的暴力に反対するフェミニズムの主張を実現するものではない，と反対する議論も現れることになる。「自己決定権」とい

うのは男性的な理念ではないかという指摘をするフェミニストもいるが，男性的発想であることの裏返しなのか従来の女性の権利を求める立場は良妻賢母型の女性観を嫌悪し退ける傾向が強いために，「女性の自己決定権」を主張することは——この立場の人たちの全員の本意ではないだろうが——「家族を否定している」と見なされるところがあった。つまりそうした人たちは夫の世話をしたり，子供を育てたり，家庭を守るということが何か価値の低いことだと考えているのだと捉えられて，主婦のような立場の女性たちから嫌われ，彼女らを「プロ・ライフ派」に追いやることにもなった。そこで本来女性が子供を育てることに価値を見出すのは自分の人生を犠牲にすることではないことを認めようという主張も出てきたわけである。もともとフェミニズムは女性の社会的権利を勝ち取ろうとする点で共通の理念を持っているはずだが，中絶に関しては，その中でまた女性の権利重視派と生命の尊厳重視派とに分裂してしまうのが現状であるから，そうした新しく柔軟になったフェミニズムの議論には注目すべきであろう。

　　⇒ローマ・カトリックの議論は，教皇庁教理省『生命のはじまりに関する教書』で詳しく説かれている。カトリックの代表的な立場を分かりやすく紹介したものに，秋葉悦子『人の始まりをめぐる真理の考察』がある。また，上述のヌーナン，トムソン，トゥーリー，シャーウィン等，英語圏の哲学者たちによる妊娠中絶の問題を扱った論文はすべてまとめて翻訳され，日本語で読めるようになった。江口聡編・監訳『妊娠中絶の生命倫理』。生殖における自己決定権についてジェンダーの視点から考察したものは，江原由美子『自己決定権とジェンダー』，江原由美子編『生殖技術とジェンダー』が参考になる。さらに自己決定権をめぐるフェミニズムとリベラリズムの議論の特徴を論じているものに，山根純佳『産む産まないは女の権利か』がある。中絶論争を包括的に考察したい人は，ロナルド・ドゥオーキンの大著『ライフズ・ドミニオン』を，新しいフェミニズムの議論に関しては，荻野美穂『中絶論争とアメリカ社会』の247-256頁を参照するとよい。また，議論に行き詰まった欧米の論者のなかには日本の「水子供養」などの文化に解決のヒントを求めようという人もいる（ラフルーア『水子』）。見方の是非はともかく，ひとつの異文化論としては面白い。

4　中絶をめぐる争いを調停できるか

　さて，結果としては，いまのところ中絶という問題に対して共通の理解に導くような理論的原理はまだ見つかっていない。ではこの対立はどのような形で調停されるべきなのであろうか。唯一の暫定的な解決法としては，「人はなぜせっかく授かった命を中絶してしまうのか」の理由をはっきりさせ，その理由ごとに考え，中絶をしなければならない原因を取り除いてゆくことであろう。

（1）人工妊娠中絶を選ぶ理由——中絶の理由の5大カテゴリー

　複雑な精神的な論点を除いて考えてみれば，人が中絶を決定する客観的理由は，①「人類史的問題」（人口問題），②「やむを得ない状況」（母体の危険とレイプによる妊娠），③「胎児の障害」（胎児の先天性異常と遺伝性身体疾患），④「社会生活上の問題」（貧困），⑤「私生活上の問題」（計画外の望まない妊娠）の5つのカテゴリーに集約することができる。

　第一のカテゴリーは「人類史的問題」であり，これに属する理由の代表は「絶対的貧困」と「人口問題」である。貧困は中絶の理由の中で最も古典的なものであるが，この場合「絶対的貧困」とは，世界の中の最も貧しい国々における常に生命の危険を伴う貧困を指す。しかし「絶対的貧困」が想定される場合，貧困から直接的に中絶が目指されるのはむしろまれで，貧困ゆえに必要な避妊の知識を身につける機会がなく，結果として人口爆発を招き，やむなく人口調整手段として人工妊娠中絶が考えられる，というかたちをとることが多い。

　第二のカテゴリーは「やむを得ない状況」であり，これに属する理由の代表は，ひとつは「母体の危険」である。これは妊娠の継続あるいは出産が母体の健康を損ねる，あるいは生命の危険を招くということであり，妊娠中毒症や子宮外妊娠などがそれである。そして今ひとつは「レイプによる妊娠」である。

　第三のカテゴリーは「胎児の障害」であり，これに属する理由の代表は，「胎児の先天性異常」と「遺伝性身体疾患」である。

　第四のカテゴリーは「社会生活上の理由」であり，これに属する理由の代表は，「相対的貧困」である。「相対的貧困」とは「絶対的貧困」とは違って，日

本のような一定の生活水準を達成した国で，何らかの事情で「最低限の文化的生活」を送ることができないことを指す。また，職業が不安定であること，住宅事情が悪いこと，保育園に空きがないことなども，もしこれらが改善されれば当然出産するという場合には，大きい意味での貧困問題に入れていいだろう。

　第五のカテゴリーは「私生活上の問題」であり，これに属する理由の代表は，「計画外の望まない妊娠」であるが，もう少し具体的に言えば，結婚前の妊娠，避妊の失敗，男性が承知しない，仕事に脂がのってきた，自分の趣味を諦めたくないなど，相当多くの具体的な理由が含まれる。感覚的に表現すれば，「産もうと思えば産めるが，産みたくない」という気持ちから中絶する場合であると言ってもいいかもしれない。

（2）それでは，どうしたらよいのか

「人口問題」に対して

　第一の「人口問題」は「人類史的問題」であるが故に人類史的に解決されなければならない課題である。

　人口爆発への対抗策としての中絶という手段は，信仰上の理由で拒否され，国際的な対立に陥る場合がある。1994年にカイロで開かれた「国際人口・開発会議」では，「人工妊娠中絶」の是非が大きな争点となった。この会議では女性の権利を侵す可能性のある強制的な人口政策を否定し，「性と生殖に関する健康」（Reproductive Health）および「性と生殖に関する権利」（Reproductive Rights）を承認した。その際，各国が定めている「堕胎罪」という規定がこの「生殖の権利」に照らして違法であるかを行動計画の中に明記することをアメリカ（クリントン政権），EU などが主張したが，イスラム諸国やバチカン（ローマ教皇庁）の反対で流れている。ここでは，仮にどのような有効な手段になりうるとしても中絶は選択しないという文化圏が世界にはあることが示された。この計画は後に北京会議で，中絶を受けた女性に対する懲罰の措置を含んでいる法律の再検討を促すという形で半ば妥協的に決着している。こうした場合の中絶問題の「解決」は，国際機関による「人道的措置の普及」によらねばならないが，信仰上の理由で中絶が拒絶されている場合，その「解決」には妥協を重ねつつ少しずつ共通認識をかちとるというかたちで歴史的な時間をかける必要がある。

「やむを得ない状況」に対して

　第二の「やむを得ない状況」に関して言うと，これらの事態は妊婦本人には責任のない事態であるから，カトリックに属する倫理学者のうちにも母体に危険がある場合には中絶を認める主張をする者もある。ましてやレイプによる妊娠の場合は，妊婦は一方的な被害者なのだから，当然中絶の権利は認めなければならないはずである。

　ところが，このレイプによる妊娠の場合でさえも中絶が簡単には認められない国も世界にはある。

　一例をあげよう。1992年2月17日，アイルランドで，レイプにより妊娠した少女（14歳）にアイルランドの高等法院から下されたのは，人工妊娠中絶を認めないという判決だった。裁判官たちは少女に同情を示しはしたが，アイルランドは厳格と評判のカトリック国で，1983年の国民投票で中絶禁止の規定を憲法に盛り込んでいたのである。だが，さすがにこの判決には国内からも批判が強まり，首都ダブリンでは抗議デモが頻繁に起こるようになった。同月26日に，ついに最高裁はこの判決を棄却，しかし国内での中絶は憲法で禁止されているため，中絶を合法化しているイギリスに少女が出国することを認めた。この事件は，最終的には常識的見解に沿った解決を見たが，レイプの場合でさえ，中絶に反対する価値観を持つ人々がいる世界に私たちも住んでいるのだということは覚えておいてもいいだろう。ただしアイルランドでも2019年，人工妊娠中絶と同性婚が合法化された。

　しかしこの事件は，結局は市民社会的な「人権」の概念にのっとって処理された。個人の幸福を犠牲にしかねない宗教的信念を人権の理念が超えたよいモデルケースと言えるかもしれない。

「胎児の障害」と「社会生活上の問題」に対して

　「胎児の障害」を理由にした中絶については，「選択的中絶」として先に触れた。重度の障害や発病を避けられないような遺伝性の疾患を胎児が持っていると告げられた両親は，いろいろなことを考えるだろうが，重要なのは，両親が先に亡くなった後で，子どもが生きていくのに問題のない環境が整っているかであろう。もし，両親の生前はもちろん死後にも障害者の生活を支えることを

惜しまないような国家なり共同体なりがあったとしたら，人々は障害をもつ子どもを産むことを今ほどためらわない可能性が高いし，世間の人も「かわいそうだ」とか「生むべきはなかった」とか口を出さなくなるかもしれない。つまり，選択的中絶の問題は倫理にあるのではなく，社会保障や福祉の制度の充実度にある。ただし，国際的にもここ50年ほどで障害者を単に福祉による救済の対象とみるのではなく，障害者独自の主体性を確立しようとする文化運動が盛んになっている。選択的中絶の問題はこうした障害の立場をひとつの社会的存在とみる潮流があるなかで，捉えられなければならない。

　「社会生活上の問題」，すなわち貧困を理由とする中絶に対しても同じことが言える。現在，ある程度発達した社会においては，社会的水準の養育，教育環境を整えるにはかなりのお金がかかるのは事実であり，子どもに十分な衣・食・住を与えることができない状況での出産をためらうのは理解できることである。したがって，ここでも課題は社会保障や福祉の制度をどれだけ充実させられるかにあるのであって，「それでも子どもを産むべきだ」という倫理的説得はその後にくるべきものであろう。

「私生活上の問題」を理由にした中絶に対して

　こうしてみると最後の「私生活上の問題」だけが「倫理問題」であるように見える。自分の都合で胎児を中絶するというのは，反対派でなくても利己主義的だと思えるからである。しかし，それだけいっそうこの理由での中絶をめぐる争いを調停するのは難しい。まさにこれこそが「女性の自己決定権」と「生命の尊厳」という解決不能に思える対立を引き起こしているものだからである。

　では，この対立を解決する方法はないのだろうか。原理的には抽象的に対立している二つの立場を媒介する方法はない。どちらか一方が負けるか，どちらも没落するかである。しかしながら，両陣営に少しずつ譲歩する気持ちがあるのであれば，妥協的な解決法がないわけではない。というのも，ひとつだけ中絶権擁護派も中絶反対派も一致できる見解があるからである。それは「人工妊娠中絶はよいことではない」ということである。自分たちの快楽のために性交渉をし，できてしまったら始末するという行為は，そうした行為をする人の人間性を疑わせるものであるし，実際プロ・チョイス派に属する人々さえそうし

た行動には嫌悪感を抱くことであろう。中絶が女性を心身ともに傷つけるという現状を考えればなおさらである。

　この「よいことではない」という一点を固守するならば，唯一の解決の道が開ける可能性がある。それは——レイプまたはそれに類することによる本人の同意しない妊娠を例外とし——「計画外の望まない妊娠」をしないようにすることである。そうだとすれば，問題の解決は「望まない妊娠」をしないようにするための教育の徹底，そして事情があって子どもを育てられないカップルに対する養子縁組制度の充実が必要だという結論に落ちつく。実に平凡な「解決」だと読者は思われるだろうが，その他に暫定的な解決法はあるのだろうか。

　だがそれでも解決しないのは選択的中絶の問題である。一方で中絶を女性の「権利」として主張すると，当然個々人が障害を理由にして中絶するのも自由だということになり，価値ある生命・価値なき生命を選別すること，すなわち優生学が認められることになる。他方で，中絶反対派の多くもただ抽象的に中絶一般に反対しているだけで，出生してきた障害児には何の関心も（いまのところ，日本でもアメリカでも）示していないと言われている。日本のような，障害をもつ人の人生に大きなハンディキャップを認めている社会において，選択的中絶という難問にどうこたえるのか，個々人の見識が問われている。

（黒崎　剛・コラムおよび図表：竹村香織）

◆•◆•◆•◆　読んでみよう　◆•◆•◆•◆

日本における堕胎および人工妊娠中絶

塚原久美『日本の中絶』ちくま新書，2022年，240頁。

岩田重則『〈いのち〉をめぐる近代史——堕胎から人工妊娠中絶へ』吉川弘文館，2021年，240頁。

荻野美穂『「家族計画」への道——近代日本の生殖をめぐる政治』岩波書店，2008年，351頁。

沢山美果子『出産と身体の近世』勁草書房，1998年，298頁。

沢山美果子『性と生殖の近世』勁草書房，2005年，380頁。

藤目ゆき『性の歴史学』不二出版，1997年，450頁。

ティアナ・ノーグレン（岩本美砂子監訳）『中絶と避妊の政治学——戦後日本のリプロダクション政策』青木書店，2008年（原著2001年），308頁。

ウィリアム・R・ラフルーア（森下直貴他訳）『水子——〈中絶〉をめぐる日本文化の

底流』青木書店，2006年（原著1994年），358頁。

優生保護法／母体保護法

齋藤有紀子編著『母体保護法とわたしたち——中絶・多胎減数・不妊手術をめぐる制度と社会』明石書店，2002年，268頁。

社会評論社編集部編『女の性と中絶——優生保護法の背景』社会評論社，1983年，285頁。

丸本百合子・山本勝美『産む／産まないを悩むとき——母体保護法時代のいのち・からだ』（岩波ブックレット426）岩波書店，1997年，63頁。

毎日新聞取材班『強制不妊——旧優生保護法を問う』毎日新聞出版，2019年，304頁。

出生前診断

大野明子『「出生前診断」を迷うあなたへ——子どもを選ばないことを選ぶ』講談社＋α文庫，2013年，272頁。

坂井律子『ルポルタージュ出生前診断——生命誕生の現場に何が起きているのか？』日本放送出版協会，1999年，294頁。

柘植あづみ・菅野摂子・石黒眞里『妊娠——あなたの妊娠と出生前検査の経験をおしえてください』洛北出版，2009年，650頁。

利光恵子『受精卵診断と出生前診断——その導入をめぐる争いの現代史』生活書院，2012年，339頁。

藤野豊『日本ファシズムと優生思想』かもがわ出版，1998年，528頁。

優生思想を問うネットワーク『知っていますか？　出生前診断一問一答』解放出版社，2003年，105頁。

室月淳『出生前診断の現場から——専門医が考える「命の選択」』集英社新書，2020年，256頁。

NHKスペシャル取材班・野村優夫『出生前診断，受けますか？——納得のいく「決断」のためにできること』講談社，2017年，258頁。

西山深雪『出生前診断』ちくま新書，2015年，206頁。

共同通信社社会部『わが子よ——出生前診断，生殖医療，生みの親・育ての親』現代書館，2014年，246頁。

河合香織『選べなかった命——出生前診断の誤診で生まれた子』文春文庫，2021年，267頁。

佐藤孝道『出生前診断——いのちの品質管理への警鐘』有斐閣，1999年，273頁。

坂井律子『いのちを選ぶ社会——出生前診断のいま』NHK出版，2013年，272頁。

山中美智子／玉井真理子／坂井律子（編著）『出生前診断　受ける受けない誰が決めるの？——遺伝相談の歴史に学ぶ』生活書院，2017年，248頁。

第Ⅰ部 「自己決定権」をめぐる問題

アメリカ合衆国およびその他の国における中絶問題

緒方房子『アメリカの中絶問題——出口なき論争』明石書店，2006年，405頁。

荻野美穂『中絶論争とアメリカ社会——身体をめぐる戦争』岩波書店，2001年，292頁。

上坂昇『神の国アメリカの論理——宗教右派によるイスラエル支援，中絶・同性結婚
の否認』明石書店，2008年，405頁。

小竹聡『アメリカ合衆国における妊娠中絶の法と政治』日本評論社，2021年，608頁。

久保裕子『フィリピン女性たちの流産と中絶——貧困・贖罪・ポリティクス』（ブック
レット《アジアを学ぼう》56）風響社，2021年，52頁。

小椋宗一郎『生命をめぐる葛藤——ドイツ生命倫理における妊娠中絶，生殖医療と出
生前診断』生活書院，2022年，192頁。

ロジャー・ローゼンブラット（くぼたのぞみ訳）『中絶——生命をどう考えるか』晶文
社，1996年（原著1992年），250頁。

カトリックの思想

秋葉悦子『ヴァチカン・アカデミーの生命倫理——ヒト胚の尊厳をめぐって』知泉書
院，2005年，211頁。

秋葉悦子『人の始まりをめぐる真理の考察』毎日新聞社，2010年，176頁。

教皇庁教理省（ホアン・マシア，馬場真光訳）『生命のはじまりに関する教書』カト
リック中央協議会，1987年，72頁（第3版1996年）。

英語圏の倫理学者の中絶論を含む本

江口聡編・監訳『妊娠中絶の生命倫理——哲学者たちは何を議論したか』勁草書房，
2011年，306頁。

H・T・エンゲルハート（加藤尚武・飯田亘之訳）『バイオエシックスの基礎づけ』
朝日出版社，1989年（原著1986年），589頁。

H・T・エンゲルハート，H・ヨナス他（加藤尚武・飯田亘之編）『バイオエシックス
の基礎』東海大学出版会，1988年，355頁。

フェミニズムの観点

江原由美子編『生殖技術とジェンダー』勁草書房，1996年，409頁。

江原由美子『自己決定権とジェンダー』岩波書店，2002年，260頁。

荻野美穂『生殖の政治学——フェミニズムとバース・コントロール』山川出版社，
1994年，266頁。

荻野美穂『女のからだ——フェミニズム以後』岩波新書，2014年，240頁。

山根純佳『産む産まないは女の権利か——フェミニズムとリベラリズム』勁草書房，
2004年，208頁。

塚原久美『中絶技術とリプロダクティヴ・ライツ──フェミニスト倫理の視点から』
　　勁草書房，2014年，314頁。

中絶について論じられた包括的な著作

ロナルド・ドゥオーキン（水谷英夫・小島妙子訳）『ライフズ・ドミニオン──中絶と
　　尊厳死そして個人の自由』信山社，1998年（原著1994年），450頁。

マルコム・ポッツ，ピーター・デュゴリィ，ジョン・ピール（池上千寿子・根岸悦子
　　訳）『文化としての妊娠中絶』勁草書房，1985年（原著1977年），522頁。

リュック・ボルタンスキー（小田切祐詞訳）『胎児の条件──生むことと中絶の社会
　　学』法政大学出版局，2018年，558頁。

その他

石井美智子『人工生殖の法律学』有斐閣，1994年，205頁。

中谷瑾子『21世紀につなぐ生命と法と倫理──生命の始期をめぐる諸問題』有斐閣，
　　1999年，301頁。

玉井邦夫『本当はあまり知られていないダウン症のはなし──ダウン症は「わかって」
　　いない』エンパワメント研究所，2015年，101頁。

ロビン・スティーブンソン（塚原久美訳，北原みのり監修）『中絶がわかる本　MY
　　BODY MY CHOICE』アジュマ，2021年，208頁。

第Ⅱ部

「生命操作」をめぐる問題

第4章
脳死と臓器移植

「脳死」と「臓器移植」をめぐっては，1960年代の終わり以来繰り返し激しい議論が闘わされた。実際，理論的問題に淡白な日本人が，これほど執拗に同じ問題に対する関心をもち続け，論じ続けたということは珍しい例に属する。これはもう立派な思想問題である。そこでこの章では「脳死と臓器移植」が一体いかなる思想問題であったのかを振り返ってみることにする。

1 「脳死」という思想問題——生と死をどこで線引きするか

もともと「臓器移植」が前提とされていなければ「脳死」は特に広い意味での社会問題になるようなものではなく，単純に「何をもって人の死とするのか」をめぐる社会的合意の問題にすぎない。そこで初めに，この問題だけを臓器移植とは別に取り扱うことにしよう。

（1）「脳死」の定義
脳死の問題化
人はどうなった時に「死んだ」と言えるのだろうか。

一般的に広く生と死を分ける一線であると人々が承認しているのは，「心停止」であろう。私たちは「人の死」を，息をひきとる，脈が止まる，心臓が止まる，体が冷たくなるといった一般に誰にでも分かる現象から判断するのであるが，そうした現象は大体において直接には心臓の機能停止によって生じてくるものである。

だが，現実の死は国家資格を持った医師が，いわゆる「死の三徴候」——①呼吸停止，②心拍停止，③瞳孔散大・対光反射消失——を確認して判定する。これらはそれぞれ①呼吸中枢がある延髄，②心臓，③脳（中脳）の不可逆的機

能停止を確認しているのであり，それらが揃って初めて人は「死んだ」と判定
される。

　ところが第２次世界大戦後に人工呼吸器が開発され，救命医療が発達した結
果，死の寸前から救われる人が出てくるとともに，心臓がしばらく止まり，脳
への血流が一定時間止まっていたために，心臓の鼓動が復活しても脳が酸素不
足で回復不可能なダメージを受けているという状態になる人が出てきた。それ
が「脳死」（brain death）という概念として1950年代後半から認知され始める。
そして，心拍と呼吸が維持されていても，脳死状態に陥ったならば，それは人
の死だという主張が現れてきた。そのため従来の心停止や三兆候死に代わる，
新しい死の判定基準が登場したかに思われたのである。

脳死の発生率

　脳死は高度の医療設備がないところではありえない現象である。一見逆説的
だが，医療技術が高度化し，特に人工呼吸器が開発され，蘇生術が広く行き
渡っているところにおいて，それ以前ならばおそらく死んでいた程の重傷の人
がかろうじて救命はされたが，脳だけが回復不可能なダメージを受けてしまっ
た場合に発生するのが脳死である。

　だから脳死の発生率は高くない。基準に従った判定をされなければ脳死であ
ることは分からないから推定するしかないが，だいたい年間3000〜4000人と推
定されており，厚生労働省のデータによると報告例は1700例程度（2017年度）
である。多くは救命救急センターで発生している。これは全死者の中の約１％
程度，あるいはそれ以下の数であると言われている。

脳死の定義

　では，「脳死」はどのように定義されているのだろうか。現在，広い意味で
「脳死」と言われているものには，次の３つがある。
　(1)全中枢神経死：大脳，小脳，脳幹，脊髄に至るまでの，すべての中枢神経
　　　系が不可逆的に機能停止している状態。
　(2)全脳死：大脳，小脳，脳幹のすべてが不可逆的に機能停止している状態。
　(3)脳幹死：脳幹が不可逆的に機能停止している状態。

　このうち，日本では「全脳死」をもって脳死としている。そして，現在一般に「脳死」という場合，後に述べる「法的脳死」のことを指すものとされている。

「脳死」と「植物状態」

　ところで，脳死とよく混同されるものに，「植物状態」（遷延性意識障害）がある。「植物状態」の場合は大脳の機能の全部または一部が失われていて，患者は意識がないか，あっても外に向かって意思を表すことのできない状態にあるが，脳幹の機能は残っており，したがって自発呼吸もできる。そのため，植物状態の人は適切なケアを施せば，長く生き続けることもできる。もちろん，「適切なケア」を続けることは，日本の福祉水準の程度，社会の無理解，引受先の不足などの事情があって，並大抵のことではないのはもちろんであるが，日本では20年を超えて植物状態で生き続けた例もある。

（2）脳死の判定基準
最初の脳死判定基準——「竹内基準」

　脳死を人の死と考えないならば，脳死の判定基準を制定すること自体はそう難しいことではない。しかし，脳死を人の死だとする場合には脳死判定は死亡判定に等しいものとなる蘇生可能性を否定することになる。そして臓器移植が前提にされている判定ならば，脳死判定から臓器摘出に移る。臓器を摘出されてしまえばもちろん生きてゆけないわけだから，脳死を確実に判定できる基準とはどのようなものであるべきかがきわめて重要な問題になったのである。

　日本ではこの判定基準として，最初に，1985年に「厚生省科学研究費特別研究事業脳死に関する研究班」がいわゆる「竹内基準」を出した。それによれば，脳死の判定は，6つの基準で行われることになっていた。すなわち，①深昏睡，②自発呼吸の消失，③瞳孔固定（瞳孔径4mm以上），④脳幹反射の消失（a. 対光反射の消失，b. 角膜反射の消失，c. 毛様脊髄反射の消失，d. 眼球頭位反射の消失，e. 前庭動眼反射の消失，f. 咽頭反射の消失，g. 咳反射の消失），⑤平坦脳波，⑥時間経過（6時間以上変化なし）である。しかしこの基準では，脳死が迫っている状態と，すでに脳死している状態とが区別できないという激しい批判が出され，脳

死をめぐる社会的対立を一層深めることになった。

法的脳死判定マニュアル

　もともと竹内基準は死の判定の変更を目指したものでもなく，臓器移植も前提にしないという建前になっていた。しかしそれは1992年に出された「臨時脳死及び臓器移植調査会」（「脳死臨調」）の答申で十分な脳死判定基準と評価され，1997年の臓器移植法に付随する「法的脳死判定マニュアル」にほとんどそのまま引き継がれた。このマニュアルは，臓器提供の意思を表示していた人が脳死状態を疑われた場合，臓器摘出を前提として脳死判定をする基準である。そして，2010年の改正臓器移植法の「法的脳死判定マニュアル」も，文言はかなり改定されたものの，やはり基本的には竹内基準を引き継いでいる。現在のこの法的脳死判定基準を別表で掲げておく（表4-1）。

　　⇒竹内基準の考え方は，竹内一夫『脳死とは何か』で知ることができる。これに対し，多くの反論が出され，80年代終わりから90年代初めにかけて一大脳死論争が巻き起こった。例えば，評論家の立花隆は「不可逆的機能喪失」という機能死概念に対して，脳の「器質死」（細胞レベルでの崩壊）を推定できるレベルでの確認が必要だと主張し，竹内基準を徹底的に批判した。彼の批判は『脳死』，『脳死再論』，『脳死臨調批判』で展開されている。また，専門家の観点から脳死判定基準について詳論しているのが，武下浩・又吉康俊『解説「脳死」』。この筆者2人は「脳死＝人の死」という立場をとっている。

（3）対立点——脳死は「人の死」（個体死）であるのか

　では，脳死判定基準の妥当性以外で，脳死の理解をめぐる最大の対立点は何だったのであろうか。

　それはとても単純で，「脳死をただちに人の死と見なすか否か」である。その対立点を「医学的な観点」，「哲学的な観点」，「社会的および感情論的な観点」，そして「尊厳死の観点」に分けて，賛否両論の形で示しておこう。以下で言う「賛成派」とは，脳死を人の死と見なす側で，「反対派」とは死ではないと見る立場である。

表4-1　「法的脳死判定マニュアル」(2011)「2　法的脳死判定の実際」より抜粋

Ⅰ　法的脳死前の確認事項
〔1〕意思表示カードなど，脳死の判定に従い，かつ臓器を提供する意思を示している本人の書面（存在する場合）
〔2〕法的脳死判定対象者が18歳未満である場合には虐待の疑いがないこと
〔3〕知的障害者等の臓器提供に関する有効な意思表示が困難となる障害を有する者でないこと
〔4〕臓器を提供しない意思，および脳死判定に従わない意思がないこと
〔5〕脳死判定承諾書
〔6〕臓器摘出承諾書
〔7〕小児においては，年齢が生後12週以上

Ⅱ　前提条件の確認
〔1〕器質的脳障害により深昏睡，及び無呼吸を来している症例
〔2〕原疾患が確実に診断されている症例
〔3〕現在行いうる全ての適切な治療をもってしても回復の可能性が全くないと判断される症例

Ⅲ　除外例
〔1〕脳死と類似した状態になりうる症例
　1)　急性薬物・中毒　2)　代謝・内分泌障害
〔2〕知的障害者等の臓器提供に関する有効な意思表示が困難となる障害を有する者
〔3〕被虐待児，または虐待が疑われる18歳未満の児童
〔4〕年齢不相応の血圧（収縮期血圧）
〔5〕低体温（直腸温，食道温等の深部温）
〔6〕生後12週未満

Ⅳ　生命徴候の確認
〔1〕体温　直腸温，食道温等の深部温
〔2〕血圧の確認
〔3〕心拍，心電図等の確認をして重篤な不整脈がないこと

Ⅴ　深昏睡の確認

Ⅵ　瞳孔散大，固定の確認

Ⅶ　脳幹反射の消失の確認
〔1〕対光反射
〔2〕角膜反射
〔3〕毛様脊髄反射
〔4〕眼球頭反射
〔5〕前庭反射
〔6〕咽頭反射
〔7〕咳反射

Ⅷ　脳波活動の消失〔いわゆる平坦脳波〕の確認

Ⅸ　自発呼吸の消失

Ⅹ　判定間隔
　第1回目の脳死判定が終了した時点から6歳以上では6時間以上，6歳未満では24時間以上を経過した時点で第2回目の脳死判定を開始する。

Ⅺ　法的脳死の判定
　脳死判定は2名以上の判定医で実施し，少なくとも1名は第1回目，第2回目の判定を継続して行う。第1回目の脳死判定ならびに第2回目の脳死判定ですべての項目が満たされた場合，法的脳死と判定する。死亡時刻は第2回目の判定終了時とする。

医学的な観点からの対立

　実は医学的に見ても脳死を人の死だと言うことはできず，「死を免れない重篤の危篤状態」と規定できるにすぎない。だから「脳死は人の死である」という主張はそうすんなり正当化できるわけではないので，賛成派が「脳死＝人の死」であると主張しようとするとき，依拠できる論理は実のところあまりない。そのなかで有力なものとしては「有機的統合論」と呼ばれているものがある。すなわちそれは，「身体の有機的統合性が失われた時が人の死である」とする理解である。この論理では，身体全体の有機的統一性を調整し維持しているのは脳であり，その脳が不可逆的に機能喪失したのであれば，身体の有機的統合は，人為的に手を加えることによってしか維持することができないのだから，脳死がすなわち人体の有機的統合の崩壊，つまり人の死だとする。

　これに対して反対派は，身体の有機的統合を司る臓器が脳であるという理解そのものを疑問視し，人間の身体の恒常性の維持，免疫反応など，脳によらない有機的統合の働きがあることを指摘する。なお，移植された心臓は神経を再結合されていない状態で動き始めるので，心臓の機能は医学的にも脳だけに依存しているわけではないと見られている。

　仮に「有機的統合論」が正しいとしても，どの時点でその有機的統合が崩壊したのかについては結局このように意見が分かれてしまう。だから有機的統合という概念を持ち出したところで「生から死に向かう経過のどの時点でこの人は死んだと断言できるのか」という最初の問題を言葉を変えて争っているだけであり，決着はつきそうもない。しかし，はっきりしているのは，脳死判定が間違っていなければその人は間もなく確実に死ぬということである。その点で脳死は死への決定的な転回点だという見解の方に説得力があると評価することができる。

　　⇒身体の有機的統合論は，1981年の「アメリカ大統領委員会——死を定義する」（邦訳　厚生省健康政策局総務課『死の定義』）という報告書で採用され，日本でも「脳死臨調」の最終答申がこれに従っている。アメリカではその後『脳死論争で臓器移植はどうなるか』で有機的統合論は再検討されたが，なお有機的全体性を維持していることを生命と見なし，呼吸と意識が生命の現象であるとしている。これに対し，脳死状態になってもただちに心停止に至らないという事例を集めて検討した

ものが，アラン・シューモンの論文「長期にわたる〈脳死〉」（CHRONIC "BRAIN DEATH"，慢性的脳死状態）であり，日本でも多くの評者がこれに依拠して反対論を展開した。包括的な反対論者の代表としては，小松美彦『脳死・臓器移植の本当の話』。シューモンの調査に対して，医学者の立場から検証し，その妥当性を否定した文献が，武下浩・又吉康俊『解説「脳死」』（185頁以下）である。

哲学的な観点からの対立

　次に，人間観，死生観といった，思想上の観点，つまり「哲学的」な観点から生じる対立を見てみよう。これもまた一種の有機的統合論であるが，ただ，その有機的統合を司るものを脳という臓器そのものではなく，その一つの機能である「自己意識」と見る点に違いがある。

　賛成派が支持する自己意識による統合論は，次のような主張である。——「人間を人間的にしているのは，自覚的な行為ができるか否かということである。「自覚的な行為」というのは，自己の自覚（自己意識）をもち，自分の行為の内容や目的を理解しており，事の善し悪しを分けて考えながら行われる行為である。そして，そのような自覚的な行為を司っているのは脳である。だから，その脳がもはや機能しないのであれば，たとえ生物学的には生きていたとしても，人間としては死んだと言ってもいい」。

　これに対して，反対派は次のように反論する。——「人間の本質を脳の機能としてしか見ないのは，近代的な人間観，知性重視，個人主義からくる偏見である。人間の身体もまたその人の本質を作るために与えているものであるから，身体の機能停止まで待たなくては死んだとは言えない。身体全体の機能停止を引き起こす直接的な原因である心停止を待って死とすることが最も人の死として受け入れやすいはずだ」。

　この対立は，人間から「自己意識」を抽出し，それだけを人間の本質と捉える近代主義的な態度と，それに対する対抗軸として，身体までを含めた全体こそ人間だと主張する態度との対立である。この場合，対立は人間観の相違から発生するものであり，どちらかが「正しい」あるいは「真である」と言えない以上，どちらの方が勝っているのかを言うことは難しく，どうしても平行線を辿る議論となってしまう。ただし，「自己意識＝人間」と見なす人間観では，

植物状態の人，はては認知症の人までもまた人間としては死んでいると見なすということになってしまう。これは極めて危険な考えであることは間違いない。しかし，いったん「脳死は人の死」ということを認めてしまうと，「脳の機能」が狭く解釈されて，「意識を失った人はもう死んだも同然」→「もう死んでいる」というように論理が展開されてしまう危険性は高い。したがって，この問題に関しては，反対派の立場の方に分があると評価することができる。

　　⇒この問題を単純化して，西洋哲学＝霊肉の二元論，東洋思想＝霊肉を分離しない一元論と捉えて前者を批判するという態度をとる人が時折みられる。代表的著作としては，梅原猛『脳死は本当に人の死か』（PHP 研究所，2000年）を挙げることができる。しかし，西洋哲学は二元的に分離した自己意識と物とを一元的に統一することを課題としている哲学なのであって，このような批判は俗流の議論にすぎない。梅原への反論の例としては，小松美彦『脳死・臓器移植の本当の話』（153頁以下），加藤尚武『脳死・クローン・遺伝子治療』（52頁以下）などがある。ただし，梅原編『「脳死」と臓器移植』は様々な立場の人の見解の集成であり，参考になる。

社会的および感情論的な観点からの対立

　次に，社会的な観点を入れた場合，どのような対立が生じるのかを見よう。

　基本的な認識として，脳が本当に不可逆的な機能停止状態に陥れば，やがては心臓も止まり，死が訪れるということは賛成派も反対派も認めている。だから脳死となった時点で人は「最後の一線＝後戻りのできない一点」（the point of no return）を越えたのだという認識に間違いはない。ここで賛成派は「だから，脳死を人の死と見なすことには問題はない」と主張する。

　これに対して反対派が主張するのは，やがて確実に死が訪れるとしても，「まもなく確実に死ぬ」ということと「もう死んでしまっている」ということとは全く別だということである。たしかに不可逆的であることは死への道程であるが，いますでに死んでしまっているわけではない。それをただちに死として扱うと，感情のうえで，また社会制度の上での不合理が生じる。感情面に注目すれば，もし脳死が人の死であることを強制されるならば，脳死状態では体も暖かいし，眠っているようにしか見えないのに，家族はそれを死体として見ることを要求されることになる。心停止まで待って，体が冷たくなり，死を受容するという気持ちを徐々に作り上げたくても，そうすることは許されない。

だが，そのような心理的な負担を他人に対して強要できる権利を誰が持っているのであろうか。また，社会制度上の不合理の最たる例は，妊婦の場合に起こりうる。脳死状態の妊婦が出産する例は珍しくない。この場合，もし脳死を人の死として扱うと，生みの母の命日が子の誕生日より先であるということになってしまう。では，これを戸籍上どう扱ったらいいのだろうか。また，子どもが成長した後で，「お前はお母さんの死体から生まれた」と教えるのと，「お母さんは脳死になりながら，生きてお前を産んでくれた」と言うのとどちらがいいのか。こうした問題は，脳死を人の死と見なさなければ，全く生じない。そうだとすれば，そのような不合理を冒してまで，脳死を人の死と定義しなければならない理由が何かあるのか。——これが反対派の言い分である。

　この観点から言えば，医学上の脳死の認識から，ただちに脳死は人の死であるという定義を引き出さない方が合理的であるということになる。この点では反対派の主張の方に理があると言えるだろう。

尊厳死および医療上の負担などの観点から

　脳死を人の死と見なす要請は，「無意味な延命」を拒否する現代的な尊厳死の立場からも支持されることがある。脳死になった人に治療を続けることは，第一に，患者当人および家族の立場からいっても人間の尊厳を損なう行為であり，第二に，医療費の余計な負担であるとともに，病床の無意味な占拠であり，第三に，医療者にも無意味な治療を施しているのではないかというストレスを与える。ただし，この場合は，脳死がすなわち人の死であるということを要求するものではない。尊厳死を望むことは，「まだ死んでいない」と捉えているということでもあるからである。したがって，脳死状態の人の尊厳死という問題は，「脳死は人の死か」という問題とは分けて考えられなければならない。

（4）脳死論争が社会的対立になる理由——「死の判定」と「死の認知」のズレ

臓器移植医療が脳死問題へ介入

　しかしながら，以上のような対立があるからと言って，それだけで，脳死問題が社会を二分して争われるような問題になるわけではない。「脳死は人の死か」に対してイエスと答えようがノーと答えようが，それは「見解の相違」と

言うほどのものにすぎず，それぞれの意見を尊重すればケンカをしないですむ
ことである。こうした「見解の相違」が深刻な社会的対立に発展してしまった
のは，「臓器移植」を推進する人々が「脳死は人の死なのだから，臓器を提供
してほしい」という論理をつくってしまったからである。

　人間は心停止して死んだとしても，個々の器官や臓器はその後も短時間のあ
いだ「生きて」いる。だから角膜移植などは死体からの摘出でも成功するし，
腎臓の場合も死体からの移植で成功することもある。しかしたいていの臓器は
痛みやすいので，まだ心臓が動いていて臓器に血が循環している段階で摘出し
た方がいい。脳死が人の死だと認められれば，脳死を宣告された人はまさしく
死者であるから臓器を摘出しても殺人にはならないし，心臓は動いているから
各臓器は生きているときとほぼ変わらない状態を保っている。彼らは臓器の提
供者としてはうってつけの存在だったのである。だが，臓器提供とはあくまで
脳死の人が死者であってこそ一般的に可能になる処置である。

　ここで脳死を積極的に人の死としようする要請が生まれた。つまり，脳死が
社会的な対立を引き起こす問題となるのは，臓器移植が前提となった場合だけ
である。

死の認知のための時間

　たしかに，臨床医学的に脳死が個体の死であるという判断は多くの人にとっ
て説得力をもつ見解であろう。しかし，脳死の現場で最も重要なのは，「死の
認知」である。親しい者にとって，我が愛する人の死を認めることは時間のか
かる作業である。しかも，脳死状態の場合，その体にはまだ血は通って暖かく，
場合によっては子どもを産むこともできるというのであれば，親しい者がその
人の死を承認・認知できないのは当たり前のことであろう。

　しかし，このズレも実はそう深刻な問題であるとは言えない。なぜなら時間
が経てば脳死状態の人の心臓は確実に止まるわけだし，誰もがその死を受け入
れざるをえない時は遅かれ早かれくるからである。だから，私たちのなすべき
ことは，気持ちの整理のできないでいる人々に，愛する者の死を受け入れられ
るだけの時間を保証することだけである。

　だが，臓器移植が積極的に脳死に絡んできたことによって，このわずかな時

間のズレが重大な問題になってしまった。まだ死を認知できないでいる人々に
臓器の提供をもちかければ，そこに深刻な感情の食い違いが生まれる可能性が
ある。医師は臓器欲しさに早めに治療を停止したのではないか，脳死判定を急
いだのではないか，自分が臓器提供に同意したばかりに，あの人を死なせてし
まったのではないか，などという疑心暗鬼，迷い，後悔が生じてしまうことに
もなる。本来ならば，ターミナル・ケア（終末期医療）の対象ともなりうる脳死
状態の人の扱いに，臓器移植医療が介入してきた結果，些細な問題が国民的対
立となってしまったわけである。

　つまり，脳死問題とは，臓器移植問題のことなのである。そこで次に，脳死
からの臓器移植にテーマを絞って，考察してみることにしよう（したがって，
生体移植の倫理問題などは，扱わない）。

　　⇒柳田邦男は脳死，臓器移植についても調査していたノンフィクション作家である
　　が，次男が脳死状態になるという不幸を経験し，そのときの心情を『犠牲——わが
　　息子・脳死の11日』でつづっている。

2　臓器移植で何が議論になっているのか

　1951年に世界初の（人から人への）腎臓移植が行われて以来，移植医療は着
実に手術例を増やし，生存率を上げてきた。それによって助かる見込みのな
かった人々が再び人生を楽しむことのできるチャンスが拡げられた。ところが
他方で，この技術は我々の人間観・生命観の根底に触れる問題も提起した。私
たちは臓器移植という人の命を救うはずの医療の何に問題を感じているのだろ
うか。ここでは思想と人間観にまつわる争いに絞って問題を考察することにし
よう。

　　⇒脳死移植のことを全体的に解説してくれている本としては，吉開俊一『臓器移植
　　の誤解をとく』が現時点で一番新しい解説書である。他には，山口研一郎監修・臓
　　器移植法を問い直す市民ネットワーク編著『脳死・臓器移植 Q & A』がある。前
　　者は臓器移植を推進する立場，後者は脳死移植に批判的な立場からの解説である。

（1）臓器移植の現実問題

臓器移植医療が現実に抱える問題として，ここでは，①脳死判定に関わる医師への不信，②臓器提供の決定主体は誰か，③臓器売買という３つの問題を取り上げてみよう。

脳死判定をめぐる医師への不信

臓器移植は他人の臓器提供を前提とするために，臓器の提供を申し出ている人の死の判定が重要になってくる。脳死を人の死と認めよという要請が起こるのは，尊厳死や医療費負担の問題以上に，移植のために新鮮な臓器が求められているからにほかならない。

ここでひとつの疑いが医師に向けられることになる。――移植をしたいという医師と患者は脳死者からの新鮮な臓器を求めている。そして，死亡判定をできるのは医師だけである。そうだとすれば，医師は臓器欲しさに脳死の判定を甘くしたり，判定を急ぐ傾向が生まれるのではないか。

それは考えすぎでしょう――とたいていの人は思うだろうが，日本では過去に「和田心臓移植事件」があったために，その社会意識的な後遺症として，このような医師に対する不信を過剰な不信だと笑い飛ばすわけにはいかないという特殊な事情があった（コラム４‐１参照）。現在に至るまで，脳死からの臓器移植の是非を批判的に論じる人たちは，この事件を念頭に置いてものを言っていたのである。

ただし，現在は「法的脳死判定」の項目「Ⅷ」で，このような疑いを招かないようにするための「脳死判定医」の規定が定められている。要点は，①倫理委員会等において選任され，②一定の資格を持つ医師が，③２名以上で判定に関わり，④すくなくとも１名は２回の判定に連続して関わるということである。また，脳死判定をする場面に移植医が同席しないこともルール化され，さらに判定時の家族の立会も認めるというかたちで不信を払うための対策が取られている。

誰が臓器提供の決定をできるのか

次に，誰が臓器提供の決定をできるのかという問題を考えてみよう。これに

```
コラム4-1　和田心臓移植事件

　これは1968年に起こった，日本で初めての心臓移植の正当性が問われた事件である。

　北海道小樽の海で溺れた大学生山口義政君が札幌医大病院の和田寿郎教授により脳死と判定され，その心臓が両親の承諾を得て10代の青年だった宮崎信夫君に移植された。当初は日本初の心臓移植（世界初は1967年南アフリカにて）として讃えられたが，手術から83日目にレシピエントは死亡する。

　その後，重大な疑惑が浮上する。疑惑の要点は①救命医療が施されなかったのではないか，②ドナーの山口君は脳死状態ではなかったのではないか，③レシピエントの宮崎君には「心臓移植」という治療法は不適切だったのではないかという3点である。これが本当であれば，この事件は，和田教授が「日本初の心臓移植の執刀医」になりたいがために2人の青年を殺したという恐ろしい殺人事件になる。このため和田教授は告発され，札幌地検が捜査に乗り出すこととなった。

　結果として和田教授の有罪を決定づける物証はなく，不起訴処分に終わったが，捜査の過程で上記3点のいずれについても状況証拠は和田教授に著しく不利であり，少なからぬ日本人の心の奥に後遺症として「移植」というものがなにか恐ろしい殺人行為と重なるという潜在意識を生み出した感がある。この事件の教訓抜きにして日本の臓器移植を語ることはできない。

　　⇒この事件については，中島みち『新々・見えない死』で詳しく紹介されているが，事件から30年後にようやく本格的に検証する著作が出た。共同通信社社会部移植取材班編著『凍れる心臓』である。また，事件当時札幌医大講師であった渡辺淳一は，1969年に『小説・心臓移植』（現在，『白い宴』と改題され，角川文庫に収録）を発表して和田教授を告発，大学を去っている。

　　　　　　　　　　　　　　　　　　　　　　　　　　　　　　（黒崎　剛）
```

ついては大別すれば，次の4つの選択肢がある。

(1)本人の意思に加え，家族の同意が必要とするもの。

(2)本人の意思のみでよいとするもの。

(3)家族の同意のみでよいとするもの。

(4)本人および家族から反対が表明されていない場合，臓器を摘出してもよいとするもの。

　一般的には(1)から(4)にいくに従って，提供可能性は多くなる。その代わりに，脳死移植に対する反発もそれに比例して高まっていく傾向にある。

　上記(1)〜(3)の場合には，「脳死」とは何か，「脳死状態から臓器を摘出すると

はどういうことか」について十分理解しておく必要がある。特に(3)の場合には，家族に対して移植を行う側からすべての疑問，危険に関してあらかじめ説明がなされ，彼らから十分なインフォームド・コンセントが得られていなければならない。さらに，移植医療が一定程度根づいた後には，脳死状態からの提供を認めた家族は，後々まで「あれでよかったのか」と悩むケースが多いということが諸外国の例からも明らかであるので，移植終了後の心理的ケアを継続的に行う体制を整えておく必要がある。アメリカ合衆国では移植コーディネーターがそのケアの任を担っており，日本でもそうなりつつある。

　　⇒日本でもここ10年間で移植コーディネーターという仕事が定着してきた。そのうちの一人による現場報告が，朝居朋子『いのちによりそって』。

臓器売買

　国際的な問題としては，臓器売買を挙げなければならない。

　売買臓器の主要な供給元は，インドから東南アジアにかけての貧困地帯である。臓器売買は世界の主要国ではほぼ法的に禁止されているが，いわゆる発展途上国における臓器売買はほとんど黙認されているのが現状である。イランでは臓器売買は合法で，政府によって管理されている（実態は明らかでないが，死体売買，貧困層やホームレスの子どもたちの誘拐，殺人さえ引き起こされているとさえ言われている）。

　こうした現状を考えると，臓器移植という医療は，総体として人間に対する健康障害を増やしている，と言うこともできるのであり，臓器移植という方法そのものを否定する一つの論拠となっている。

　臓器売買に関して臓器を買って海外で手術を受けるという「移植ツーリズム」が問題になったが，国際移植学会と世界保健機構が「臓器取引と移植ツーリズムに関するイスタンブール宣言」(2008) を出して，移植ツーリズムを伴う臓器売買に反対を表明している。ただしこの宣言は外国に渡って手術を受けること自体を禁止しているわけではない。

　単純に倫理の問題として考えるならば，臓器の提供はあくまでも「無償の善意」に基づかなければならず，そのような精神のもとで制度化される必要がある。また無償の善意であるということは，「資源のリサイクル」とは違うのだ

という点にも注意する必要がある。臓器を「資源」と見ればそれはただの「部品」となり，今日の社会では確実に「商品化」され，臓器売買が広がるのは避けられないからである。

　しかし同時に上のような単純明快な議論や禁止論に対しては，「現実」の立場から様々な反論が突き付けられる。例として，以下の4つを挙げておこう。

　(1)いくつかの人体部品（心臓弁，骨，腱など）がすでに「研究」や「治療」のために半ば「商品」として売られて莫大な利益をあげているのに（名目的には人体部品は「商品」ではなく，ついている値段は「加工賃」とされている），なぜ臓器提供だけが「無償の善意」に基づかなければならないのか。

　(2)「医療における自己決定権」の考えでは，「愚行」の権利も認められているのに，なぜ臓器を売って自らの体を傷つけるという「愚行」は認められないのか。

　(3)臓器を売ることによって目の前の貧困から脱出できる可能性があるのに，臓器とともに貧困のままにとどまれと言う権利が裕福に暮らしている人間にあるのか。

　(4)売買臓器によってしか救われない命があるのに，それをやめろという権利があるのか。

　これらの反論に対しては，次のように再反論を加えることができるだろう。

　(1)研究のためであれ，治療のためであれ，人体部品が商品化されることは許されないという理由は，売るという行為によって人間としての価値が貶められてしまうからである。

　(2)「愚行」が承認されるのは，その影響が自分一人に限られる場合であって，他人の生活に大きな影響を与えてしまうような愚行は許されない。また，医師は職業倫理として，健康な人を傷つけてはならないという項目もあるから，健康な人から臓器をとることは（本来は「生体移植」を含め），許されることではない。

　(3)貧困を理由にして臓器売買を認めるならば，同様の理屈で，貧困者の売春や子どもの売買といったことも認めなければならなくなってしまう。こうしたことは現実にはただちに取り締まることのできない事実ではあるが，だからと言って承認されてよいものではない。しかも多くの場合に腎臓な

どの臓器はブローカーによって買いたたかれ，「手数料」と称してその中からさらに引かれ，売ったものの手元に対して残らないという詐欺まがいの例も多数あり，かつ摘出後は健康障害に悩まされ，結局貧困から脱出する有望な手段とは言うことができない。

(4)命が救われるということは，絶対の善ではない。罪なき他人を殺してまで生き延びることが許されないように，他人を障害者にしてまで生き延びる権利などというものはない。目的は手段を正当化しない。

もちろん，臓器売買は地球規模の貧困問題，すなわち「南北問題」という巨大な構造的欠陥のひとつの表れであるから，人類の歴史的課題のひとつとして見なければならず，「生命倫理」の問題として解決策を提起することは難しい。そうした歴史的課題が解決されるのは当分先ではあろうが，臓器売買は関係各国ではほとんど法的に禁止されているわけだから，たとえ「いたちごっこ」になったとしても徹底的に取り締まるというのが，「暫定的な」解決策と言えるかもしれない。

⇒臓器売買をはじめ，人体の商品化一般を扱ったものとしては，アンドリュー・キンブレル『生命に部分はない』が良い。現代のバイオテクノロジーの闇の部分がよく分かる。

（2）法律で脳死をどう取り扱うか――日本の臓器移植法をめぐる争い

ここで，もうひとつの現実問題として，日本における臓器移植法をめぐる争いの顚末を記しておこう。

1997年の臓器移植法の制定まで

日本では，臓器移植問題はすなわち脳死問題であると言えるほど，脳死に関心が集中しており，「臓器移植法」を制定するときの争点もやはりそこにあった。

1994年4月，衆議院に提出された「臓器の移植に関する法律案」には「脳幹を含む全脳の機能が不可逆的に停止するに至った死体」という表現があり，これは「脳死体」とまで呼ばれていた。これは事実上脳死を法律によって人の死と認める内容と捉えることができるため，かなり大きな反対運動が起こり，この法案は96年にいったん廃案に追い込まれた。しかし，推進派は97年に再提出

し，今度は4月に衆議院で可決される。焦った反対派の猛烈な巻き返しが始まり，反対意見が相次いだ。参議院では最初の案の修正案と，それに対する対抗案とが出され，6月に審議不足という非難の中，そのうちの修正案が採決され，日本初の臓器移植法が成立する。

　成立した修正案では脳死を人の死と見なさない考えへの配慮が示された。そこでは「当人が生存中に臓器提供の意思を書面で提示し，遺族が拒まないとき，または遺族がないとき，移植用臓器を摘出できる」と臓器提供の基準が明記されている。これはすなわち，脳死を人の死とは見なさず，本人に臓器提供の意思がある場合にのみ，例外的に臓器を摘出することができるというぎりぎりの妥協案だった。しかしながらもともと反対派は臓器移植医療そのものに一致して反対しているわけではなく，脳死を人の死として法律で強制することに反対していたのであるから，むしろ彼らはこの法律を積極的に受け入れた。つまり，この法律は結果としては本人の意思を厳格に尊重することになっており，一律に脳死を人の死としていない点で日本人のコンセンサスをよく表しているという高い評価が反対派から与えられたのである。これに対して，移植推進派の方がむしろ，この臓器移植法の脳死規定をあいまいだという不満を持つことになった（法律家に多い）。これ以降，反対派がこの97年法を守り，移植推進派が批判するという逆転現象が起こる。

　ちなみにこの97年の時点では，アメリカ合衆国では「アメリカ大統領委員会」の報告において，心臓死と脳死を併記して人の死とすることが承認されていた。それによれば，「①血液循環および呼吸機能の不可逆的停止，または②脳幹を含む脳全体におよぶすべての機能の不可逆的消失のいずれかが確認された人は，死亡したものとする。死の判定は，一般に認められている医学的水準に従って下されなければならない」。推進派が狙っていたのは，このような規定を日本でも実現することであった。

97年法施行以来の2つの問題──提供者不足と子どもの移植

　ところで，この法律が運用されていくなかで2つの問題が生まれてきた。

　ひとつは，臓器提供者が期待していたほど増えなかったという現実である。表4-2で示した通り，この臓器移植法施行下の1999年から2009年までの，脳

表4-2 臓器提供者数と移植件数の年度別推移 (1998～2021年)

① 臓器移植法制定 (1997年) 後

年	98	99	00	01	02	03	04	05	06	07	08	09
脳 死	0	4	5	8	6	3	5	9	10	13	13	7
心停止	83	85	71	71	59	75	90	82	102	92	96	98
合 計	83	89	76	79	65	78	95	91	112	105	109	105
移植件数	149	163	159	176	143	142	190	182	227	230	259	213

② 臓器移植法改正 (2010年) 後

年	10	11	12	13	14	15	16	17	18	19	20	21	22
脳 死	32	44	45	47	50	58	64	76	66	97	68	66	36
心停止	81	68	65	37	27	33	32	35	29	28	9	12	6
合 計	113	112	110	84	77	91	96	111	95	125	77	78	42
移植件数	293	329	303	281	253	315	338	380	358	480	318	317	173

(注) 件数は臓器別 (心臓, 心肺同時, 肺, 肝臓, 膵臓, 膵腎同時, 腎臓, 小腸) の合計数。
(出所) 第58回厚生科学審議会疾病対策部会臓器移植委員会 (2021年12月23日開催) 資料1「臓器移植対策の現状について」, 日本臓器移植ネットワークHP (http://www.jotnw.or.jp/ : 2022年7月7日アクセス), および「日本の移植事情」(2022年2月発行) 19頁をもとに作成。なお2022年分の数値は同年5月31日時点のものであり, 今後増加することが見込まれる。

死下での臓器提供者数は合計で83人, 1年平均7.5人にとどまっている。まさにこれが臓器移植法の提供基準を緩めることを狙う移植推進派の運動の根拠となった。この運動は, 依然として脳死を人の死として法制化するところに照準を合わせていた。

　いまひとつは, 子どもの臓器移植, 特に心臓移植ができなくなったことである。もともと, 「竹内基準」では「6歳未満」の子どもを脳死判定の「除外例」と位置づけていたが, それは, 大人の場合には回復不可能と思われる脳死状態でも, 子どもの場合には回復可能性があるという医学的理由からであった。これに対して97年の臓器移植法では, 「15歳未満の子ども」が除外例とされた理由は医学的なものではなくて, 民法との整合性にあった。民法第961条の遺言規定では, 15歳未満の子どもの遺言は本人の自由意思によるものとは必ずしも言えないという考えから, 彼らの遺言を認めていない。だから, もし15歳未満の子どもの臓器提供の意思表明を「遺言」と考えるならば, そもそもその意思

表明は法的に無効ということになってしまう。このために97年法では15歳未満の臓器提供意思表明は無効とせざるを得ず，したがって法的脳死判定も行う必要がないので，最初から除外例とされたのである。その結果として，子どもサイズの臓器，特に心臓は日本では提供不可能となり，子どもの心臓移植をしたいならば，海外にわたって待機するしかないということになってしまった。現在日本人の小児の患者を受け入れてくれるのはアメリカ合衆国とカナダだけである。アメリカではアメリカ国籍をもたない人が臓器提供者になる例が10～15％あるため，アメリカ国籍を持たない人にも心臓移植の機会が認められているし，カナダでは前年度施行された心臓移植件数の5％を外国人に当てることが認められている。しかし渡航しての移植には億単位の費用が掛かってしまう。普通の家庭では負担できる額ではないので，もっぱらカンパに頼るしかないというのが現状である。

　だが，そうであっても，この15歳未満除外規定には大きな長所があった。それは，脳死を疑われる子どもたちの場合でも，臓器提供を考えることなく，心停止に至るまで徹底的な治療ができるということであり，そのためにこの除外規定を支持する声も大きかったのである。

　だが，ここで「脳死であるかもしれない子どもをあきらめろ」と言うか，「心臓移植をしなければ助からない子どもをあきらめろと言うか」という「究極の選択」が私たちに突きつけられることになった。

　　⇒この時期の状況について知りたい人は，中島みち『脳死と臓器移植法』，および向井承子『脳死移植はどこへ行く？』。なお中島みちの『見えない死』（『新…』，『新々…』まで新版が出ている）は，脳死・臓器移植論の古典であり，一度は読むべき本である。

2010年の改正法が抱えていた問題

　移植推進派は97年以来，幾度か法改正を試みたが，97年法に対する評価は一般的に高く，改正の試みは幾度となく退けられた。しかし，WHO（世界保健機関）が自国の外に出て臓器提供を受けることを自粛するように各国に求める新しい指針案を出すことが予告（2010年に承認）されると，日本でも法改正の気運が高まり，2010年，「拙速」との非難をかわして，臓器移植法が改正された

表4-3 臓器移植法と改正臓器移植法（関連諸法規を含む）における諸要件の比較

	臓器移植法（1997年施行）	改正臓器移植法（2010年施行）
親族に対する優先提供	○当面見合わせる。	○臓器を親族へ優先提供したい，という意思表示を認める（法第6条の2）。 本人（15歳以上）が，臓器提供の意思表示に併せて親族への優先提供の意思を，書面によって表示することで可能となる。但し，臓器提供の際に当該親族（配偶者[1]，子ども[2]，父母[2]）が移植希望登録を済ませている必要あり。 1 婚姻届を出している者のみ対象。事実婚の相手方は含まない。 2 実の親子のほか，特別養子縁組による養子及び養父母を含む。 「『臓器の移植に関する法律』の運用に関する指針（ガイドライン）」第2。
臓器摘出の要件	○本人が生前に書面によって臓器提供の意思を表示しており，遺族がこれを拒まないとき又は遺族がないとき。	○本人が生前に書面によって臓器提供の意思を表示しており，遺族がこれを拒まないとき又は遺族がないとき（改正前と同じ） もしくは ○本人の臓器提供意思は不明（拒否の意思表示はしていない）であるが，遺族がこれを書面によって承諾するとき（法第6条第1項第2号）。
臓器摘出に係る脳死判定の要件	○本人が A 生前に書面によって臓器提供の意思表示をし，かつ， B 脳死判定に従う意思を生前に書面によって表示している場合であって，家族が脳死判定を拒まないとき又は家族がないとき。	○本人が A 生前に書面によって臓器提供の意思表示をし，かつ， B 脳死判定の拒否の意思表示をしている場合以外の場合であって，家族が脳死判定を拒まないとき又は家族がないとき （法第6条第3項第1号） もしくは ○本人について A 臓器提供の意思が不明（拒否の意思表示はしていない）であり，かつ， B 脳死判定の拒否の意思表示をしている場合以外の場合であって，家族が脳死判定を行うことを書面によって承諾

		するとき （法第6条第3項第2号）。 ※但し，生後12週未満の者を除く。 「臓器の移植に関する法律施行規則」 （厚生労働省令第80号） 第2条第1項第1号
	※　但し，6歳未満の者を除く。	
小児の取扱い	○15歳以上の者の意思表示を有効とする 　（遺言可能年齢に準ずる）。	○家族による書面を通じた承諾をもって， 　15歳未満の者からの臓器提供を可能と 　する（法第6条第1項第2号）。
被虐待児への 対応	（規定なし）	○虐待を受けて死亡した児童から臓器が 　提供されることのないよう適切に対応 　する。 法附則第5項および「『臓器の移植に関 する法律』の運用に関する指針（ガイド ライン）」第5。
普及・啓発活 動等	（規定なし）	○運転免許証等への意思表示の記載を可 　能にする等の施策（法第17条の2）。

（出所）　厚生労働省HP・「政策レポート」（https://www.mhlw.go.jp/seisaku/2010/01/01.html：
2021年8月15日アクセス），第58回厚生科学審議会疾病対策部会臓器移植委員会（2021年12月
23日開催）資料1「臓器移植対策の現状について」，および日本臓器移植ネットワーク「日本
の移植事情」（2022年2月発行）4，8，27-34頁をもとに作成。

（表4－3）。この改正法の問題点として特に議論されたのは，次の4点である。

(1)脳死を人の死と規定したこと。

(2)臓器提供の年齢制限を撤廃したこと。

(3)本人が提供を拒否する意思表示をしていなければ，家族の同意だけで提供
　できるとしたこと。

(4)親族に対して優先的に臓器を提供する意思表示ができるとしたこと。

　これらの改定点をめぐって，ただちに，疑問が出され，反論が提起され，論
争が起こった。

　(1)まず，脳死を人の死とすることを拒否する人たちからは，「脳死は一律に
人の死」であることを強制する合理的な根拠があるのかと猛烈な批判が加えら
れた。これに対しては，衆議院法制局などからは，この改正法が脳死を人の死
として扱うのは――97年法と同様に――臓器移植を行う場合だけであり，脳死
を一律に人の死とするものではないという見解が示された。これについては，
一方では，臓器移植を行う場合に脳死は人の死とするというのであれば，やは

り脳死は人の死だと規定しているわけであるから，限りなく「脳死は一律に人の死」という規定に近づいたと反発する人も多かったが，他方では移植を前提する場合に限って奉仕からの臓器提供を可能にするというこの規定は，臓器移植を行うための現実的な妥協点であったと評価する人もいる。

　(2)子どもの移植に関しては「回復力が強い子どもを臓器提供の対象者とすることで徹底的な治療可能性を奪ってしまうのではないか」という反論が提起されたが，医師を中心とする陣営からは「子どもであっても脳死であれば回復が見込めないという事態には変わりがない」という反論が出されている。

　(3)家族の申し出だけで臓器を提供できるようにした規定については，次のような疑問が出されている。――これまでの例では，提供を決断した家族が後々まで自責の念に駆られることが多いのに，そのような重い判断を強いる倫理的根拠がどこにあるのか。子どもの臓器提供に関しては，子どもを虐待死させた親が証拠を隠すため臓器提供を申し出たとき，それを見破る体制はあるかといったことである。これに対しては，臓器移植コーディネーター（提供臓器の公正な配分に携わる人たち）による遺族の心のケアの体制を整備する，虐待死を疑われる子どもの事例に関しては，提供を前提とした法的脳死判定は行わないという対応をすることになっている（日本で最初の6歳未満の子どもからの臓器提供は，2012年6月であった）。

　(4)親族優先規定については，臓器の公正・平等な配分という理念が崩れるのではないかという懸念が示されたが，これに対しては，1人の人から提供される臓器は複数あり，親族に優先的に提供されるのはそのうちのひとつだけであるから，公正性がそれほど崩れる心配はないという反論が出されている。また子どもを助けるために親が自殺したり，家族間の犯罪を誘ったりすることはないかという指摘もあったが，法のガイドラインによって臓器提供を目的として自殺した場合には親族優先原則を適用しないことになっている。

改正法施行後の10年間

　それでは，この改正された法のもとでの10年間（2011～2020年）に状況がどのように変化したのかを見ておこう（表4‐2）。

　2000年から2009年までは脳死からの提供者合計が79人だったものが2011年か

ら2020年の間には総計615人と8倍近くに増えた。このことに関しては法改正には大きな効果があったと言える。ところが心停止からの提供は逆に激減しており，結果として相殺されてしまっている。総移植件数は改正前の2倍にも達しない状況であり，ドナー登録者数も移植件数も移植希望者登録数に追いつかず，依然として臓器が足りない状況に悩まされている。特に6歳未満の脳死判定－臓器提供は，2022年3月時点で，21例にとどまっている。結論としては期待したほどの法改正効果があがっていないのが現状である。

　心停止後の提供数，特に腎臓提供が大きく減った理由として以下の2点が挙げられている。

⑴法改正前までは，腎移植は心停止からの提供に9割がた頼っていたが，法改正後，脳死からの提供が増えたので，心停止からの提供を避けるようになった。腎臓は他の臓器に比べ血流停止後もすぐには痛まないので，心停止からの提供をうけて移植が行われていたが，それでも脳死からの提供の方が状態がいいからである。

⑵心停止からの提供をうけての移植手術は，脳死からの移植に比して負担が大きいため（いつ心停止するか分からないために，待機時間が予測できない，心停止後1時間以内に摘出・運搬・移植にこぎつけなければならないなど），通常業務への影響も大きく，計画的に遂行できる脳死からの移植にシフトした（吉開俊一『臓器移植の誤解をとく』24-25頁参照）。

　こうした結果によって「脳死＝人の死」を法に盛り込んだからといってドナーが増えるわけではないということ，つまりドナーを増やすためには別な努力をしなければならないということが明らかになった。それについては，最後の「暫定的考察」のところで考えてみることにしよう。

（3）臓器移植の思想問題

　だが，脳死と臓器移植をめぐる議論は，現実の政策，手続き論を超えて人間の生き方や人生観・世界観・自然観といった思想的な問題を内容として含んでいた。そのうちから特に3つほど問題を挙げて考えてみよう。それは，①素朴な反感，②自己意識中心の人間観への反発，③個人のアイデンティティをめぐる問題である。

根底にあるもの――「他人の死を前提にする」という素朴な反感

臓器移植という一医療術が人々の心に波紋を引き起こした理由は，そこに人々の素朴な反感を引き起こす前提が含まれていたからである。

生体からの移植ができない場合，臓器移植は新鮮な臓器を確保するため，第三者の死を前提とすることになる。実際，臓器移植が登場してきた1960年代後半の，特に知識人層に最初に現れた反応が「他人の臓器をもらってまで生きるのはあさましい，そうまでして生き延びたいとは思わない」というものだった。裏を返せばこれは「他人の死を前提することに対する後ろめたさ」を人々が感じているということである。こうした「素朴な反感」は通常，議論の表面に出てくることはない。しかし実際は，多くの人に臓器移植に対して懐疑の心を抱かせる要因となっているものであり，現在に至るまで臓器移植医療の反対論者の心の底にある反感だと推定することができる。これは一人ひとりの「生き方」の問題に関わるだけに，時間の経過とともに折り合いをつけることができるというたぐいの問題ではなく，臓器移植に関わる議論を先鋭化させる根拠となっていたものだと言える。

⇒こうした反感というものはなかなか表面には出てこないものであるが，それを素直に表明している文献としては，近藤誠・中野翠・宮崎哲弥・吉本隆明他『私は臓器を提供しない』。脳死移植に対する全面的疑義を表明しているのは，池田清彦『脳死臓器移植は正しいか』。

自己意識と身体とを分離する思想への反発

第二の反感は，現在の医療技術，生命操作技術は，人間の身体を人間の本質性から外し，自己意識だけを自立化させるという方向に向かっているが，臓器移植はその最も原始的な形態として位置づけ可能であることから生まれる。

臓器移植は「臓器とは人間の持つ部品であり，一人の人間の本質を構成するものではない」という考えを楽天的に承認している。しかしこれは「身体もまたある人の個体性を構成する本質的存在にほかならない」という素朴な（多くの日本人がいまも持っている）心身の同一観を真っ向から否定するものであった。つまり，臓器移植というのは医療技術としては数ある治療法のなかのひとつにすぎないが，同時にそれは私たちがこれまで疑うことなく維持してきた身体観，

人間観，死の受容の仕方についての考えにも大きな変化をもたらす内容をもった技術なのである。しかも臓器移植は「脳死」を人の死として想定すること，すなわち「人間とは脳である」，さらには「人間とは脳の機能である自己意識である」という人間観を強いているのであるから，非常に首尾一貫した「人間＝脳機能」論を展開している技術であると捉えられることになる。これこそが，臓器移植医療に対する人々の意識的・無意識的な思想的反発を引き起こしている要因のひとつであると言うことができる。

　　⇒日本人の死生観，遺体観を含む文献としては，波平恵美子『脳死・臓器移植・が
　　ん告知』，須藤正親・池田良彦・高月義照『なぜ日本では臓器移植がむずかしいの
　　か』など。

個人の「アイデンティティ」の問題

　ところが，臓器移植が暗黙の内に含んでいる「臓器は自己の本質ではない」という人間観に逆らって，実際には臓器移植を受けたことによって，「アイデンティティ」（自分は自分であるという安定した自己観）の危機が生じる可能性が出てきている。つまり，移植された臓器を自己のものとして受容し得ないために，自己同一性を失ったと感じる人々が一定数いるようなのである。

　臓器の提供を受ければ，誰かの好意によって「命という贈り物」をもらったと感謝する人の方が多いのではないかと思われるが，人によっては他人の臓器をもらったことによって「自己に疎遠な何ものかに自分の命を握られている」という感覚をもってしまい，精神上のアイデンティティの危機を感じてしまう（特に心臓移植の場合）ということが世界各地で報告されている。

　また臓器を移植するということは自己の身体上のアイデンティティにも大きな影響を及ぼす。臓器移植後は拒絶反応を抑えるため免疫抑制剤を飲み，免疫という人間の身体上の自己同一性＝アイデンティティを否定するような治療を続けなければならない。しかしむしろ，臓器移植後の拒絶反応こそはまさに，人間の自己同一性の回復の反応＝自己治癒能力の発揮なのである。それなのにそれを抑え込むというのは「自己治癒」を基礎とする医療からの逸脱ではないのかという疑問も提起する人もいる。

　　⇒心臓移植の体験者が自らその「違和感」を語る例はそう多くない。その数少ない

例としては，哲学者ジャン・リュック・ナンシーによる『侵入者』がある。

3　暫定的考察

臓器移植という方法は，数ある医療技術のなかのひとつにすぎないものでありながら，以上のような疑問や反感を引き起こしてしまうのは，この技術が，現在急速に開発されている生命操作技術の原始的な形態あるいは先駆けという性格をもっているからではないかと筆者は考えている。

だが，移植によってしか命をつなげない人々，そしてその家族，特に移植を必要とする幼い子どもを持つ親の切実な気持ちを考えるならば，思想的な対立を離れて，移植の機会を保障するよう努めなければならないだろう。私たちは数々の疑問を感じつつも，いま現在は「それ以外に方法はない」という事態を考慮すれば，しばらくの間は臓器移植を「緊急避難的医療」として承認するという態度をとるべきだろう。臓器移植を受けて生きたい人がいて，自分の臓器をあげても人を生かしたい人もいる。そしてこうした合意が純粋ならば，移植医療は現代社会の常識的な倫理に反しているとは言えないのである。

では，その前提に立って，移植医療の協力者を増やすためにはいかなることを行わなければならないだろうか。その基本は，臓器移植に対する反感をできるだけ少なくして円滑に行うために，最低限の倫理的ルールを確立しておくということであろう。そのために，脳死の問題と素朴な反感という2つのことに絞ってここで暫定的な答えを出すための考察をしてみることにしよう。

（1）脳死をめぐる考察——「死」の定義には社会的承認が必要なこと

下の2つの主張を比べてもらいたい。

(1)「私は，自分が脳死になった時には，死んだと思ってもらってかまわない」。

(2)「私は，一般的・法的に脳死は人の死であると認める」。

注意しなければならないは，この2つはまったく別問題だということである。(1)は個人の思想・人生観に関わることであり，誰かによって強制されることはなく，各個人が脳死を人の死と思おうが思うまいがまったく勝手である。しかし(2)の場合は個人の死生観の問題ではない。なぜならこの場合は，結論を他人

に強制することになるからである。そしていま問題になっているのは，(2)なのである。他者一般にあることを強制することになる主張をするときには，当然慎重な態度が求められる。しかし，臓器移植を推進したいがために，脳死を人の死としたいと主張した人々には，そうした慎重さが欠けていたのではないだろうか。「脳死は人の死であるということにしてもらわないと，臓器移植医療は普及しない。ゆえに脳死は人の死である」という論理がご都合主義的であることは誰にも否定できないのだから，それだけいっそう慎重さが必要だったはずである。臓器移植推進論者たちの多くが自覚的・無自覚的にそうした慎重さを欠いた「脳死すなわち人の死」路線をとった結果として，日本において，脳死問題は深刻な社会的対立となってしまい，中間派の人々がどちらかと言えば反対派を支持するという現象をひきおこしたと言っていいだろう。

それにもかかわらず，2010年の法改正で強引に「脳死は人の死」という方向が示されたことによって，一方では臓器移植医療に対する反発は解消されないまま終わってしまい，他方で移植をめぐる論争がこれで一段落したと捉えられて人々の移植医療への関心が冷めてしまったような感がある。

では，私たちは結局どうすればよかったのだろうか。

死の線引きについては，脳死の議論の中では2つの立場があった。ひとつは当事者（主に家族）が脳死を死と認めたらその人は死んだと認めてよいとする考え（当事者間合意論）で，移植推進論者や日本医師会がこの立場をとった。しかしこの立場では生死の判定が個人の考えに委ねられることになり，同じ状態でもある人は死んでおり，ある人は生きていることになるという欠陥がある。

これに対して，一般的に広く社会的レベルでの合意が認められなければ脳死を死と見なしてはいけないとする立場がある。この考えは，日本弁護士連合会や脳死を人の死とは考えない人たちのものであるが，同時に広く一般に承認されている考えでもある。そもそも人の生死に関しては，心停止をもって人の死とするというように，広く社会的に承認されている基準があるからこそ各人は親しい人の死にあっても心の区切りをつけることができるのだと言える。

本来，人の生死の決定は個人の死生観を超えた問題であり，生物学や医学の知識によってだけ行われることはできず，社会的に承認された基準でもって決定されるべき事柄なのである。もっとはっきり言えば脳死のような生死の中間

状態にある段階を生とするか死とするかは，同じ共同体に属する人々の普遍的な同意があってこそ決定できる事柄なのである。だからこそ，脳死が人の死であるという共通了解が成立していない段階では，97年法にあったような，「本人の自発的意思で臓器提供の意思表明がなされていて，家族も承諾した時にだけ，例外的に脳死状態から臓器を提供してよい」というような暫定的な方法こそが一番適切だったと言うことができる。そして2010年の改正法の場合も，確かに文言では「脳死＝人の死」に近づいたが，運用面で「臓器提供の意思がなされている人の場合に限って，脳死からの提供を認める」ということになり，結局97年法の合意に近づけるかたちになった。要するに，「脳死は人の死である」ということにこだわらず，脳死からの移植を実現できるやり方を追求すればよかったということになる。

（2）素朴な反感をやわらげるために──ドナーカードの地道な普及

　次に考えておくべきことは，「素朴な反感」を和らげることである。

　輸血，角膜移植なども広い意味では移植医療であるが，それらがさほど抵抗なく受け入れられ，またドナーの死亡例すらある骨髄移植も社会的には定着しているのに，臓器移植だけが心理的抵抗感をもたれてしまうのは，それが他人の体を大きく傷つけたり（生体腎・肝移植），「誰かの不幸（脳死）が自分の好運」という事態に対する素朴な嫌悪観に原因があるということは否定できない。だから臓器移植を行う場合，こうした嫌悪観を生む前提をなくすことが必要である。

　実は，こうした反感を少なくするための方法はすでに実行に移されていた。それがまたしても，臓器の提供はあくまでも生前の本人の強い意思があったか，家族の側からの自発的申し出を待つという態度を徹底するという97年法の古いやり方だったのである。だが，「そんなことをやっていたから，脳死からの臓器提供者が増えなかったのだ，提供基準を緩めれば，ドナーは増えるはずだ」という反論を受けることになった。先に見たように（表4-2を参照），たしかに改正臓器移植法のもとで，脳死からの臓器提供は8倍近くに増えたが総移植件数は2倍にも達せず，移植待機患者を考えると劇的に改善されたわけではない。

　ここから推測できることは，脳死を人の死と法的に規定することがドナー増加のカギを握っていたのではなく，ドナーカードを普及するというような，自発的に臓器を提供する意思を表明できるような環境を整えるという点にあったのではないかということである。移植推進論者は過去において「脳死は人の死」という原則を勝ち取ろうとするのと同じくらい，こうした地道な運動に熱心であったとは言い難い。注目すべき例としては，「日本臓器移植ネットワーク」が2005年から2007年にかけて「公共広告機構」（AC）を通じて行ったキャンペーン（2011年度に再開）が一定の成果を上げていることなどがある。今後はこうした「地道な努力」を大々的に展開して，少しずつ理解の幅を広げていく。そこに移植医療のひとつの活路があると本章の筆者は思う。

　　⇒本章では思想問題に力点をおいたために，臓器移植を待ちわびる患者や家族の心情，そして移植を推進する側，特に移植医療を使命と考える医師たちの考えに紙面を割いて叙述することができなかった。しかし，この問題を考えるためには，やはりこうした側面にも十分配慮しなければ公正な議論とはいえないだろう。移植医療に関わる医師の考えを知るには，加藤友朗『移植病棟24時』，相川厚『日本の臓器移植』，吉開俊一『臓器移植の誤解をとく』などがある。移植を受ける患者，家族の心情について書かれた本は多数あるが，テーマが重いだけに，どれかを「おすすめ」として紹介することができない。さしあたって，保岡啓子『脳死・臓器移植と向き合うために』に体験記が数多く転載されている。

（3）制度の問題──「オプトイン」と「オプトアウト」

　ここで日本におけるドナー数はどれくらいの水準にあるのか，国際比較をしてみよう。表4-4では2021年の臓器提供件数だけを挙げるにとどめたが，他の年でも傾向はほぼ同じである。表4-4でいう「死体」とは，脳死と心停止両方を含む表現である。同表を見ると日本のドナー数は，隣国で制度も似ている韓国（韓国では葬儀代などを公金で負担している）と比較しても9倍以上，アメリカ合衆国とは40倍近くの差があって，突出して低いことが分かる。この現状を打開するためには「地道な努力」以外にも増して決定的な制度面での変更が必要だ，という考えから，意思表示方式を変更することで臓器提供の数を増やそうとする主張も見受けられるようになってきた。すなわち「オプトイン」（Opt-In）方式から「オプトアウト」（Opt-Out）方式へ変えたらよいという主張

表4-4　死体からの臓器提供数（100万人あたりの提供者数：2021年）

オプトイン方式採用国						オプトアウト方式採用国							
日本	韓国	米国	ドイツ	スイス[1]	豪州	オーストリア	フランス	スペイン	イタリア	英国[2]	オランダ[3]	ベルギー	ギリシャ
0.62	8.56	41.88	11.22	19.10	16.40	20.37	24.68	40.20	24.40	20.12	15.87	27.10	8.30

（注）　(1)　但しスイスでは2022年5月15日に実施された国民投票の結果，臓器提供拒否の意思を生前に明示していない限り全員を潜在的ドナーと見なす，推定同意制度が導入される運びとなった（賛成60％）。早ければ2024年にもオプトイン方式からオプトアウト方式への変更が行われる見込みである。

　　　(2)　英国では，従来の「人体組織法」（2004年制定）が2019年に改正され「臓器提供（みなし同意）法」が成立，2020年から施行された。これに伴い，意思表示方式もオプトイン方式からオプトアウト方式へ移行した。但し，新法の適用は成人に限られており，18歳未満の者に対しては従前通り人体組織法の規定が適用される（参考：田村祐子「臓器提供に関する法律の改正——イギリス」『外国の立法』第287-1号（2021年），18-19頁）。

　　　(3)　オランダでは，2020年7月より新たに「ドナー法」が施行され，意思表示方式がオプトイン方式からオプトアウト方式へ移行した。住民登録をしている18歳以上の成人（外国人含む）に対し，提供意思の有無を確認する文書が2度にわたって送付され，これに返答しない場合には自動的にドナーとして登録される運びとなった。もっとも，家族（遺族）が臓器提供を拒否することは認められる。

（出所）　IRODaT : International Registry in Organ Donation and Transplantation (Donation & Transplantation Institute, June 2022), p. 2 および IRODaT データベース（https://www.irodat.org/?p=database；2022年8月24日アクセス）をもとに作成。

である。

　「オプトイン」方式とは，本人が臓器を提供する意思を明示的に表示している場合にのみ臓器摘出を認める方式である。日本の97年旧法は専らこの方式に立脚していた（もっとも，家族による反対があった場合には臓器を摘出しない，とも定めていた）。「オプトアウト」方式とは，本人が生前に臓器提供を拒否するという意思（反対意思）を積極的に明示していなければ臓器は摘出できる，と見なす方式である。現行の承諾意思表示方式（オプトイン方式）では，ドナーになろうとする者はその意思を健康保険証・運転免許証・マイナンバーカード・意思表示カードへ記入するほかインターネット（日本臓器移植ネットワーク：https://www2.jotnw.or.jp/）経由で登録する等，積極的に意思表示（オプトイン）する必要がある。ところがオプトイン方式においては，「臓器を提供する」という意思が顕在化しにくい。というのも，そもそもカードに書き込む等の形で意思を積極的に表示する行為自体が，多くの人にとって負担に感じられるからである。他方，積極的に反対の意思表明をするにもしっかりした理由づけが求められる。ゆえに意思表示を控え沈黙を保つ方が気も楽なのだ。さて，仮にオプト

コラム4-2　臓器提供に際しての意思表示方式

　臓器移植に際しての意思表示方式としては，大別して「オプトイン」（Opt-In）方式と「オプトアウト」（Opt-Out）方式がある。前者は承諾意思表示方式（同意方式）と呼ばれる。後者はさらに反対意思表示方式と通知方式とに分けられる。

A　オプトイン方式／承諾意思表示方式（同意方式）

a)　狭義の同意方式

　日本でも採用されているオプトイン方式の端的な例としては，アメリカの「統一死体提供法」（1968年制定，1987年改訂）が挙げられる。日本では提供の意思表示が残されていた場合でも家族が反対するならば臓器摘出はできないが，アメリカの場合ドナーカードに明示された本人による生前の意思は，遺族によっても取り消されることがない（1968年法：第2条第(e)項，1987年改訂法：第2条第(h)項）。こうした規定は，自己決定権が死後にも及ぶという考えに基づいている（しかし実際には遺族に意向を尋ねて承諾を得るべきものとされており，ために本人が提供意思を表明していても，遺族によって臓器摘出が拒絶される事態が少なからず生じてはいる）。

b)　拡大された同意方式

　本人が生前に提供意思を明示している（＋家族の同意もある）場合，あるいは生前意思が不明な場合でも家族（遺族）が承諾すれば臓器摘出を認めるというかたちで，「オプトイン」方式の枠組みを維持しつつ，意思表示の権能を本人以外にも拡大して認める方式である。日本の改正臓器移植法は概ねこの方式に依拠している。またアメリカの2006年「改訂統一死体提供法」もこの範疇に含まれる。同法によれば，本人が死亡前に提供意思表示も拒否意思表示もしていなかったときには，定められた優先順位に従い，代理人や家族等が故人の死体を提供する意思表示を行うことができる（第9条）。また未成年者の場合，本人が死亡したときには親が本人の提供意思を取消・修正でき，本人の拒否意思についてはこれを取り消し得る（第8条第(g)項，同条第(h)項）。他方で医療機関は，提供者候補となる患者が出たとき，当該患者の家族に対して臓器提供を依頼する法的義務もしくは臓器提供という選択肢を示す法的義務を負っている。こうした提供依頼義務は，1980年代以降ほとんどの州法で導入され，1987年改訂統一死体提供法や連邦規則第42章第482.45条にも盛り込まれた。従って現在では全米で採用されていると考えてよい。ドイツでは，関係法令として「臓器の提供，摘出及び移植に関する法律」（「移植法」：1997年制定，2012年改正）およびヒト由来組織及び細胞の品質と安全性に関する法律（「組織法」：2007年制定。EU組織指令を国内法化したもの）がある。このうち特に移植法は，承諾を代行できる「近親者」に「登録された人生パートナー」を含め（第1a条第5項a），また「同意」・「拒否」のほか「信任する人に対する決定の委任」を認めている（第2条第2項）。臓器提供の同意・委任は満16歳から，拒否は満14歳から可能である（同）。なお2012年改正により，公私の医療・保健機関は，移植

医療に関して一定の普及活動を行う義務を負うことになった。以降，ドイツの意思表示方式は〈意思決定推進方式〉とも称されている。とはいえ，その他の点では従来法とほとんど変わりがない。例えば，臓器提供するか否かにつき，判断を控え自己の意思を未確定のままにしておく権利は依然として留保される。同種の方式は，スイス（表4-4注も参照されたい）・デンマーク・アイルランド（「オプトアウト」方式への移行を検討中）・エストニア・カナダ（ノバスコシア州を除く）・オーストラリア・ニュージーランド・韓国等で採用されている。

B　オプトアウト方式（推定同意方式）

a)　反対意思表示方式（異議方式）

オプトアウト方式では，臓器提供を拒否する意思の内容については，国や自治体あるいは病院等の機関がこれを登録簿に記載し保管する。医療従事者は臓器摘出前に登録簿を確認する義務を負う。もちろん臨床現場では，摘出に際して近親者等から同意を得るのが望ましいとされている。未成年者や制限行為能力者については概ね法定代理人の許可が必要とされる。この種の方式は，イギリス・オーストリア・イタリア・スペイン・ポルトガル・オランダ・ベルギー・ルクセンブルク・スウェーデン・ノルウェー・フィンランド・スロヴェニア・チェコ・ポーランド・ハンガリー・ロシア・シンガポール等で採用されている。

b)　通知方式

「オプトアウト」方式に近親者への「通知」義務を付加したうえで，一定時間内に近親者から否定的な「証言」がなされない限り臓器は摘出されうる，と見なす方式である。例えばフランスの「臓器移植法」（「カイヤヴェ法」：1976年制定）および「人体の構成要素及び産物の提供及び利用，生殖への医学的介助並びに出生前診断に関する1994年7月29日法律第94-654号」（「生命倫理法」のうちの「移植・生殖法」＝公衆衛生法典の改正法）にその典型を見ることができる。臓器提供を希望しない者は，予め自ら国家拒否登録簿に申請する（登録は13歳から可能）か，生前に近親者に対し提供を拒否する意思を表示していれば，死後に臓器や組織を摘出されない。また，故人に提供を拒否する意思がなかったことを近親者が確証しない場合にも，摘出は認められない。そのため医療従事者は臓器摘出にあたって，まずは近親者に対して知る権利が保障されている旨を通知し，そして近親者から証言を収集し，故人の意思について照会する法的義務を負う（公衆衛生法典 L1232-1条以下）。近親者には原則として異議申立権は認められず，本人の意思に関する「証言者」たる権能を持つにとどまる。

ただし「オプトアウト」方式採用国においても，「本人が生前に反対意思を表示していなかった場合でも近親者等が反対すれば臓器を摘出しない（近親者等による異議申立権や拒否権）」，と規定されていることが多い。そのため近親者等の協力が得られなければ臓器は摘出されないので，最後の段階では本人の自己決定権よりも近親者等の意思が優先されているのが実情である。この点では「拡大された同意方

式」(「オプトイン」方式)と実質的に変わりはない。いわゆる「推定同意」に対しては，「自己決定権の侵害である」との批判も多い。他方でフランスの例については，近親者に対して臓器提供に関する承諾権・拒否権を直接には認めていないから制度趣旨としてはむしろ本人(故人)の自己決定権を尊重している，との評価もある(だが本人の意思が不明な場合，証言者たる近親者は往々にして提供を拒絶する傾向にある)。

(金澤秀嗣)

アウト方式に変更したときにも人はこれまで通り振る舞うと考えるならば，多くの人々はやはり及び腰のまま積極的には意思表示しないであろうから，「臓器を提供しない」という拒否の意思表示もしないで済ます可能性が高い。おそらくオプトアウト方式支持者のねらいはそのあたりにあるのだろう。実際，オプトアウト方式を採用している国々では，一部の例外を除いて，提供される臓器の数は大体において多くなる傾向にある。

　ただし，生命倫理の論理にあっては，提供者を増やすことがそのまま正義に値するわけではない。臓器提供の意思表示に際しては，単に「臓器を提供しない」という不作為を認める場合にも増して，「提供する」という作為を実現する意思の自発性が担保されていなければならない。この点でオプトアウト方式の制度設計は，各人が臓器移植を熟考して行為を選択しうるような枠組みを整備することにあまり関心を払わず，自己決定権を構成する諸要件を考慮していないきらいがある。この方式の核心を成す「推定同意」が実質的には同意を欠いた同意，隠された強制に基づく擬制的同意になってしまわないためには，意思の自発性をいかに実質的に担保できるかが焦点となる。

　ところで，オプトアウト方式を採用しさえすれば提供臓器数が飛躍的に向上するわけでもないことにも注意すべきだろう。表4-4を見ると，例えばギリシャはオプトアウト方式採用国であるが，その臓器提供者数はオプトイン方式を採る韓国よりも少ない。逆に米国はオプトイン方式を原則としているが，統計年度により数値の変化はあるものの，大体においてオプトアウト方式採用国より多くの臓器提供者数がいる。その背景として，アメリカでは早くから啓発活動が盛んに行われてきたこと，その効果あって臓器移植に関する理解が社会に浸透していること，さらにドナーや遺族の貢献を讃える文化が定着していること，等々の事情が挙げられる。だが多くの臓器を確保しえている決定的な要

> ### コラム4-3　治療中止によって心停止した人・安楽死を選んだ人をドナーとすること
>
> 　脳死からの移植が定着している欧米においても，依然としてドナー不足は解消されない。そこで，オランダ，ベルギー，イギリス，アメリカなどの国では，治療停止によって心停止した人から，臓器を摘出するというやり方も認められている。事故や病気で脳に大きなダメージを受け，人工呼吸器を装着された患者のうち，意識が戻る可能性が少ない，あるいは回復の見通しが立たない重篤の患者の治療を家族の了承を得て停止し，心停止を確認後5〜10分おいてから，臓器を摘出するという方法である。このやり方だと，従来の心停止後の摘出では難しかった心臓，肺，肝臓の移植も可能になるという。しかしこの程度の時間をおくだけでは，蘇生可能性を否定できないため，欧米においてもこうしたやり方に倫理的問題性があるとみて認めない国（ドイツなど）もある。さらにオランダでは本人が希望した場合，安楽死で死んだ人からの臓器摘出も可能になっている。この場合には安楽死を決行した人を心停止させないまま臓器を摘出する。そうだとすると死因は「臓器摘出」になってしまう。脳死移植でさえも大きな反発がある日本では，いまのところこうしたやり方が許容される可能性はない。

因は，医療従事者に課せられた「提供依頼の義務」（必須依頼：required request）に医師たちが積極的に応えているという事実に求められなければならない（コラム4-3）。なお韓国においても，脳死を迎えつつある患者の家族に対し，臓器移植について説明することが主治医以外の医療スタッフに義務づけられている。

（4）結局は啓発活動

　以上のように考えてくると，提供者を増やすには制度を有利に整えるだけでは十分ではないことが分かる。もし推進する立場に立ったとすれば，何が必要なのだろうか。それは第一に，医師たちが提供依頼に消極的にならないことである。日本においては「選択肢提示」（家族に臓器提供を打診すること）をする医師（移植には直接には関わらない）が提供可能性のある患者を前にしても慎重になり選択肢提示を避ける傾向にあるという指摘がある。それも無理もないところがあり，日本の臓器移植医療は激しい脳死論争を経て現在に至ったことの影響で，医師たちも中立性を保って家族を臓器提供の方向へ誘導しないように心がけることを強く求められるようになったからである。これは医師の生命倫理

を重視する立場から見れば間違っていない。そこで方向を変えると，第二に，推進側には提供に消極的な文化・心理の壁を破るほど提供のための啓発活動を継続的に行う必要がある。これまでの日本ではこうした活動が鈍かったために臓器移植に対する認知度が低いままであったのは事実である。そして第三に，提供者およびその家族となり得る私たちの側も，事に臨んでドナーカード類の所持の有無を尋ねられただけで不快になるということがないようにしなければならない。選択肢を提示されても，それが嫌であれば堂々と断る権利も私たちには十分保証されているのであるから。

4 新しい局面——臓器移植から再生医療へ

　最後に，移植医療の将来について考えておこう。

　移植医療は「ドナー不足」と「拒絶反応」という2つの大きな困難を抱えている。「拒絶反応」については最近これを抑える方法の開発も進んでいるが，仮に拒絶反応の抑制にかなりの程度成功したとしても，「ドナー不足」は容易に解決されない問題である。解決されない問題の上に成り立っている医療は，標準的方法となることはできない。結局，臓器移植という医療は，臓器不全の患者を救うもっと一般的な治療法が開発されるまでの「暫定的，緊急避難的な医療」にとどまるものと言わなければならない。

　では臓器移植に代わる方法にはいかなるものがあるかというと，それは広い意味で臓器を制作するという方法，すなわち人工臓器と再生医療である。

（1）異種移植

　最初に驚くべき対策を挙げると，「異種移植」というものがある。これは他の動物の臓器で不足する人間の臓器を代替しようという試みである。異種移植の試みは20世紀の初頭からあったようだが，本格化したのは1960年代に免疫抑制剤が開発されて以来である。有名な例としては，1984年にはアメリカ・カリフォルニア州で生後間もない赤ん坊にヒヒの心臓が移植され，この女児は20日後に死亡した。こうした試みは「医学者の研究に役立つだけの，単なる残酷な人体実験」と非難された。

　その後は遺伝子組み替えによって，ヒトの遺伝子を組み入れた「ハイブリッド・ブタ」をつくり，その腎臓を移植用臓器として役立てようとする試みなどが進んだ。しかし，異種の動物からの移植では激烈な拒絶反応（「超急性拒絶反応」）とウイルスに関する安全性（ブタの体内で平和共存しているウイルスが，人間へ体内で進化してエイズのような病気を引き起こすことにならないかという心配）の問題を解決できないでいたため，実用化は難しいと考えられていた。しかし2022年1月7日にアメリカ・メリーランド大学において，遺伝子改変を施されたブタの心臓が，末期状態の心疾患患者（57歳）に移植された。これが世界初のブタ臓器を使った事例となった。患者は術後しばらくは良好な経過をたどっていると言われたが，3月8日に死亡した。

　結論から言えば，種の壁を壊したときに何が起きるのか，それへの明確な見通しを欠いた異種移植の試みに対する反感は強く，臓器移植の代替策となるほどの信頼性を勝ち得るのは容易ではない。

（2）人工臓器

　本来の代替策は人工臓器から始まる。もともと臓器移植医療に懐疑的な人々の間では，臓器不全の患者の治療法として「人工臓器」の開発を急ぐべきだという意見が主流であった。臓器移植は人工臓器開発までのどうしてもやむを得ない場合だけの緊急避難措置と考え，人工臓器開発に時間と金を割くのが優先だというわけである。

　すでに心臓，肺，肝臓，膵臓などの内臓系だけでも各種の人工臓器の開発が進んでいて，性能もかなり改善されてきており，また細胞と人工材料とを組み合わせた「ハイブリッド人工臓器」の研究も進んでいる。まだ安全性の問題を払拭できていない段階であるが，今後の飛躍が期待できる分野である。

（3）再生医療

　究極の人工臓器は生体組織を使って作られる本物の生きた臓器であろう。長らく夢物語であったそうした生きた臓器を作る希望が20世紀末に突如として生まれた。1998年にヒトの「ES 細胞」（embryonic stem cell，胚性幹細胞）の樹立，そしてその後2006年にさらに「iPS 細胞」（induced pluripotent stem cells，人工多

能性幹細胞もしくは誘導多能性幹細胞）の樹立が発表され，人工臓器の問題はまっ
たく新しい局面をむかえた。これらの「万能細胞」の利用によって，患者自身
の細胞から狙った臓器そのものを培養し，それを移植しようというのが「再生
医療」である。これが可能になれば，臓器移植などという「野蛮な治療」は過
去のものになる。そうだとすれば，技術の発展が倫理問題を解決するという典
型的な例となるだろう。

　しかしながら，現実に心臓レベルの臓器を再生するためには，人体につい
てのほぼ完璧な知識が必要になる。現在の科学技術の進歩がどんなに急であって
も，近い将来にそのレベルに科学が到達できるのかは疑わしい。

　結局，私たちはなおしばらくの間，臓器移植という「緊急避難的医療」と向
き合わざるを得ない。ならば，自分だったらどうするか，一度真面目に考えて
みたらどうだろうか。

（黒崎　剛・金澤秀嗣）

◆◆◆◆◆◆　読んでみよう　◆◆◆◆◆◆

1997年の臓器移植法の制定まで（主に1990年以降の文献）

梅原猛編『脳死は死ではない』思文閣出版，1992年，314頁。

NHK 脳死プロジェクト『脳死移植』日本放送出版協会，1992年，252頁。

立花隆『脳死』中央公論社，1986年／文庫版1988年，560頁。

立花隆『脳死再論』中央公論社，1988年／文庫版1991年，382頁。

立花隆・NHK 取材班『NHK スペシャル　脳死』日本放送出版協会，1991年，259頁。

立花隆『脳死臨調批判』中央公論社，1992年／文庫版1994年，326頁。

東京大学医学部脳死論争を考える会編著『解剖　日本の脳死——なぜ議論はすれちが
　　うのか？』（ちくまライブラリー─53）筑摩書房，1991年，284頁。

波平恵美子『脳死・臓器移植・がん告知——死と医療の人類学』福武書店，1988年／
　　文庫版1990年，308頁。

水野肇『脳死と臓器移植——日本人の選択』紀伊國屋書店，1991年，224頁。

2010年の臓器移植法改正まで

梅原猛編『「脳死」と臓器移植』朝日新聞社，1992年／文庫版2000年，495頁。

池田清彦『脳死臓器移植は正しいか』角川ソフィア文庫，2006年，206頁（旧版『臓器
　　移植——我，せずされず』小学館文庫，2000年）。

加藤尚武『脳死・クローン・遺伝子治療——バイオエシックスの練習問題』PHP 研究
　　所，1999年，222頁。

小松美彦『脳死・臓器移植の本当の話』PHP 研究所，2004年，424頁。

近藤誠・中野翠・宮崎哲弥・吉本隆明他『私は臓器を提供しない』洋泉社，2000年，220頁。

沢田愛子『今問い直す脳死と臓器移植』（第2版）東信堂，1999年，204頁。

須藤正親・池田良彦・高月義照『なぜ日本では臓器移植がむずかしいのか』東海大学出版会，1999年，234頁。

杉本健郎『子どもの脳死・臓器移植』クリエイツかもがわ，2003年，183頁。

竹内一夫『脳死とは何か』（改定新版）（ブルーバックス）講談社，2004年，208頁。

武下浩・竹内一夫『脳死判定基準——特に小児の脳死について』真興交易医書出版部，2009年，111頁。

出口顯『臓器は「商品」か——移植される心』講談社現代新書，2001年，207頁。

中島みち『脳死と臓器移植法』文春新書，2000年，214頁。

平野恭子『検証 脳死・臓器移植』（岩波ブックレット497）岩波書店，2000年，63頁。

向井承子『脳死移植はどこへ行く？』晶文社，2001年，318頁。

D・アラン・シューモン（小松真理子訳）「長期にわたる〈脳死〉——メタ分析と概念的な帰結」『科学』第78巻第8号，岩波書店，2008年（原著1998年），885-899頁。

臓器移植法改正（2010年）以降の文献

倉持武・丸山英二責任編集『脳死・臓器移植』（シリーズ生命倫理学3）丸善，2012年，274頁。

厚生労働省健康局『逐条解説 臓器移植法——臓器移植・造血幹細胞移植関係法令通知』中央法規出版，2012年，341頁。

小松美彦・市野川容孝・田中智彦編『いのちの選択——今，考えたい脳死・臓器移植』（岩波ブックレット782）岩波書店，2011年，80頁。

武下浩・又吉康俊『解説「脳死」』悠飛社，2011年，263頁。

中山太郎『国民的合意をめざした医療——臓器移植法の成立と改正までの25年』はる書房，2011年，300頁。

山口研一郎監修，臓器移植法を問い直す市民ネットワーク編著『脳死・臓器移植Q＆A——ドナーの立場で"いのち"を考える』晦鳴社，2011年，222頁。

橳島次郎・出河雅彦『移植医療』岩波新書，2014年，190頁。

甲斐克則編『臓器移植と医事法』（医事法講座第6巻）信山社，2015年，320頁。

甲斐克則編『臓器移植と刑法』（医事刑法研究第6巻）成文堂，2016年，306頁。

山中敬一『医事刑法概論Ⅱ 先端医療の比較規範体系』成文堂，2021年，985頁。

臓器売買・人体の商品化

粟屋剛『人体部品ビジネス』講談社，1999年，260頁。

香西豊子『流通する「人体」——検体・献血・臓器提供の歴史』勁草書房，2007年，341頁。

橳島次郎『先端医療のルール——人体利用はどこまで許されるのか』講談社現代新書，2001年，222頁。

アンドリュー・キンブレル（福岡伸一訳）『生命に部分はない』講談社現代新書，2017年（原著1997年），578頁。（旧版は『すばらしい人間部品産業』講談社，2011年（原著1993年），450頁，『ヒューマンボディショップ——臓器売買と生命操作の裏側』化学同人，1995年というタイトル）。

樋口範雄・土屋裕子編『生命倫理と法』弘文堂，2005年，423頁。

　ルポタージュ・ドキュメント・ノンフィクション
共同通信社社会部移植取材班編著『凍れる心臓』共同通信社，1998年，304頁。

高知新聞社会部「脳死移植」取材班『脳死移植——いまこそ考えるべきこと』河出書房新社，2000年，222頁。

ジャン・リュック・ナンシー（西谷修訳編）『侵入者——いま〈生命〉はどこに』以文社，2000年（原著2000年），128頁。

高山文彦『いのちの器——臓器は誰のものか』角川書店，1997年／文庫版2005年，282頁。

中島みち『新々・見えない死——脳死と臓器移植』文藝春秋，1994年，376頁。

柳田邦男『犠牲——わが息子・脳死の11日』文藝春秋，1995年／文庫版1999年，296頁。

　海外の公的文書
厚生省健康政策局総務課『死の定義——アメリカ，スウェーデンからの報告』第一法規出版，1991年，329頁。

The President's Council on Bioethics（上竹正躬訳）『脳死論争で臓器移植はどうなるか——生命倫理に関する米大統領評議会白書』篠原出版新社，2010年（原著2008年），143頁。

教皇庁科学アカデミー（上智大学生命倫理研究所監訳）『死のしるし——脳死と臓器移植に関する教皇庁のワークショップ』ぎょうせい，2021年（原著2007年），417頁。

　アメリカ合衆国での議論
レネイ・C・フオックス，ジュディス・P・スウェイジー（森下直貴他訳）『臓器交換社会——アメリカの現実・日本の近未来』青木書店，1999年（原著1992年），436頁。

M・ロック（坂川雅子訳）『脳死と臓器移植の医療人類学』みすず書房，2004年（原著2001年），400頁。

現場の医療者・移植を受ける患者の立場から

相川厚『日本の臓器移植——現役腎移植医のジハード』河出書房新社，2009年，221頁。

朝居朋子『いのちによりそって——臓器移植の現場から』毎日新聞社，2012年，200頁。

加藤友朗『移植病棟24時』集英社，2005年／文庫版2011年，240頁。

添田英津子『移植コーディネーター——医者と患者の新しい"パイプ役"人と人との命をつなぐ』コスモトゥーワン，2004年，189頁。

竹内一夫『不帰の道——脳死をめぐって』信山社，2010年，373頁。

トリオジャパン『生きたい！　生かしたい！——臓器移植医療の真実』はる書房，2008年，237頁。

保岡啓子『脳死・臓器移植と向き合うために——医療者・レシピエント・ドナー家族への聞き取り調査から』晃洋書房，2019年，234頁。

吉開俊一『臓器移植の誤解をとく——いのちをつなぐ贈りもの』木星舎，2020年，176頁。

人工臓器・再生医療

黒木登志夫『iPS 細胞——不可能を可能にした細胞』中公新書，2015年，304頁。

山中伸弥監修／京都大学 iPS 細胞研究所『iPS 細胞が医療をここまで変える——実用化への熾烈な世界競争』PHP 新書，2016年，236頁。

甲斐克則編『再生医療と医事法』（医事刑法研究第 8 巻）成文堂，2017年，248頁。

佐藤正人『日本における再生医療の真実』幻冬舎ルネサンス新書，2018年，160頁。

京都大学 iPS 細胞研究所国際広報室編『iPS 細胞の歩みと挑戦』東京書籍，2020年，176頁。

先進医療フォーラム編『再生医療・細胞医療研究の新展開』日本医学出版，2021年，80頁。

その他

H・T・エンゲルハート，H・ヨナス他（加藤尚武・飯田亘之編）『バイオエシックスの基礎』東海大学出版会，1988年，355頁。（ジョン・ハリス「臓器移植の必要性」／ハンス・ヨナス「死の定義と再定義」／マイケル・B・グリーン，ダニエル・ウィクラー「脳死と人格同一性」／ロバート・M・ヴィーチ「死の定義——倫理学的・哲学的・政策的混乱」／アレクサンダー・M・カプロン，レオン・R・カス「死の決定基準の法制的定義」を収録）。

田村京子『生体臓器移植の倫理——臓器をめぐる逡巡と規範』慶応義塾大学出版会，2020年，259頁。

日本医学会「子宮移植倫理に関する検討委員会報告書」（2021年 7 月14日），18頁。

　なお，最新データや関連する法令は，「日本臓器移植ネットワーク」，そして「日本移植学会」や「日本透析医学会」などの HP で調べることができる。

第5章
「生殖革命」は人間の何を変えるのか

　WHO や日本産科婦人科学会での定義によれば，「避妊をしないで自然に性行為を営んでいるカップルの間に，2 年たっても子どもができない状態」を「不妊」という。だから不妊とは「病気」だというわけではなく，何の治療も行わなくてもその後に自然妊娠することはいくらでもある。通常，避妊しなければ 8〜9 割が 2 年以内に妊娠するとされているが，男女どちらか，あるいはその両方の身体上の問題，または男女の組み合わせの問題により妊娠することができない場合がある。

　こうした不妊の「治療」として始まった生殖への技術的介入は巨大に発展し，現在では「不妊治療」の枠を超えてしまった。それは生まれてくる子どもを現在生きている人の発想で「選別」する手段をも提供するようになり，「生命操作」のレベルに達しようとしている。そして技術の介入が，人類の歴史に貫通的で最も「自然的」であり安定していると思われていた「生殖」のあり方を変化させ，従来の慣習，倫理観を動揺させるようになってきている。このような生殖技術の変革に伴って発生してきた社会問題のいくつかをこの章で見てみることにしよう。

1　人工生殖技術についての基礎知識

　まず，生殖革命という事態を理解するために，最低限の生殖技術の知識として，人工授精と体外受精について説明する。

（1）人工授精とは
　人工授精とは，妊娠を目的として採取した精液を，女性の排卵日に合わせて子宮内に直接注射器によって送りこんで受精させることを言う。人工授精の成

表5-1 日本の生殖補助医療の動き

1949	AID によって初めて子が誕生（慶應義塾大学病院）
1983	初の体外受精児誕生（東北大学病院）
1989	初の凍結受精卵による子が誕生
1991	日本人夫婦が渡米し、米国人女性に子宮を借りて代理出産が行われる
1992	顕微授精によって初めて子が誕生
1998	非配偶者間体外受精児が初めて誕生
2001	妻の妹による代理出産が行われる
2001	死後凍結精子による体外受精児が誕生
2005	50代後半の女性が娘夫婦の受精卵を委嘱し、「孫」を代理出産
2009	体外受精の取り違えが発覚し、妊娠した女性が人工妊娠中絶（香川県立中央病院）
2013	性同一性障害で女性から性別変更した男性を、精子提供を受けて妻との間に生まれた子の戸籍上の父と認める（最高裁）
2020	生殖補助医療法成立

功率は5～10%、人工授精を繰り返した場合に6周期以内に妊娠するのは3～4割と見積もられている。人工授精には以下の2種類がある。

(1)配偶者間人工授精（AIH = Artificial Insemination with Husband's Semen）：夫の精液を用いる場合を言う。精子の数が少ない場合や運動率が低い場合などに行われる。

(2)非配偶者間人工授精（AID = Artificial Insemination with Donor's Semen あるいは DI = Donor Insemination）：夫以外の男性（ドナー）の精液を用いる場合を言う。無精子症など、夫の精液によって妊娠することができない事情がある場合に用いられる。

　人工生殖は日本では第2次世界大戦後に慶應義塾大学病院で始まった（表5-1）。日本で AID が認められるのは、①他の方法では妊娠しない場合、②AID 以外の方法による妊娠では母体や子に危険が及ぶ場合、③精子提供者が匿名の場合である（日本産科婦人科学会会告による）。1992年に男性不妊の治療に「顕微授精」（後述）が導入されて以来、AID 選択者は減少したと言われている。治療の約半数を占めていた慶應義塾大学病院では2018年に、ドナーの減少などを理由に受付を中止した。その背景には子どもに遺伝上の親を知る権利を認め

る動きの広がりがあり，ドナーの身元が特定されることへの懸念があった。

（2）体外受精・胚移植

体外受精とは

体外受精とは，妊娠を目的として体外に取り出した卵子と精子を受精させ，受精卵（胚）を子宮内に移植し着床させる方法である。

この場合でも，①夫婦間の精子と卵子，②AID体外受精，③凍結受精卵を使う場合に分かれる。また「顕微授精」など様々な技法が体外受精を基礎として生み出されている。「顕微授精」は，卵の周囲の膜に穴を空けて，精子を卵に注入して受精させる方法であり，乏精子症や精子無力症などの男性不妊の場合に用いられる。

体外受精は，卵管が塞がっている場合の不妊治療として登場した。この方法は人工授精に比べて，排卵誘発剤の投与や卵の採取のために，女性や生まれる子どもに負担がかかってしまう。1995年には体外受精のために排卵誘発剤を使用したことによって，脳血栓となり半身麻痺になった患者から損害賠償訴訟が起こされている。成功率は日本では約10〜15％だと言われている。自然状態での出産率は30％程度である。

体外受精の現状

世界初の体外受精児は1978年にイギリスで誕生した。体外受精の成功は世界に衝撃を与えた。それまで母体で行われていた生命の創造に，人間が介入できるようになったことを意味したからである。しかしいまや体外受精によって世界では計400万人，日本では2018年までに計24万人が誕生しているが，2019年には6万598人の体外受精児が誕生しており，日本の赤ちゃんの14人に1人が体外受精で生まれていることになる（図5-1）。

人工生殖についての「グローバル・スタンダード」というべきものは現在できておらず，各国がそれぞれに規制を行っている。日本では2020年12月に生殖補助医療法が成立した。また，日本産科婦人科学会が会員に出す「会告」（強制力のない規制）（表5-2）によれば，体外受精は夫婦間に認められている。2006年からは体外受精時の戸籍確認が廃止され，事実婚カップルにも容認され

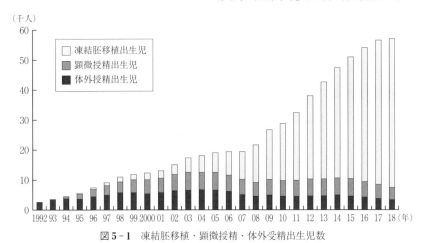

図5-1 凍結胚移植・顕微授精・体外受精出生児数

（出所） 日本産科婦人科学会 ART データブックより作成。

表5-2 日本産科婦人科学会会告より

AID	○	夫婦への提供を認める（「提供精子を用いた人工授精に関する見解」2015年）。
体外受精	○	夫婦への提供を認める（「体外受精・胚移植に関する見解」2014年）。
顕微授精	○	夫婦間に認める（「顕微授精に関する見解」2006年）。
胚・卵子の凍結保存	○	胚は夫婦として継続している期間で，かつ女性の生殖年齢期間のみ認める。卵子は女性の生殖年齢期間のみ認める（「ヒト胚および卵子の凍結保存と移植に関する見解」2014年）。
凍結精子保存	○	男性の生存期間のみ認める（「精子の凍結保存に関する見解」2007年）。
胚（受精卵）の提供	×	認めない。理由は，①子の福祉を最優先し，②親子関係が不明確化するため（「胚提供による生殖補助医療に関する見解」2004年）。

るようになった。他方，胚（受精卵）提供による生殖補助医療は，親子関係が不明確になることから認められていない。というのは，胚提供による生殖補助医療で生まれる子どもには，遺伝上の父母と分娩の母と社会的な父との2組の親がいることになり，子どものアイデンティティ形成に支障をきたす恐れがあるからである。また，胚提供によって生まれた子どもが障害児の場合に社会的な親が養育を拒否する事態も予想されるし，親と死別した場合には事情を知る親族に養育を期待することも困難となる。このために生殖補助医療によって生ま

表5-3 各国の人工生殖に関する規制

	AID	体 外 受 精				
		法律婚夫婦間	事実婚夫婦間	提供精子使用	提供卵子使用	提供胚使用
日 本	○	○(1)	○	○	×	×
ド イ ツ	○	○	○	×	×	△(2)
イタリア	×	○	○	×	×	×
スウェーデン	○	○	○	○	○	×
フランス	○	○	○	○	×	△(2)
イギリス	○	○	○	○	○	○
アメリカ	○	○	○	○	○	○

(注) (1) AID は法律婚のみ。
(2) 余剰胚の提供は「容認」または「禁止規定なし」。
(出所) 日本産科婦人科学会告および宮下洋一『卵子探してます——世界の不妊・生殖医療現場を訪ねて』,林かおり「海外における生殖補助医療法の現状」をもとに筆者（小島）作成。

れる子どもに対するカウンセリング制度などの社会的基盤が整っていない現状では，胚提供は子どもの福祉が軽視される恐れがあると考えられているのである。

諸外国の状況を見ると（表5-3），ドイツでは1990年の胚保護法によって，他の女性の未受精卵子を女性に移植した場合には，3年以下の自由刑または罰金を科すと定められている。

イタリアで2004年に成立した不妊治療法では AID は禁止され，体外受精は夫婦間の卵子・精子を使用の場合のみ認められている。イタリアではローマ法王庁が主張する「夫婦間の愛と生殖行為を一体とみなす」というカトリック倫理観を反映させ，第三者による精子・卵子の提供が禁止された。不妊治療法の成立後，イタリアでは体外受精を規制の緩い外国で行うカップルが増えたことから，経済力による格差の広がりが懸念されている。

アメリカでは体外受精について国家による規制がないので，体外受精を行う施設は州の法律やアメリカ生殖医学会によるガイドラインに従っている。アメリカでは社会的背景として自由主義が優勢であることから，「自己決定権」に基づいて生殖医療のあらゆる傾向が認められる傾向にある（菅沼信彦『最新生殖

医療』142頁参照）。

> ⇒金城清子『生殖革命と人権』では，子どもをもつ権利と生殖技術との関係が論じられている。今日行われている不妊治療の現状に関しては，宮淑子『不妊と向きあう』を参照。子どもが欲しい夫婦が実際に直面する問題については，小西宏『不妊治療は日本人を幸せにするか』に詳しい。生殖革命全般については，マリ＝アンジェ・ダドレール，マルセル・トュラード『生殖革命』，およびピーター・シンガー，ディーン・ウェールズ『生殖革命』が古典的著作である。

2　「家族」関係に関わる問題

「生殖革命」による影響はありとあらゆるところに及ぶのは間違いないが，直接に大きな変化が現れるのは家族関係である。そこでまず，家族関係に関してどのような問題が出てくるのかを考察してみることにしよう。

（1）父を訪ねて──誰が父親の資格をもつのか

まず，「父親は誰か」に関わる問題を考えてみよう。これは AIH と AID の場合で大きく異なる。

AIH の場合──精子取り違え

まず，夫の精子を他人の精子と取り違えて人工授精が行われてしまった場合，どうなるかという問題がある。妻が望んだのは自分の夫の子，夫が望んだのは自分の子であり，どちらも AIH には同意しても AID には同意していなかったはずである。だとすると，夫が自分の子であることを拒絶したらどうなるのか。AID の場合，一般的には精子提供者は父になることはできないから，その子は父のない子になってしまう。逆に夫の精子が間違われて他の女性に人工授精されたらどうなるのか。子どもを持つことを望んでいた夫は，その子が自分の子であることをどう考えるのか。

実際に世界では精子取り違え事件は何度も起こっている。アメリカでの事例では，ある白人夫婦の末期がんの夫が放射線治療にあたって精子バンクに精子を預け，人工授精によって1986年に一人の子どもをもうけたが，その子の肌の

色は黒かったというものがある。別の黒人男性の精子と夫の精子を医師が取り
違えてしまったのである。そこで人工授精を受けた妻は精子バンクと受精を
行った施設に損害賠償訴訟を行った。

　日本でも2008年に香川県立病院で体外受精卵の移植によって妊娠した夫婦が,
他人の受精卵の取り違えの可能性があると説明を受けたために中絶した事件が
起こっている。この夫婦は損害賠償請求を行い,香川県が夫婦に820万円を支
払った。

　このように生命の創造に人の手が加わることができるようになったために,
単純な人為的なミスが,取り違え子あるいは「間違って誕生した生命」という
恐ろしい問題を生み出すことになった。香川県の受精卵取り違え事件を受けて,
日本産科婦人科学会は翌2009年に,不妊治療を行う医療機関の登録基準を改定
し,チェックの強化を義務づけるようになった。

AID の場合(1)——誰が父親を名乗る資格があるのか

　AID の場合,妻の夫,すなわち子どもの出産を企画した人間と,精子提供
者のどちらが父親としての資格をもつのだろうか。

　一方では,夫にとって子どもは,遺伝的には妻と他の男性との間にできた子
どもである。それにもかかわらず,その子を世に送り出す企画をしたのは,夫
である。他方,精子提供者はもともと父となる気はない。そうはいっても,
「血のつながり」はもっている。このために,精子提供者が子どもの父親は自
分だといって家庭に介入してくることはないかという懸念が生じる。これに対
して現在 AID を実施している国々では,母の夫を父とし,精子提供者には親
権も養育権（養育義務）もないとすることで法的に解決を図っている。日本で
は生殖補助医療法により,精子提供によって出産した女性の夫はそれに同意し
ていたなら父になることを拒否することはできない。

　例えば,オーストラリアのヴィクトリア州の「子どもの地位に関する法律」
(1984年) では,AID によって生まれた子どもは,依頼者夫婦の夫が同意して
いる場合には,夫が生まれた子どもの父であると推定され,精子提供者は子ど
もに対して権利と義務を負わないことが明確に規定されている。この法律は,
AID で生まれた子どもの地位を安定させるために改正されたものである。

AID の場合(2)——予測できない心理的葛藤

第二に，予測できない心理的葛藤に対して，企画上の父はどう立ち向かうか。

男性側には他人の精子でパートナーを妊娠させることへのこだわりがないとは言えないようである。男性不妊は，男性，夫としての自尊心を動揺させることがある。このために男性不妊は隠され，語られないことが多い。不妊の原因が女性にあると考えられていた時代には嫁ぎ先から嫁に対して，「跡継ぎを産むように」という大きなプレッシャーがかかり，子どもが生まれない場合には嫁の責任とされていた。生殖医療の発展によって，現在では不妊の原因は男性側に40％，女性側に45％だということが分かっている。産婦人科で精子を採って不妊検査を行ったある男性は，屈辱的であったと語っている（三重テレビ「男性不妊～生殖医療が直面する新たな問題」2008年）。

また，「企画の父」には，例えば子どもが思うように育たなかった場合，「やっぱり俺の子どもじゃない」という思いが起こることはないのだろうか。彼には AID によって生まれた子どもを受け入れる「覚悟」を持ち続けることができるかが問われることになる。

(2) 母を訪ねて——「代理母」をめぐる賛否両論

人工授精技術は女性不妊の救済策として「代理母」（surrogate mother）という手段を作り出した。不妊の妻に代わって他の女性に子どもを産んでもらうという制度は昔からあったが，その場合は父と母が誰かという点について不明なことは何もなかった。現代の代理母はそれとは事情が異なる。代理母を依頼するカップルは通常愛情関係によって結ばれ，ともに父になること，母になることを望んでいる。これに対して代理母となる女性は男性と男女の愛情関係にはなく，母親になる意図はない。どちらが「母」にふさわしいのか。現在では，ほとんどの国が法的には「分娩した女性を母とする」という原則をとっている。しかしアメリカでは，代理母契約があった場合はその限りではないとしている。

代理母には非商業的なもの（カップルの不妊の悩みを見るに見かねた親族，友人などの協力によるもの）とビジネスとしてのものがある。ここでは非商業的代理母に限って，その賛否両論の2説を検討してみよう。

「子どもを持つ権利」を実現するものとして，代理母は利用できるか

ひとつ目は，「子どもを持つ権利」というものがあることを仮定し，その実現の手段として代理母を認めようとする主張である。近年生殖補助医療は不妊の〈治療〉ではなく，「子どもを持つ権利」として議論されるようになってきた。これは「不妊は病気」と見なす考え方に対して，ジェンダーの視点から，「女性は子を産むのが当然だ」というまちがった考えが根底にあるという批判がなされたことによる（伊藤晴夫『生殖医療の何が問題か』56頁参照）。

「不妊は病気」とされてしまうならば，不妊女性は夫や嫁ぎ先から家系継承のために不妊治療を受けるのが当然，と圧力をかけられかねないし，そのうえ女性の身体に多大な苦痛と労力をかける不妊治療を受けることが強いられてしまうことになる。こうした批判を受けて，改めて代理母を権利づけるために持ち出されてきたものが，幸福追求権としての「子どもを持つ権利」である。

これをめぐっては，次のような賛否両論が提起される。

賛成派：「誰もが〈幸福追求の権利〉を持っている。身体的な条件で自分の子どもを持つことのできない人が，子どもを持つことによってしか幸せになれないと思っているのなら，幸福追求権は〈子どもを持つ権利〉として具体化されるものだ。それに反対する権利は誰にもないはずだ。だから代理母によって自分たちの子どもと呼べるものが得られるのなら，それを認めてもいいではないか。さもないと，どうしても子どもが欲しい夫は不妊の妻と離婚したりしてしまうことだってあるだろう。そうしたらみんなが不幸になるかもしれない」。

反対派：「子どものいない生活や，養子をもらうことも選択肢の一つとなるはずだ。〈子どもを持つ権利〉などというのは権利の乱用だ。子どもができないために離婚になる場合があるとしても，子どもができないことを離婚の理由にしないように社会的規制をかけるべきである。技術によって問題を解決するのは愚かな試みだ」。

この賛否両論に対して，読者の皆さんはどう考えるだろうか。

夫婦の愛の営みに，第三者を介入させてもいいのか

　２つ目の，ややロマンチックな問題は，夫婦の愛の営みに，別の女性を介入させてもいいのかというものである。これも賛否両論の形で示せば，以下の通りになる。

賛成派：「本人たちの同意があるならば，何も問題はない。特に妻にとっては，夫が性行為を伴って別の女性に子どもを産ませるという精神的苦痛を最小限にしてくれるという意味では，よい方法ではないか」。

反対派：「カップルの人間関係から生殖だけを分離し，愛情と生殖を分離する不自然な行為である。しかも夫婦にとっては都合がいい方法であるかもしれないが，代理母となる女性に強いる重労働のことは何も考えていない身勝手なやり方だ。代理母が引き受けた時点で母になる意思はなかった（あるいは，そう思わないように努めた）としても，その決意を出産後も貫徹できるか否かは予測できないではないか。子どもに対する愛着が生まれたら，どうするというのか」。

　この問題は皮肉に満ちている。現代の男女は，「男女間の心身の愛情関係だけに基づいて子をもうける」（愛と性との合一）ことを，自由恋愛を通じた結婚によって実現できるようになった。一夫一婦制を基本とする近代家族は，愛と性の合一が原則となっている。ところがそうできるようになった今になって逆に愛と性の完全な分離も技術的に可能になっている。代理母の問題は，この「愛と性との合一」と「分離」をどうひとつにまとめるかである。簡単に言えば，自分たちとは縁のない第三者を介入させ，彼女を心身ともに拘束し，場合によってはお金でもって「愛の結晶」を作らせることは是か非かという問題である。自分達の目的達成のために，たとえ納得づくでも，他人の体，しかも母胎を「手段」としなければならないような子の作り方が正当な権利であるか否かが問われている。

（3）家族を訪ねて――親子関係の多様化をめぐって

体外受精の場合の親子関係はどうなるか

　人工授精の場合，家族関係を複雑にするのは，AID と代理母という 2 つの方法であった。これに対して，体外受精・胚移植の技術は，卵子の提供者とそれを受け入れて妊娠する女性を別にする可能性を生み出した。こうなると，その結果精子と卵子と子宮の組み合わせの数だけの親子関係が生まれるという事態が起こってしまう。

　整理すると，次のような組み合わせが可能である。Aは人工授精，Bは体外受精を表す。

　図 5-2 にそれぞれの場合の図を示す。

　A-1：AID（女 1 人／男 2 人）

　A-2：代理母（女 2 人／男 1 人）

　B-1：夫婦間の体外受精（女 1 人／男 1 人）

　B-2：依頼者夫婦が体外受精で造った胚を，「ホスト・マザー」（他人の受精卵を懐胎し，出産を受け持つ女性）に移植して産んでもらう場合（女 2 人／男 1 人）

　B-3：精子を提供してもらい，妻との間で胚を作り「ホスト・マザー」に出産してもらう場合（女 2 人／男 2 人）

　B-4：卵子を提供してもらい，夫との間で胚を作り，妻が妊娠・出産する場合（女 2 人／男 1 人）

　B-5：卵子を提供してもらい，夫との間で胚を作り，「ホスト・マザー」が妊娠・出産する場合（女 3 人／男 1 人）

　B-6：精子と卵子をともに提供してもらい，胚を作って，妻が妊娠・出産する場合（女 2 人／男 2 人）

　B-7：精子と卵子をともに提供してもらい，胚を作って，「ホスト・マザー」が妊娠・出産する場合（女 3 人／男 2 人）

　これまでは分娩の事実によって母子関係は確定されてきた。法律的には，子どもの保護者はすぐ確定する必要があるからである。しかし，以上のような場

B-2：依頼者夫婦が体外受精で作った胚を，「ホスト・マザー」に移植して生んでもらう場合（女2人／男1人）

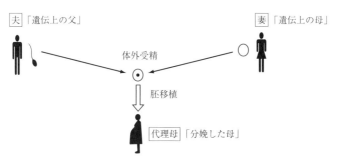

B-3：精子を提供してもらい，妻との間で胚を作り「ホスト・マザー」に出産してもらう場合（女2人／男2人）

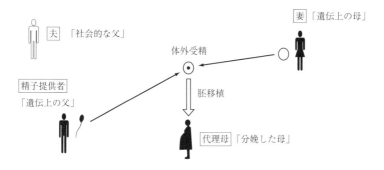

B-4：卵子を提供してもらい，夫との間で胚を作り，妻が妊娠・出産する場合（女2人／男1人）

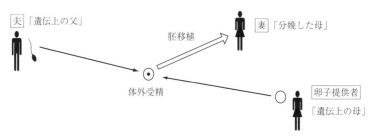

B-5：卵子を提供してもらい，夫との間で胚を作り，「ホスト・マザー」が妊娠・出産する場合（女3人／男1人）

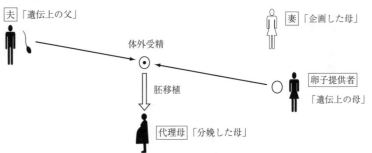

B-6：精子と卵子をともに提供してもらい，胚を作って，妻が妊娠・出産する場合（女2人／男2人）

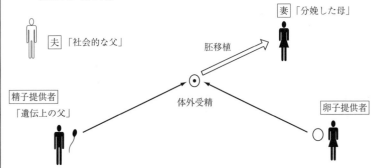

B-7：精子と卵子をともに提供してもらい，胚を作って，「ホスト・マザー」が妊娠・出産する場合（女3人／男2人）

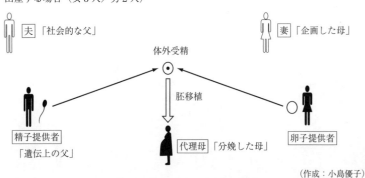

（作成：小島優子）

図5−2　代理母を介した多様な家族形態

合，誰を法的に母として定めるべきであろうか。生まれた子と遺伝的につながりをもつ卵子提供者か，腹を痛めて産んだ女性（ホスト・マザーを含む）か，それとも出産を企画した女性であろうか。

　卵の提供者が遺伝的に母であることは間違いはない。だが，ホスト・マザーも妊娠・出産を通じて胎児と母としての関わりをもつわけであるから，単に「腹を貸した」と言うだけでは済ませられない「血のつながり」（生物学的・心理的に密接な関係）を持つ。したがって，懐胎によって母子関係が発生していると捉えることもできる。さらに，ホスト・マザーはその妊娠のために多くの犠牲を払う。受精卵をホスト・マザーに移植するためには彼女と依頼者の妻の生理周期を合わせる必要があり，大量のホルモン剤を投与しなければならない。これは人によっては深刻な副作用を生じさせることもある。だが，いずれの場合も，子の出生を望み企画した者がいなければその子はこの世に生まれなかった。そうだとすると，最も強い意味で「母」たる女性は企画者なのかもしれない。

　これに法的な決着をつけることは可能だが，私たちの人間観がそれによってかなりの影響を受けることは間違いないのであるから，やはり軽々しく「誰が母か」を決めることができないでいるのが現状である。

　1990年のアメリカでホスト・マザーが母親の権利を主張した「カルバート対ジョンソン事件」の判決があった。この事件では，カルバート夫妻がアナ・ジョンソンに１万ドルでホスト・マザーとして代理出産をしてくれるよう依頼した。しかし出産後アナは産んだ子の母は自分であるとして争ったのである。この事件でカリフォルニア州最高裁が下した判決は，「産みの母」である代理母ではなく，出産を依頼し卵の由来する「企画の母」が子の母であるということであった。「子どもを作ろうと意図した方——すなわち，自分の子どもとして育てる意志を持って子どもの誕生を意図した方の母親——が正当な母親だ」と認めたのである（デボラ・L・スパー『ベビー・ビジネス』128頁参照）。このように，代理出産，卵子提供による生殖方法を認めるならば，ホスト・マザーも母である権利を求めて争う可能性があり，子どもの地位が非常に不安定になる可能性を否定できない。

卵子提供の倫理的問題

精子提供と卵子提供は，倫理的に異なる意味をもち，後者はより大きな問題性をはらんでいる。

第一に，精子採取は10〜20分ほど「ばつの悪い」思いをするだけで，リスクは伴わない。それに対して，卵子提供は数週間にわたるホルモン剤投与の副作用と卵子採取の際のリスクを負う。ここに自分が子どもを持つという希望を叶えるために他人の身体を危険にさらすことが許されるのかという倫理的問題が生じる。

第二に，卵子提供は母子関係を複雑なものとする。子どもの母親が分娩者であることはこれまで疑いようのない事実であった。卵子提供が技術的に可能となったために，子どもの母が遺伝上の母（卵子提供者）と生物学上の母（分娩者），さらに「企画の母」に分かれることは，自分が母親だという争い，あるいは障害児の場合には引き取り手がいなくなるという問題を生みだしかねず，いずれにしても子どもの福祉のためにならないのではないかという倫理問題が生じる。

第三に，卵子提供にリスクが伴うために提供者が現れず，提供者に高額の謝礼が支払われなければならない場合には，生殖器の売買，さらに生まれてくる子どもの人身売買だという批判がなされる。この点については，「生殖ビジネス」の項で考察する。

第四に，卵子は人間の生命を次の世代に後継していくという性格を持つ点で，血液や他の臓器とは異なっている。このために卵子提供については「女性の自己決定権」が認められるべきだという意見もあるが，「女性が材料提供者として道具化されている」という批判的見解が——特にフェミニズムの立場から——提起されている。

（4）各国における代理母を介した家族関係

ここでいくつかの国では代理母契約についてどういう決まりを作っているのかを紹介しておこう。現在では，最後に挙げるアメリカ合衆国の事例以外では，大体において代理出産契約を無効とする国の方が多い（表5-4参照）。

表 5 - 4 各国における代理母に関する規制

	非営利	営 利	備 考
日　　本	×	×	日本産科婦人科学会会告
ド イ ツ	×	×	胚保護法（罰則により禁止）
スウェーデン	×	×	
フランス	×	×	生命倫理法（罰則により禁止）
イギリス	○	×	ヒト受精および胚研究法
アメリカ	○	○	州法および学会ガイドライン

（出所）　吉村泰典『生殖医療の未来額――生まれてくる子のために』（診断と治療社，
　　2010年）をもとに筆者（小島）作成。

日　本

　日本の産科婦人科学会は，代理懐胎を認めないという見解（2004年）を出している。しかし海外で代理出産を依頼することについては放任されているのが現状である。このために2005年には兵庫県の50代の夫婦が，アメリカで代理出産によって生まれた子どもの出生届が受理されなかったことに不服を申し立てるという事例があった。これは最高裁で棄却された。この夫婦は夫の精子と米国人女性の卵子を用いて体外受精し，別の米国人女性に移植して代理出産をしてもらったのであるが，最高裁は「女性は子を懐胎し，胎内での子の成長を実感しつつ分娩に至る過程において，出生してくる子に対する母性を育むことが指摘されている」ことから，分娩した女性を母と捉えることには合理性があるという理由で棄却している。

　また2007年には，東京都の夫婦が，やはりアメリカでホスト・マザー型代理出産によって子どもをもうけたが，出生届が受理されなかったことに対して不服申し立てを行った。しかしこの夫婦の申し立ても認められなかった。日本の民法には母子関係に関して直接明記した規定はないが，母子関係は懐胎・出産を前提とする規定が設けられている。このことから「分娩者＝母親説」が採用されている。

　東京大学による2018年の調査によれば，代理出産については41％が「認めるべき」，22％が「認めるべきでない」という回答であった。

ドイツ

ドイツでは，1989年に「養子斡旋，代理母斡旋禁止法」が制定され，有償・無償にかかわらず代理母は厳しく禁止されてきた。代理出産の斡旋者には無償の場合でも1年以下の自由刑または罰金，営業目的の場合には3年以下の刑が科せられる。ただし，海外で代理出産によって生まれた子と遺伝的なつながりがある場合には養子縁組が認められている。代理出産は禁止されているが，子の福祉を優先させた法律であると言える。

フランス

フランスでは，1994年の「生命倫理法」で，代理出産契約は無効とされている。フランスの刑法典では，代理出産の斡旋者に対する処罰が規定されている。2014年以降は外国での代理出産により生まれた子どもの国内での親子関係は部分的に容認されるようになった。

イギリス

イギリスでは，1982年に哲学者メアリー・ワーノックを座長とする諮問委員会が置かれ，84年にワーノック報告がまとめられた。ワーノック報告は「借り腹」（ホスト・マザー）を含む代理母の営利的斡旋の禁止を勧告し，翌85年の代理母契約法において代理母は禁止された。このワーノック報告をもとに制定された1990年の「ヒト受精および胚研究法」では，他に方法のないカップルにのみ代理母が認められたが，しかし商業化については厳しく規制されている。

⇒これについては，メアリー・ワーノック『生命操作はどこまで許されるか』を参照のこと。

アメリカ・イリノイ州（代理出産契約を有効とする例）

子どもが出生する前に，すでに依頼者と代理母の産む子どもとの間で親子関係の確立を認めているのは，アメリカのイリノイ州で2005年に施行された体外受精型代理出産法である。ただし代理母側の弁護士と依頼者側の弁護士がその契約条件が満たされていることを証明しなければならない。依頼者は同性愛カップルやシングルの男女も認められる。また代理母となる女性の条件は21歳

以上で，子どもを1人以上産んでいることである（大野和基『代理出産』159-160頁参照）。

（5）つくられる側の立場——子どもの最善の利益

　以上は子どもをもちたいと思っている親の立場からの話である。だが本来中心となるべき子どもの立場を考えに入れると，次のような親の利害と直接対立する別の利害が生まれてくる。

技術の安全性

　人工生殖によって生まれてきた子どもたちへの影響は，子どもが成長してみないと分からないことも多い。ところが，生殖医療を推し進めることによって利益を上げることできる人たち，そしてその利益を保護しようとする政府機関などは，「分からない」ということをただちに「問題はない」と同じだと強弁する。結果として，安全性の確認もできない生殖補助医療が次々に実施されてしまっている。生殖技術の安全性については，家畜の人工生殖ほど注意が払われておらず，可能な技術が生まれるとすぐ人間に応用されてしまうのが現状である。投与される排卵誘発剤などが，女性や子どもに何らかの副作用を与えるかどうかも十分に明らかではない。いわば一種の「無法状態」がここに生まれているのである。

　ある調査結果によれば，体外受精で生まれた子どもの体重は，受精卵に人工的な操作を加えるほど重くなることが示唆されている。また生殖補助医療で生まれた子どもには，遺伝子の働きを調整する仕組みに異常が出る頻度が高かったという報告も出ている。そのひとつに先天異常症候群のベックウィズ - ヴィーデマン症候群（BWS）がある。BWS は，臍帯ヘルニア，巨舌，巨体を特徴とし，約1万人に1人の割合で発症する。厚生労働省の研究班によれば，日本では，BWS の8.6％が生殖補助医療で生まれた子どもだと報告されている。これは新生児全体の中で，生殖補助医療で生まれた子どもの占める割合である0.86％（2005年）よりも高い数値である（『朝日新聞』2013年4月30日参照）。

表5-5　各国における子どもの知る権利の確保

日　　本	匿　名	日本産科婦人科学会会告による。法規制なし。
台　　湾	匿　名	ドナーの匿名性は人工生殖法で守られている（2007年）。
フランス	条件付開示	精子提供により生まれた子が18歳になり希望すれば，ドナーは既往症や治療内容を明らかにする必要がある。ドナーが同意すれば名前などの個人情報を得ることができる（2021年施行）。
アイスランド	条件付開示	選択制。ドナーが匿名を希望する場合にはドナーの意思が尊重される。ドナーが匿名を希望しない場合には，子が18歳になったらドナー情報にアクセスすることができる（1996年施行）。
オランダ	条件付開示	提供者が同意している場合に，子が16歳になったら，ドナーの身元を特定する情報を得ることができる（2004年施行）。
オーストラリア・ヴィクトリア州	開　示	精子・卵子・胚の提供により生まれた子は，出生登録にその旨が記される。ドナーも，18歳以上の子の同意のもと，子の個人情報を得られる（2010年施行）。
スウェーデン	開　示	AIDで生まれた子本人が一定の年齢に達し，カウンセリングを受けた場合に開示請求権が保障される。ドナーの匿名性は認めない（1985年）。
オーストリア	開　示	子が14歳になったら，ドナーの情報を知ることができる（生殖補助医療法，1992年施行）。
ス　イ　ス	開　示	子の知る権利は保障される。ただし身分上の父との父子関係を断つことや，ドナーに認知訴訟を行うことは認められない（2001年施行）。
ノルウェー	開　示	子が18歳になったら自分の出自を知ることができる（2005年施行）。
ド　イ　ツ	開　示	精子・卵子・胚の提供によって生まれた子の知る権利は保護される。
イギリス	開　示	本人が18歳以上か，あるいは16歳以上で結婚する場合に，結婚相手と遺伝的に結びついていないか等の精子提供者の身元を特定しない限りでの情報を照会することができる（2005年）。
アメリカ	―	規定なし。
韓　　国	―	規定なし。

（出所）　宮嶋淳編著『生殖ケアソーシャルワーク論』ヘルス・システム研究所，2011年，日比野由利『ルポ生殖ビジネス』朝日新聞出版，2015年，西日本新聞2019年8月6日，毎日新聞2021年7月13日をもとに筆者（小島）作成。

子どもの「知る権利」

　精子提供制度は，提供者の「匿名」を原則として始まった。1991年のイギリスの「ワーノック委員会報告」によれば，匿名性が保障されるべき理由は，第一に，生まれた子どもから養育責任を問われないように提供者を保護する，第二に，家族関係への第三者への介入をできる限り抑える，第三に，提供者の確

保のために必要である，ということであった。日本では，2006年の日本産科婦人科学会会告では「精子提供者のプライバシー保護」のため匿名が原則とされた。その後2019年の岡山大学の調査では，生まれた子どもが精子や卵子の提供者を知る権利について約65％が肯定的に回答した。2020年の生殖補助医療法では子どもの出自を知る権利については今後２年で検討するという付帯決議に入っており，現在議論が行われている。

　オーストラリアのヴィクトリア州では，1984年に世界で初めて生殖補助医療を包括的に規制する法律が制定され，AID で出生した子どもがドナーの情報を知る権利が認められた。翌85年には，スウェーデンでも同様の権利が認められた。これはスウェーデンでは，養子に対して自分の生みの親を知る権利が認められていたので，AID で生まれた子どもにも同等の権利を認めるという考えからだという。現在では各国において，子どもの知る権利は否定できないという前提から「匿名性」が否定される方向で法律の改定が行われている。

　精子提供者が個人情報を自分で管理する権利と，子どもが自分自身の出自である遺伝情報を知りたいという権利のいずれを重視するかが問題となる。この場合には両者の「自己情報コントロール権」が相克する。「自己情報コントロール権」とは，自分の個人情報の流通をコントロールする権利を広い意味での「自己決定権」に含める立場である。この問題について，個人情報の開示について精子提供者および子どもの選択制を採用している国はアイスランドである。アイスランドでは，精子提供者が匿名を希望する場合にはその意思が尊重される。匿名を希望しない場合には，子どもが精子提供者の情報を知ることができるという仕方で解決が図られている。オランダおよびカナダでも，提供者の同意を条件に子は精子提供者の情報を得ることができると定められている。

子どものアイデンティティ危機と心理的ストレス

　また自分の父が育ての父，精子提供者に，そして母が遺伝上の母，子宮の母，企画の母などに分かれていることは，成長していく子どもの精神にどのような影響を与えるのだろうか。そのような複雑な人間関係のなかに生まれてきた子どもたちのなかには，自分とは何者なのかに悩み，自分のアイデンティティを確保するのに困難を感じる者たちが出てくるのではないだろうか。

　もし，AID で生まれてきた子どもたちが自分の生物学上の父親を知ることができないならば，そのことが自分のアイデンティティ形成と自己確立の障害となることもあるだろう。なぜなら，自分がどのように生まれてきたのかを知ることは，個人の自己形成に無関係とは言えないからである。

　AID で生まれた子どもが事実を知るきっかけは，親の離婚や，親の病気・死亡など家族の危機が多いと言われている。AID よりも歴史が長い養子については，子どもに事実を知らせるのは「誕生日のお祝いや，家族旅行など家族が一番幸せな時に伝える」（長沖暁子「非配偶者間人工授精（AID）で生まれた子どもたちが語り始めた」19頁）のが基本とされている。しかし AID はまだ歴史が浅いために，告知のノウハウが構築されておらず，今後の配慮が必要とされている。AID で生まれたことを知った時に，子どもは自分のこれまでの人生が嘘の上に築かれていたという喪失感を感じてしまうかもしれない。出生の真実が隠されていたことによって，社会的な父と子との関係だけでなく，母子の信頼関係にも亀裂が入ることもあるかもしれない。しかし，そのような精神的危機に陥った時，子どもが誰かに相談しようとしても，日本には AID 児のための社会的経験が蓄積されていないのが現状である。

　こうした中で，日本では AID を利用した親は子どもに事実を告知しないことが多い。その理由は，血縁へのこだわりや，法制度の不備，不妊および男性不妊が隠されていることなど，多くの要因が絡み合っている。日本でも，2005年には AID で生まれた人の自助グループが設立された。自助グループは当事者同士が話し合える場を作り，AID の抱える問題を社会に訴えていくことを目的としている。

　出自を知る権利が認められている国でも，7割近くの親が子どもに事実を告げないと回答している（長沖前掲論文参照）。社会的経験が蓄積されていない中での告知は，子どもと家族にとって不利益になりかねないからだと考えられる。現状では，医療技術の進歩に各国の法制度および社会的基盤の方が追いついていない。特に血縁や家系が重視される社会では，父方の血縁関係にないという AID は隠される傾向にあると考えられる。子どもがその精神的危機を乗り切るためには，生殖補助医療に対する理解と，社会的基盤の整備が必要であり，その上で AID によって生まれた子どもに対する支援を行う制度の確立が必要

となる。

障害児の保護

　子どもが障害を持って生まれた場合，障害児を望まなかった親がその子どもの親であることを拒否したらどうなるのか。医師はその契約責任を問われるべきか。イギリスの「先天障害防止法」（1976年）では，両親に対する医師の義務不履行によって障害児が生まれた場合には，家族が医師に対して訴訟を起こすことが可能とされる。これは，イギリスの法律には「胎児条項」があって胎児の障害は中絶理由として認められているゆえである。しかし，日本の法律には「胎児条項」は存在しない。

　人工生殖技術を伴わない出産においても障害児は一定の割合で出生する。しかし生殖技術の進歩によって，子どもが「授かる」ものから意図的に「作る」ものに変容した以上，夫婦が障害の無い子どもを望むという優生学的な傾向を持つようになることは否定できないだろう。

　2014年，オーストラリア人の夫婦がタイ人女性に代理出産を依頼したところ，男女の双子が生まれた。男児がダウン症であり，夫婦は女児だけを連れて帰国した。代理母となったタイ人女性が男児を自分で育てると語っている（『日本経済新聞』2014年8月7日）。

出生児の制限

　知らずに近親婚をしないように同じ精子によって生まれてくる子の数を制限することも必要となる。「日本産科婦人科学会会告」，イギリスのワーノック報告，フランスの生命倫理法（2004年改正）では，1人の精子提供者からの出生児は10人までと制限されている。スペインでは6人，アメリカでは15人までの規制がある。

考えてみよう

　「血は水よりも濃い」という諺がある。しかし，近代資本主義社会においては家族を含む人間共同体は解体されていく運命にある。その結果として，高齢者の孤独死，若者の孤立，総じて人間の孤独化がいまや社会問題として意識さ

れるようになった。そのようななかで，日本では東日本大震災をきっかけとして，家族の結びつきが見直されるようになってきている。いま改めて家族というものの意義を問い直す好機が訪れているのかもしれない。

　日本では2009年に，生まれつき子宮がない娘の代わりに，娘夫婦の受精卵をホスト・マザーとして代理出産した母親の子が，娘夫婦の実子同様に戸籍に記載された。通常の養子縁組では戸籍に「養子」と記載されるが，このケースでは特別養子縁組が認められて「戸籍」に「長男」と記載された。このケースを見ると，日本でも「家族」に対する意識が変わりつつあるように思える。単なる血縁関係から血のつながりに依存しない家族関係，そういった新しい共同体を未来の私たちは築きつつあるだろうか。

　　⇒家族関係からドナーの匿名性の問題について論じたものには，オーストラリアの
　　事例を取り上げた南貴子『人工授精におけるドナーの匿名性廃止と家族』がある。
　　代理母出産について，家族関係の難しさの観点から論じたものには，大野和基『代
　　理出産』がある。

3　生殖ビジネス

　子どもをどうしても欲しい夫婦のなかには，子どもがもてるなら，どれだけお金を出しても，借金をしてでも，お金で解決がつくなら……と思い込んでしまう人たちも多い。そこに生殖がビジネスと化す場が生まれる。アメリカでは，キャリア志向の女性が自分で妊娠・出産する負担を避けるために代理母を利用することが話題になったこともある。代理母を利用することによって，女性は自分で妊娠・出産をせずに対価と引き換えに子どもを持つことが可能となる。

　しかし，はたして子作りはそうした市場経済の論理と調和するのだろうか。生殖をビジネス化することによって，私たちは将来の人間関係そのものの基盤を崩してしまっているのではないだろうか──この不安に対抗する力をつけるために，この節では生殖ビジネスの含む問題性を一通り見渡してみることにしよう。

（1）代理母業の是非論
　第一の問題は，代理母である。

アメリカのフェミニストからは，代理母は性の売春ではなく生殖の売春だという意見が出されている。アンドレア・ドゥウォーキンは，生殖補助医療によって女性に「家事奉公人，性の売春婦，生殖の売春婦」という3つのカテゴリーが創出されると主張した（A. Dworkin, *Right-wing women*, Perigee Books, 1983, p. 188）。女性の性は快楽の性と生殖の性に分けられ，このうち快楽の性は売春というかたちで古くから商品化されてきた。それに対して生殖の性は，家庭内で夫と子への愛のために無償で営まれてきた。この代理母こそ，生殖の商品化という問題の中心にある。そこでこの項では，①代理母業の正当性，②代理母には子どもを依頼人に引き渡す義務があるか，③代理母契約は人身売買ではないのか，④生まれてくる子どもにとってはそういう出生環境は望ましいものか，という4つの問題について，また賛否両論を示すかたちで考えてみよう。

代理母業の正当性をめぐって

第一に，そもそも代理母というものが職業として社会的に承認されうるものなのかという問題がある。これについての見解を単純化して示すと，以下のようになる。

賛成派：「代理母は自分の身体によるサービス業の一種だ。そのサービスを売る側が自由意志で行い，それを買う側がいて，合意が成り立つならば，ひとつの職業としてどこに問題があるというのか。女性には生殖についての自己決定権として代理母になる自由があるのではないか。しかもその商売は依頼者に幸福をもたらすのだから，倫理的にも何の問題もないばかりか，人を幸せにする立派な仕事ではないか」。

反対派：「それは，売春や奴隷といった身体を不当に拘束する職業がサービス業としても認められていないという現実を無視した無反省な暴論だ。代理母契約は憲法上禁じられている身体の特殊な拘束を伴う契約であるから，それがいかに〈自由な意志〉によるものとはいえ，基本的人権が売買されている疑いがある。例えば雇われた代理母は〈産まない権利〉を放棄させられ，場合によっては中絶を強要されることもありえる。これも憲法上保証された女性の権利の放棄であり，このようなリスクを他人に負わせる契

約は無効である。妊娠中毒症や出産時の子宮破裂，出血多量などによって死亡することもあるというリスクは，自分の子どもを持つという目的のもとでのみ正当なはずだ」。

　代理母の教育水準，社会的地位，収入などが依頼カップルよりも低いということは事実らしい。代理母契約にかかる総費用は少なくとも 3 万ドル以上と言われており，かなり裕福な夫婦でなければ，簡単に出せる金額ではない。そして，代理母を希望する女性の平均的収入を見れば，彼女らが金銭の提供という条件に弱いという傾向にあることは十分推測できる。このために，代理母が子どもを持つための手段として利用され，搾取の対象になる恐れが大きいと多くの人が懸念するのは当然と言える。

　いくつか例を示しておこう。インドやタイは外貨獲得のために医療ツーリズムに力を入れて，インドでは2002年に商業的代理出産が合法化されていた。しかし，貧しい女性が搾取されたことから，2015年に外国人向け代理出産が禁止された。タイでも2015年に営利目的の代理出産などを禁止する法律が施行された。代理母になるのはやはりアジア諸国の貧しい女性が多い。ジーナ・コリアが述べるところによれば，代理出産は「国際的な女性の人身売買」である（デボラ・L・スパー『ベビー・ビジネス』132頁参照）。

代理母には，子どもを依頼人に引き渡す義務があるか

　第二に，もしビジネスとして代理母を引き受けた女性が，子どもの母親となることを決意した場合はどうなるのだろうか。

賛成派：「もちろん，そう契約したのだから，代理母は子どもが生まれたら
　　　　引き渡すのが当然だ。破れば契約違反ではないか」。
反対派：「違う。代理母とはいっても真の生みの親なのだから立派な母であ
　　　　り，子どもを引き渡す法的義務などない。しかも契約時には代理母は引き
　　　　渡しの時の心理状態を自分で十分理解しているとはいえず，心変わりする
　　　　可能性も考えておかなければならない。そもそもそうした重大な心変わり
　　　　の可能性が十分予測されるにもかかわらず，それを考慮に入れないような

コラム5-1　ベビーM事件とカルバート対ジョンソン事件

　有名な「ベビーM」事件の主人公は代理母のメアリー・ベス・ホワイトヘッド。彼女は依頼人のスターン夫妻と代理母契約を結び，医療費の他に1万ドルを払うという内容で，スターン氏の精子による人工授精を受け，女の子（ベビーM）を産んだ。しかしメアリーは出産後に心変わりをして，1万ドルの受け取りを拒否し，ベビーMを手元で育てたいと願った。スターン夫妻はベビーMをメアリーから取り上げ，双方はMの親権と養育権を求めて裁判で争うことになる。一審のニュージャージー州地方裁はスターン夫妻の全面勝訴の判決を言い渡したが，最高裁ではメアリー・ベスが逆転勝訴した。しかしスターン氏は生化学者，妻は小児科医であることから，子どもに経済的な豊かさや教育にふさわしい環境を与えられるとして，養育権が認められ，メアリーにはベビーMの母親としての訪問権が認められた。この事件の判決の眼目は，「子どもの最善の利益」に従って，経済的に不安定な代理母ではなく，代理母を依頼した裕福な家庭に養育権が認められたということである。また，注目すべきは，この判決では金銭授受を伴い，女性の尊厳を損なう代理母契約は無効とされたことである。

　では，商業的ホスト・マザーが母であることを主張した場合はどうか。これの例としては1990年に起こったカルバート対ジョンソン事件がある。裕福な白人夫婦のカルバート夫妻が，妻の同僚の看護師アナ・ジョンソンと代理母契約を結んだ。胚は夫妻のもので，アナはホスト・マザーとして医療費と1万ドルを受け取ることになっていた。しかしアナは妊娠中に子どもを自分で育てる旨を宣言し，養育権を求めて裁判を起こした。しかし，一審から最高裁まで判決はカルバート夫人を母と認めた。その理由は，一審では「遺伝的関係」は夫妻と子どもとの間にしかないこと，最高裁では，カルバート夫人が「子どもを育てる意志」をもって出産を企画した唯一の人であるというものであった。ただし，最高裁では，妊娠の役割を低くみてはならないという少数意見も付されている。

　アメリカでは現在，15を超える州で代理母を禁止する州法が制定されている。

（小島優子）

契約は正当な契約とは言えないはずだ」。

　商業的代理母でも子ども可愛さに心変わりする例は少なくない。そのひとつとして，1986年にはアメリカ・ニュージャージー州でよく知られた「ベビーM事件」が起こっている（コラム5-1）。代理母であったメアリー・ベス・ホワイトヘッドは子どもの母たることを望んで訴訟を起こし，一審では敗訴したが，最高裁で逆転勝利し，母親として認められて「訪問権」を獲得している。これ

に対して商業的ホスト・マザーの訴訟例としては，1990年に起こったカルバート対ジョンソン事件がある。この裁判ではホスト・マザーのアナ・ジョンソンは最高裁に至るまで母として認められず，受精卵の作り手である依頼人夫婦の妻が正式に母として認められた。代理母斡旋所が数多く存在するアメリカでも，「誰が母か」という問題はそう簡単には解決しないのである。

代理母契約は人身売買ではないのか

　第三に，素朴に考えてみても，代理母契約とは人身売買ではないかという疑問がわいてくる。これについてはどうか。

　　賛成派：「人身売買などではない。生まれる前から結ばれた養子契約だ。金
　　　　銭を払うことも報酬ではなく，感謝の気持ちの表れだと考えなければなら
　　　　ない」。
　　反対派：「代理母契約は，始めから子どもと引き換えにお金を払うことを契
　　　　約条件にしているのだから，これを人身売買と言わずして何というのか」。

　養子であるためには金銭の授受が一切あってはならないのが国際的原則であるから，この点については，代理母ビジネスの担い手たちは，はじめから胡散臭い側面を持っていると言える。

生まれてくる子どもにとってそういう出生環境は望ましいものか

　第四に，子どもの利益という立場から考えてみよう。そのようなかたちで生まれてくる子供たちは，潜在的に危害を加えられているようなものではないのか。そうだとすれば，そういう出生の方法は許さない方がよいのではないか。

　　賛成派：「そういう出生環境が望ましいものか否かは一概に言えない。だが，
　　　　生まれてきた方がよかったか，生まれてこない方がよかったかを問われれ
　　　　ば，圧倒的多数の子どもが生まれてきた方がよかったと答えるだろう。だ
　　　　いたい，血のつながりだけが親子関係のすべてではない。代理母から生ま
　　　　れた子どもたちが冷たい目で見られたり，差別されたりいじめられたりし

ないように社会が支援すれば，望ましい環境を作ることができるはずだ。それが成熟した社会というものだろう」。

反対派：「問題をすり替えないでほしい。子どもの最善の利益という点から考えを始めると，そもそも生みの親との絆を不自然に断ち切ることが子どもにとってはじめから不幸の種ではないか。血のつながりがすべてではないというのはもちろん正しいが，だからといって血のつながりを大人が自分たちの欲望で勝手に断ち切ってよいはずがないだろう。血のつながりが親子関係に必須ではないとしても，養親にかわいがられた養子の場合でも，生母が自分に愛情を持ってくれなかったということを知れば深く傷つくことになる。そうだとすれば，生みの母が自分をお金と引き換えに引き渡したということを子どもが知ればよい気持ちでいられるはずがない。一般に，「親」が誰か混乱しているのであれば，心理的にも子どものためにはならないし，子どもがいくらがんばっても社会的・法的に不利益を被る恐れは否定できない」。

　子どもの知る権利と同様に，これは親子間で利害が対立する問題である。もちろん実際に子どもが何を思うのかは，彼らが成長した後に話を聞いてみないと現実には分からない。日本の厚生労働省は2007年から体外受精などで生まれた子どもの心身の発達状況と健康状態をつかむための追跡調査を始めている。

　考えてみよう

　これまで身体的な条件のために子どもを持てなかったカップルにとって，生殖ビジネスは一方では裕福なカップルに子どもを持つ夢をかなえてくれるありがたい産業である。しかし他方，貧しい女性たちは身体的なリスクと引き換えに金銭を得るという危険な状況に身を置かなければならない。では，代理母は是か非か。是であると言うのなら，代理母となる側の福祉と，生まれてくる子どもの心身の健康についてどう考えるのか。非であると言うのなら，偶然の事情で子どもが持てない人たちの幸せをどう考えるのか。答えは早急に出さなければならない。

（2）精子・卵子・胚の売買

第二の問題として，子どもをつくるための材料そのもの，精子，卵子，そして胚の売買の是非を考えてみよう。

精子売買

アメリカでは提供者の精子を集めて産業化する「精子バンク」が，1970年にミネソタで初めて設立された（デボラ・L・スパー『ベビー・ビジネス』65頁以降参照）。1980年に設立された精子バンク「ジャーミナル・チョイス」は，ノーベル賞受賞者の精子を扱うことをアピールした（1999年閉鎖）。1982年に設立された「カリフォルニア精子バンク」は，独身女性やレズビアンへの精子提供を主たる目的としている。バンクに精子を注文すると，精液が宅配されてくる（ローリー・B・アンドルーズ『ヒト・クローン無法地帯』109頁参照）。精子バンクでは，精子ドナーの人種・容姿・学歴・職業リストから，カタログで商品を選ぶように自分たちの子となる精子を選択することができる。通常検体ごとに200〜300ドルの標準価格が決まっている。アメリカでは提供精子により年6万人が生まれているとされる。

他方，フランスには公的な精子バンク CECOS（セコス）はあるけれども，精子の提供に報酬があってはならないと「生命倫理法」で定められている。フランスにおける精子提供は，献血や死後の臓器提供と同じように扱われている。精子提供者の上限は45歳とされ，平均年齢は35.2歳だという。精子提供者と依頼者夫婦の間では，人種や身長，体重，肌・目・髪の色が考慮され，血液型が一致するよう配慮される（藤川忠宏『生殖革命と法』82-83頁参照）。

イギリスのワーノック報告では，提供精子を有償制にすると，遺伝子疾患がある提供者が情報を隠す可能性があり，同一の提供者から生まれる子の数を制限することが難しくなるという見解を出している。

日本では，日本産科婦人科学会会告によって，営利目的での精子提供は禁止されているが，一部の医療機関では商業的精子バンクが容認されている現状がある。2020年には世界最大の精子バンク運営会社「クリオス・インターナショナル」から精子を購入した人が，日本でも150人を超えることが明らかになった。そのうち約7割は，提供された精子を使い，国内の医療機関で不妊治療を

受けていた。国内の利用者の約３割が無精子症による不妊の夫婦で，その他は独身女性や女性同士のカップルである（『読売新聞』2020年11月24日参照）。

　2021年６月には，日本産婦人科学会登録施設に提供を行う民間の精子バンクの運営が始まった。インターネットなどを通じた医療機関が関与しない取引が横行する中で，安全性が担保された供給を行っていく狙いがある。

卵子売買

　卵子の市場は1990年に登場した（デボラ・L・スパー『ベビー・ビジネス』73頁以降参照）。アメリカでは2007年時点で300以上の卵子提供プログラムがある（菅沼信彦『最新生殖医療』162頁参照）。卵子バンクでは，卵子提供者の女性を登録しておき，不妊夫婦に販売を行う。だが，卵子提供は精子提供と比べて女性の身体に大きな負担がかかる。提供者の女性は卵子を多数作るために，数週間にわたるホルモン剤投与によって卵巣を刺激する必要がある。だがホルモン刺激は，過剰刺激症候群に陥るリスクを伴っている。また卵子を受精させる時期を決めるために，提供者は何回も血液検査や超音波診断を受けなければならない。そして卵子の採取は，膣から針を卵胞に入れ吸引して行うが，これには約１％内で合併症が生じる。

　このようなリスクを伴う卵子提供は，姉妹や近親者以外の卵子提供者を募ることが難しい。大規模な不妊治療センターでは，一般に3000〜8000ドルの卵子プログラムを勧めている。しかし卵子を提供するのは貧しい女性が多いことから，女性が自分の身体を危険にさらして生殖機能を売ることに対する批判が起こっている。また，子どもが生まれた場合に，卵子提供者が遺伝上のつながりから母親であると主張するのではないかという危惧も生じてくる。

　日本では卵子提供が認められないために，海外で卵子を購入して体外受精し，日本で出産する例が増えている。日本では2017年に国内で初めて匿名の第三者からの卵子提供により，卵巣機能の病気のために妊娠できない女性が出産した。神戸市の NPO 法人が無償で第三者からの卵子提供を仲介した。しかし，子どもの出自を知る権利の法制化などの課題が残されている（『産経新聞』2017年３月22日参照）。

胚の売買

　2006年にアメリカのテキサス州の「アブラハム生命センター」が世界初の受精卵バンクを始めた。受精卵バンクでは，提供者から集めた精子と卵子を体外受精させ，受精後8週間以内の受精卵を保存している。顧客は，卵子と精子の提供者それぞれの人種，教育水準，性格を検討し，提供者の写真を見た上で受精卵を選択する。受精卵はひとつあたり2500ドルで，顧客の女性か，代理母の子宮に移植される。

　これに対して，受精卵を提供者の特性に基づいて販売するならば，IQによって選択するなど，優生学の方向に導かれることがないかと懸念する人も多い。また，精子と卵子が合体した受精卵は，人間の命が誕生したものと捉えるならば，人間の命を売買することに近づく。このことから，受精卵の売買については，人間の命の誕生はどの時点からであるのか，ということが問題となっている（『産経新聞』2007年1月7日参照）。

　このような胚の売買はイギリス，スウェーデン，オーストラリアのヴィクトリア州などでは禁止されている。

考えてみよう

　アメリカの生殖ビジネスが一大産業に成長したのは，一方では保守派政権が体外受精に資金援助を行わなかったために，研究が営利機関からの資金援助に依存しなければならなかったという事情がある（菅沼信彦『最新生殖医療』142頁参照）。また他方では，「所有権」を万能とする考え方，すなわち，「自分の身体を所有するのは自分なのだから，自分の精子や卵子を売買する権利は自分にある」という考えがあったからである。

　だが，この考えは正しいのだろうか。人間は自己の身体を「所有」できるのだろうか。もともと英語の property という言葉には，「所有」と「固有・特有」という意味がある。日本語では，「私の身体は私固有のものである」，「私の精子・卵子は私に特有のものである」と言うことはできるが，それを「私の身体は──精子・卵子は──私の所有物である」と言いかえることはできない。しかし，「所有」と「固有」を区別しない英語では，この2つは同じ表現になってしまう。

　この対極にあるのが，フランスの「生命倫理法」に含まれる考え方である。人体は財産権の対象ではない。モノとして人体を所有することはできない。人体は人格権の対象であり，人格が宿るものと捉えられる。このために代理出産契約のような人体に関する契約は無効とされる。また，提供された精子は血液や臓器と同じように社会化され，無償化・匿名化される。

　はたして，身体とは私が「持つ」所有物なのだろうか。それとも，身体とは私の人格そのもの「である」のだろうか。所有物なのだとすれば，精子や卵子，胚，そして生まれてくる子が生殖補助医療のために「道具化」され「商品化」されてしまってもいいのだろうか。私たちに深い思考を促す問題である。

　　⇒ベビーM事件の詳細については，F・チェスラー『代理母』を参照。アンド
　　リュー・キンブレル『すばらしい人間部品産業』，およびデボラ・L・スパー『ベ
　　ビー・ビジネス』では，アメリカにおける精子売買，および卵子売買，さらに代理
　　母産業事情が記されている。精子バンクについては，デイヴィッド・プロッツ
　　『ノーベル賞受賞者の精子バンク』にも詳しく述べられている。それに対して，
　　フェミニズムの立場からの生殖医療に対する批判は，グループ・女の人権と性
　　『ア・ブ・ナ・イ生殖革命』で論じられている。

4　不妊の「治療」を超えて——作る側の理屈と生命操作の接点

　もともと不妊治療から始まった生殖補助技術は，「子どもを作る技術」に変質することによって，治療を超えた生命操作技術に転換された。ここではそうした，もはや「治療」とはいえない生殖補助技術の利用法の問題点を2つの観点から考えてみる。ひとつは，「誰が，どんな場合にこの技術を使用できるのか」という問題であり，いまひとつは，新しい技術開発の結果，人間の側の選択肢が増えたことによって起きる決定基準の変更という問題である。

（1）誰が，どんな場合にこの技術を使用できるのか
夫が死んだ後の AIH
　第一に，夫の死後に保存されていた精子を使って AIH で子どもを作ることは許されるのか，保存された精子の所有権は誰にあるのか，その場合の父は誰

になるのか，子どもの法的地位はどうなるのかといった問題がある。

　日本の民法には対応する規定はないが，夫が生前に死後の AIH を希望しなかった場合には，夫の子であることを認めないという判例がいくつか出ている。2006年には，凍結精子による死後懐胎によって生まれた子について，死後認知請求が提訴されたが，認められなかった。死後懐胎子は，父が親権者になることができず，扶養や養育を受けることもなく，相続人になることもできないため，親子関係における基本的な法律関係が生じないとされた。翌2007年1月に日本弁護士連合会は死後生殖の禁止を提言している。

シングルマザー志願者の AID 利用

　独身女性が夫はいらないが子どもは欲しいと思った場合，精子提供を受けてあるいは精子バンクを利用して AID を行う場合はどうであるか。

　少し古い資料であるが，2010年のニューヨーク・タイムズによれば，アメリカでは年間約3万人から6万人の子どもが精子バンクから購入された精子によって誕生している。イリノイ州・カンザス州・オクラホマ州などのように州法によって人工授精の利用が既婚女性に限られる州もあるが，特に規定がない州も多い。このため少なくとも年間3000人の子どもが，独身女性から生まれていると推測される。男性と性交渉の無い女性が人工授精によってバージン・マザーになるケースもあるという。人工授精によって，性と切り離された生殖を女性が行うことが可能となったのだ。

　しかし，産みの道具として精子だけが必要とされているということは，生殖に人格としての男性は不要とされるということになりかねない。

女性同性愛カップルの AID 利用

　女性同性愛カップルの場合は，提供精子で AID 人工授精によって子どもを作った場合にはどんな問題が起きるだろうか。妊娠，出産した女性が母であることは間違いないとしても，同性パートナーが「父」となるのだろうか。あるいは「父」ではなく，「もう一人の親」としての地位を得るのだろうか。あるいは，そうした考えは，ヘテロセクシュアル（異性愛）の親子関係の枠組みを，ホモセクシュアル（同性愛）の親子関係の枠組みに当てはめてしまっているだ

表 5 - 6 各国の体外受精制度

●体外受精が法律婚・事実婚夫婦，独身女性，レズビアン・カップルに認められている国	
立 法 化	カナダ※1，オランダ※1，ベルギー※1，スウェーデン※1，イギリス※2，ニュージーランド※3，イスラエル
ガイドライン	南アフリカ，アメリカ，オーストラリア，ブラジル
（※1：同性結婚が認められている，※2：同性カップルのパートナー制度有，※3：性別を問わないパートナー制度有）	
●体外受精が法律婚夫婦のみに認められている国	
立 法 化	香港，台湾，ベトナム，チュニジア，トルコ
ガイドライン	中国，シンガポール，フィリピン，エジプト，リトアニア

（出所）菅沼信彦『最新生殖医療』名古屋大学出版会，2008年，杉浦郁子・野宮亜紀・大江千束編著『パートナーシップ・生活と制度』緑風出版，2016年，林かおり「海外における生殖補助医療法の現状」『外国の立法』第243号をもとに筆者（小島）作成。

けで，女性同性愛カップル親子には「母」が2人いるのが当然と考えるべきなのだろうか。

カナダの「ベアード委員会」（1993年）は独身女性や女性同性愛カップルが人工授精によって子を持つことを許容する報告をしている。この報告書によれば，女性同性愛カップルの家族が，父と母のいるヘテロセクシュアル（異性愛）の家族よりも子どもにとってより望ましくないという証拠は存在しない。子にとって重要なのは，親が子のためにどれだけ時間的・精神的に関わっているかであるとされている。

欧米では1970年代から同性愛者に育てられる子どもの心理学的成長や社会適応性について実証研究が行われているが，異性愛者に育てられる子どもと有意差がないという結果が出されている。子どもには父と母がいるという伝統的な家族観に対して，生殖補助医療はホモセクシュアル（同性愛）のカップルが子どもを持つという新たな家族形態を登場させた。

　＊1997年のブレウェイズらの研究によると，レズビアン・マザーのグループ，ヘテロセクシュアルで人工授精を受けた母親のグループ，ヘテロセクシュアルで自然妊娠した母親のグループを比較したところ，子どもの心理学的発達等において有意差が無いという結論に達している（杉浦郁子・野宮亜紀・大江千束編著『パートナーシップ・生活と制度』180-181頁参照）。

性同一性障害者の **AID** 利用

　よく言われている「性同一性障害」とは，「生物学的な性」（sex）と「性の自己認識」（gender identity）が一致しないために，社会生活に支障がある状態である。ただし「性同一性障害」には病人のようなイメージがあるので，アメリカ病院協会ではこれを「性別違和」（Gender Dysphoria）に変更した（2013）。また WHO もこれを「性別不合」（Gender Incongruence）に変更し（2019，2022年から実施），精神疾患の分類から外した。日本では2004年に「性同一性障害者の性別の取扱いの特例に関する法律」が施行され，性同一性障害者が20歳以上で，独身，性器が他の性別の外観を備えていて生殖腺の機能を欠く等一定の条件を満たしている場合に，性別変更を行えるようになった。「日本性同一性障害と共に生きる人々の会」によれば2020年までに10,301人が性別変更を行っている。

　日本産科婦人科学会は2011年に，性同一性障害のため戸籍上の性別を女性から男性に変更して結婚した夫婦が，AID によって子どもをもうけることを認める方針を決めている（『朝日新聞』2011年2月27日参照）。こうして生まれた子どもは，以前は女性であった父親と血縁関係がないことが明らかとして，非嫡出子（婚外子）と戸籍に記載するように役所から求められていた。しかし，不服申し立てにより，2013年に初めて女性から男性に性別変更した夫の名を，非配偶者間人工授精で妻が生んだ長男の戸籍上の「父」の欄に記入することが認められた。

不妊でないカップル

　不妊でないカップルが遺伝病の回避や，望み通りの子どもを作るためにこの技術を利用したいと思った場合はどうであろうか。

　不妊でない日本人夫婦がタイに渡り男女産み分けのために体外受精を行うケースが増えているという。受精卵診断は，体外受精卵が4～8個の細胞に分裂した段階で，1～2個の細胞を採取し染色体を調べて性別を判別する。タイの斡旋業者によると，費用は約150万円。タイ王立産婦人科学会指針では遺伝病以外の受精卵診断は認められていないが，医師への拘束力が弱いという。遺伝病に受精卵診断を認めている国の多くでも男女産み分けは認められていない

（『朝日新聞』2011年9月25日参照）。男女産み分けでは，望まない性別の受精卵が廃棄されることから，倫理的な問題が生じる。子どもは子どもとして一人の人格であることから，概して成長すれば親の望み通りになるとは限らない。せめて性別だけでも親の「望み通り」にするために，取捨選択が行われるところには，親が子どもを親の望み通りにしようとする作為が働くことになる。

超高齢出産

卵子・胚の凍結保存ができるようになって，出生の時期を自由に選び，年齢を問わずに出産ができるようになった。だがそれにはいくつかの問題が伴う。

アメリカではキャリアウーマンが40歳を超えて妊娠を望んだ場合に備えて，卵子を凍結保存しているケースがよくある。2014年以降，アメリカのフェイスブック社やアップル社は福利厚生として卵子凍結費用の助成を行っている（『日本経済新聞』2021年5月2日参照）。日本でも未婚女性を対象とした未受精卵の凍結保存を実施している医療施設が増えている。日本でも卵子凍結から保存までの費用助成を2015年からサニーサイドアップ社が行っており，2021年からはメルカリ社が試験導入した。女性の社会進出が進む中で，20代から30代というキャリアを積む時期は妊娠・出産に適した時期と重なることから，卵子セルフバンクの需要はさらに高まることが予測される。

人工授精によって「性と生殖の分離」が，そして体外受精によって「愛と性殖の分離」が可能となった。このために，父親であること，母親であるとはどのようなことであるかが新たに問い直されるようになった。子どもには父親と母親のいる家族が必要であるのか。たとえ遺伝的なつながりのある親であっても，愛情のつながりのない家族は少なくない。アメリカ合衆国では，すでにシングルやレズビアン・カップルが AID によって得る子どもの数は，異性カップルのそれよりも多くなっているという（長沖暁子「非配偶者間人工授精（AID）で生まれた子どもたちが語り始めた」参照）。

同性愛者や性同一性障害者については社会的な差別と偏見にさらされてきたことから，日本政府は現在啓発活動と相談に取り組んでいる。同性愛者および性同一性障害者，さらに独身女性，高齢者の AID 利用についても，親の「子どもを持つ権利」と「子どもの福祉」の双方を考慮した上で議論されることが

必要である。

　　⇒2011年に日本で公開された映画「キッズ・オールライト」（米・2010年）は，同
　　性結婚したレズビアン・カップルが精子バンクを利用して姉弟を産んだのだが，18
　　歳と16歳となった彼らが精子提供者に会いに行く話である。自身も精子提供によっ
　　て子を出産している監督が，現代家族の新しい形を描く。姉は弟に精子提供者に会
　　いに行ったことを，母親たちに言わないようにと釘を指す。子どもたちにとって精
　　子提供者を知ることは，自らのアイデンティティ形成に必要なこととして乗り越え
　　られる。むしろ精子を購入した母親たちにとって，商品化された精子は人格を宿す
　　ものではなく，商品でなければならなかった。しかし，購入者にとって「商品≠人
　　格」であるはずものが，子どもにとっては「父親＝人格」として登場する。このた
　　めに精子提供者の登場は，母親たちにアイデンティティ危機を惹き起こす。

（2）　新しい選択肢の登場(1)──減数中絶と男女産み分け

多胎と減数手術

　着床率を上げるために多数の胚を子宮に戻すと，多胎児の問題が起きる。日
本では1991年までの10年間に四つ子は5倍，三つ子は2倍に増えたが，これは
生殖補助技術の影響であると見られている。

　多胎妊娠の母体へのリスクとしては，妊娠中毒症，羊水過多症，妊娠貧血な
どが増加するということである。また早・流産の危険性も高くなり低体重児で
あることも多く，この場合には障害を持つ可能性も高くなる。三つ子以上の妊
娠の場合には母親と子どもの生命が危険にさらされる。さらに養育費などの問
題があるため，減数手術を選択する夫婦も出てくる。

　減数中絶とは，胎児の内のいくつかを出産のために残し，いくつか（比較的
発育の遅れたもの）を選んで中絶するという方法である。超音波診断技術が進歩
したために妊娠8週頃に多胎であることが診断できるようになり，超音波画像
によって胎児の心臓または胸部に母体の腹壁から塩化カリウムを注入する方法
がとられている。

　しかしその後2000年に日本母性保護医協会は，減数中絶を母体保護法の適応
で実施するという提言を行った。排卵誘発による多胎妊娠を完全に予防できな
いために，何胎に減らすかについて女性本人に判断の権利を認めたことによる。
そしてトラブル発生率を考慮して3胎以上が減数手術の対象となった。「最大

多数の最大幸福」を原則とする功利主義的な見地からは，減数手術は全員が生命の危険にさらされるよりも，数を間引くことによって母親と生まれてくる子どもの「生命の質」（QOL）を高めることになると評価される。QOL は，「個人が生活する文化や価値観の中で，目標や期待，基準また関心に関連した自分の人生の状況に関する認識」と定義される。だがこれについては，胎児のQOL を，当人に代わって親が評価してよいのかが問題となる。

　子どもが欲しいために生殖技術の力を借りて作り，多すぎるのでいくらかを中絶するというこの行為があまりにエゴイスティックに感じられるため，選択中絶は広い承認を得られず，胎内に戻す卵の数を制限することによって多胎妊娠を防ぐ措置がとられるようになった。2008年の日本産科婦人科学会会告（「生殖補助医療における多胎妊娠防止」に関する見解，2008年）では，胎内に戻す卵の数は原則としてひとつとし，ただし35歳以上の女性および2回以上続けて妊娠しなかった女性には2つとされた。これによって日本産科婦人科学会報告によれば，体外受精の実施のうち減数手術が行われた数は2017年に17件であった。

男女産み分け

　1986年に「パーコール法」という女児産み分け法が発表された。これは XX 染色体を持つ精子（受精すると女子になる）と XY を持つ精子（男子になる）を遠心分離して，希望する性の方の精子を人工授精する方法である。

　男女産み分けの際には，親の望み通りの子どもを作りたいという希望によって，親が望まない性別の受精卵が廃棄されているために倫理的問題が生じる。また自然による性比のバランスがくずれることが懸念される。日本産科婦人科学会は1986年の会告で，一方の性だけに発病する重篤な伴性劣性遺伝性疾患（血友病や筋ジストロフィーなど）を持つ子どもの妊娠を避けるために限って「パーコール法」の使用を認めた。

（3）新しい選択肢の登場(2)——着床前診断と出生前診断

　「着床前診断」とは，体外受精で得られた胚から細胞を採取し，遺伝子診断を行うことであり，1990年に初めて発表された。1998年日本産科婦人科学会は，着床前診断は「重篤な遺伝性疾患」と，均衡型染色体構造異常に起因すると考えら

れる習慣流産（反復流産を含む）に限って認めるという見解を出した。着床前診断はイギリスとフランスでは容認されているが，厳しい規制がある。イタリアの不妊治療法案とドイツ連邦医師会は，着床前診断を禁止している。着床前に受精卵の遺伝子診断を行って「望ましくない受精卵」を排除することができるようになったが，これは従来自然が行ってきた選別を人為的に行うようになったにすぎないのか，それとも不当な生命の選別であるのか，論議が続いている。

　「出生前診断」とは，受精卵の着床後に行われる診断である。妊娠10週以降に胎盤になる前の絨毛を採取する絨毛検査，妊娠16週以降に羊水中に浮かぶ胎児の組織を調べる羊水検査などがある。2013年からは妊婦の血液に含まれている胎児の DNA から染色体の変化を調べる新型出生前診断（NIPT）が行われるようになった。NIPT で胎児の疾患がわかった約２％のうち，９割以上が中絶されている。日本では出生前診断で胎児に異常があって中絶が行われる場合は母体保護法の「身体的又は経済的理由」と呼ばれる条項によって行われている（母体保護法については第３章を参照）。その一方で，先天性の異常がある場合にそれを中絶理由として認める「胎児条項」をつけるべきかについて議論が続いている。そのうちの３つの問題について，賛否両論を併記しておこう。

　第一に，着床前診断と出生前診断の整合性についてである。

賛成派：「出生前診断で胎児の異常が分かった場合には人工妊娠中絶が行われているのだから，着床前診断が認められないのはおかしい。人工妊娠中絶に伴う女性の身体的・心理的リスクを考慮するならば，着床前診断の方が女性の身心に負担が少ない選択であろう」。

反対派：「人工妊娠中絶の場合には，現に存在する胎児と妊婦が陥っている健康上・経済的な問題が考慮されている。それに対して着床前診断の場合には現に苦境があるわけではない。異常のある受精卵を着床した場合に将来妊婦が陥るであろう苦境について，前もって語ることは許されない。また着床前診断を行った後も出生前診断によって結果の再チェックが行われるのだから，着床前診断の方が女性の心身に負担が少ないとも限らない」。

　第二に，受精卵の地位については以下のとおりである。

賛成派：「受精卵は将来可能的には人格になるが，まだ人格性としての権利
　　を持っているわけではない。将来親となる者の願望と利益が重視される限
　　りにおいて，受精卵の権利は考慮されるべきだ」。
反対派：「受精の時点から生きる権利はすべての人間にある。異常が見つ
　　かった胚を殺すことは行ってはならない」（カトリック教会がこの立場をとっ
　　ている）。

第三に，障害を持つ人への差別についてはこうである。
賛成派：「出生前診断は広く社会に定着しているにもかかわらず，障害者の
　　自助運動は進んでいる。それゆえに，着床前診断・出生前診断が行われる
　　ことは障害者差別を助長するものではない」（これは，すでに生まれている障
　　害者の人権は守るが，これから障害者が生まれることは防ぐ」という「ダブル・ス
　　タンダード」の論理である）。
反対派：「着床前診断・出生前診断が行われるならば，障害者の自助運動は
　　弱体化するだろう。着床前診断・出生前診断は障害者を出生前に排除する
　　ことを目的としている。障害者を排除する社会的風潮が進むならば，女性
　　は健常児を産むことを親戚等周囲から強く期待され，社会的圧力をかけら
　　れるようになる」。

さて，読者はどのように思われるか。

（4）受精卵（胚）の地位をめぐって

　胎児はヒトと区別され，胚は胎児と区別される。しかし胚は精子や卵子と
違って条件さえ整えばヒトに成長する可能性を持っている。胚をどのように定
義するかによって取扱いは全く変わってきてしまう。胚の取扱いをめぐっては，
以下のような問題がある。

余った胚の扱いと凍結保存

　胚が余った場合，それをどう扱ったらよいか。できた胚をすべて子宮に戻さ
ず，廃棄もしない場合，胚は通常5日以内に凍結保存されることになる。その

表5-7 胚の実験利用の各国比較

	日 本	イギリス	ド イ ツ	フランス	アメリカ
余剰胚の実験利用	受精後14日までののみ認可	受精後14日までのみ認可	禁止	原則として禁止だが，例外を認める	規制なし
実験目的の胚作製	規制なし	受精後14日までのみ認可	禁止	禁止	規制なし

（出所）　総合研究開発機構編『生殖革命と法』日本経済評論社，2002年。

場合には体外受精の際にそのつど卵を採取して受精させるという負担をなくし，母胎の状態が良い時を選んで戻すことができるというメリットがある。2006年には，日本で10年間凍結保存した受精卵によって妊娠・出産した例がある。また海外では，2020年にアメリカで27年間凍結保存した受精卵による出産例がある。しかし凍結が胚にどのような影響を与えるのかは，現在の段階では確定的なことは言えない。

　イタリアの不妊治療法では，受精卵の破棄は禁止され，受精卵は全て母体に戻されなければならない。これは，カトリックでは受精の瞬間に生命が誕生すると考えられているからである。また，一度に受精できる卵子は３つまでに制限される。この処置は一方では「余った胚」という問題を回避する有効な方法である。しかし他方，このために一度受精に失敗すると痛みの伴う卵子採取を繰り返さなければならず，母体に新たな負担をかけるという問題が生じる。

胚の実験利用

　「余った胚を実験に利用したい」と一部の科学者集団は根強く要求を続けており，これに対しては，「胚が仮に成人とはかけ離れた存在であるにしても，人間になり得るかも知れないものを実験材料とすることには反対」という人々との間で綱引きが続いている（表5-7）。

　日本では，1985年に日本産科婦人科学会が「ヒト精子・卵子・受精卵を取り扱う研究に関する見解」を出し，受精後14日までの余剰胚の実験利用を認可している。受精卵は７日目に子宮に着床し胚葉形成期に入るが，受精後14日までは２胚葉期であり，16〜17日以後に３胚葉形成期となって，その後の臓器分化を開始する。臓器形成する以前はまだヒトが個体としての発育が開始されてい

ないと捉えられることから，受精後14日以内が研究許容期間の限度とされてきた。しかし，胚の14日以降の培養が技術的に可能になってきたことから，2021年５月に国際幹細胞学会が指針を改定し，研究のために14日間を超えてヒトの胚を培養することを認めた。このため，各国で規制見直しの議論が起きる可能性がある。指針では市民との対話や，審査と継続的な監視が求められている。実験利用の条件は倫理的にいつからヒトであるのかについて，議論が行われる必要がある。

　ドイツの胚保護法（1990年）では，胚の譲渡，取得，利用や，妊娠以外の目的で胚の生育を続けた場合に３年以下の自由刑か罰金が科される。これによって胚の法的地位が確立されたと評価されている。これは，胚が悪用されることがないように生命倫理学的な観点から罰則が規定された法律である。ドイツではナチス時代の人体実験や優生政策に対する反省から，ヒトの胚を用いる実験研究に対しては強い抵抗があり，こうした法律も可能になった。

　また，アメリカでは中絶胎児の利用がかなり進んでおり，「胎児マーケット」と言われるほどの需要 – 供給関係が成立している。

　では，これに関して２つの問題で賛否両論を示しておこう。

　第一に，妊娠中絶と実験目的の胚作成の整合性についてである。
　賛成派：「人工妊娠中絶は広く行われているのだから，実験目的のために胚を作成し利用することが認められないのはおかしいのではないか」（論理的整合性を要求する立場）。
　反対派：「人工妊娠中絶の場合には，現に存在する胎児の生命を絶つことが問題となる。それに対して，胚を実験目的で利用する場合には，発生途中の生命を絶ったうえで手段として利用することが問題となる。ヒトの生命を手段として用いることは許されない」。

　第二に，研究の有用性と母親の感情についても紹介しておこう。
　賛成派：「胚の実験利用によって，これまで治療できなかった病気の人を治療することができるようになるのだから，胚研究は認められるべきだ。また余剰胚は廃棄されるのだから，捨てるよりは有効活用した方がよい」

（功利主義の立場）。

反対派：「母親にとっては，胚は子宮に移植されれば自分の子として誕生す
　　るかもしれないものである。そうした母親の人間的な感情を無視して胚研
　　究を行うことは，道徳的に認められない」（メアリー・ワーノックがこの立場
　　の代表）。

　生殖技術の発達の引き起こした以上すべての問題に答えを出すことは難しい。
それはこの問題がその人の人生観に直接に関わる内容をもっているからである。
子どもを持つのか持たないのか，子どもを持つ権利はあるのか，子どもを持た
ない夫婦は半人前なのか，そしてそもそも生命誕生にあたって私たちはどこま
で人為的に介入するのが許されるのか。しかし，どうであれ，肝心なことはそ
れによって生まれてくる子どもの福祉ということであろう。生殖技術を規制す
る倫理・法律の作成に当たっても，この観点こそが中心になるべきであると思
う。

　　⇒中絶胎児の利用については，アンドリュー・キンブレル『すばらしい人間部品産
　　業』にアメリカの状況の報告がある。ヒト胚の倫理的権利については，ドイツ連邦
　　審議会答申『受精卵診断と生命政策の合意形成』，および島薗進『いのちの始まり
　　の生命倫理』で詳しく議論されている。生命倫理の観点から，生殖技術によって人
　　間の未来に何がもたらされるかを論じたものは，金城清子『生命誕生をめぐるバイ
　　オエシックス』。産科医療の最先端から，出生前診断について論じたものには，木
　　村利人『バイオエシックス・ハンドブック』がある。

生殖補助技術と遺伝子操作技術との結合──「生命操作」への進展

　生殖技術は不妊の治療という枠に留まるものではなく，生まれてくる子ども
の「質」を選別することができる。髪・肌・目の色といった外見に関しては遺
伝上の法則から相当確実に選択できるし，場合によっては植物や家畜の品種改
良に見られるように，肉体上の能力や「知能」の選択・改良も可能になるかも
しれない。こうした選別を人間に行うことは，20世紀後半にいったん「優生
学」であるという理由で否定された。優生学については次の第6章で述べるが，
否定された優生学は多くの場合ナチズムのイメージで語られるように，国家の

強制を伴うものであった。ところが，現在の優生学は民衆レベルで生じてきているものである。つまり，子どもの出生を自然に任せず，技術を介入させるようになったとき，「どうせならより優秀な子どもが欲しい」という親の欲望にも手を貸そうと科学者たちが手を伸ばしてきたのである。

　遺伝子操作技術を出生に当たって応用すると，あらかじめ胚の遺伝情報を調べ，①病気あるいは病気になりやすくする遺伝子を正常なものに変え，②親の希望する容姿，能力に関わる遺伝子を導入した後で胚を母体に移植し，出産するというやり方が視野に入ってきた。これを「デザイナー・チャイルド」（第6章も参照）と呼んでいる。だが，生殖技術をこのような方向で利用することは，子どもを親の願うままの存在として親の意識に縛り付け，奴隷化することであり，人間としての自立性を侵すものになってしまうという批判は根強い。

　ここで生殖補助技術と遺伝子操作技術が結びつき，生殖補助技術は「補助」などではなくて，本格的な「生命操作」の段階に入る。今日の危険をより詳しく知るためには，次に遺伝子操作について詳しく知らなければならない。

（小島優子・黒崎　剛）

◆┄◆┄◆ 読んでみよう ◆┄◆┄◆

　人工生殖技術について

小西宏『不妊治療は日本人を幸せにするか』講談社現代新書，2002年，215頁。

菅沼信彦『最新生殖医療』名古屋大学出版会，2008年，231頁。

林かおり「海外における生殖補助医療法の現状」『外国の立法』第243号，2010年，99-136頁。

総合研究開発機構編『生殖革命と法——生命科学の発展と倫理』日本経済評論社，2002年，284頁。

宮淑子『不妊と向きあう——生殖技術・わたしの選択』教育資料出版会，1992年，266頁。

ピーター・シンガー，ディーン・ウェールズ（加茂直樹訳）『生殖革命』晃洋書房，1988年（原著1984年），324頁。

マリ゠アンジュ・ダドレール，マルセル・トュラード（林瑞枝・磯本輝子訳）『生殖革命』中央公論社，1987年（原著1986年），292頁。

スコット・ギルバート，クララ・ピント゠コレイア（阿久津英憲監訳）『BIRTH いのちの始まりを考える講義——発生生物学者ギルバート博士が生殖補助医療と人間を語る』羊土社，2020年，383頁。

菅沼信彦・盛永審一郎編『生殖医療』(シリーズ生命倫理学6)丸善出版，2012年，268頁。

石原理『生殖医療の衝撃』講談社現代新書，2016年，208頁。

金城清子『生殖革命と人権——産むことに自由はあるのか』中公新書，1996年，184頁。

金城清子『生命誕生をめぐるバイオエシックス——生命倫理と法』日本評論社，1998年，252頁。

柘植あづみ『生殖技術——不妊治療と再生医療は社会に何をもたらすか』みすず書房，2012年，288頁。

柘植あづみ『生殖技術と親になること——不妊治療と出生前検査がもたらす葛藤』みすず書房，2022年，352頁。

久具宏司『近未来の〈子づくり〉を考える——不妊治療のゆくえ』春秋社，2021年，232頁。

家族関係に関わる問題

フィリス・チェスラー『代理母——ベビーM事件の教訓』平凡社，1993年，377頁。

石原理『生殖医療と家族のかたち——先進国スウェーデンの実践』平凡社新書，2010年，192頁。

歌代幸子『精子提供——父親を知らない子どもたち』新潮社，2012年，254頁。

大野和基『代理出産——生殖ビジネスと命の尊厳』集英社新書，2009年，205頁。

杉浦郁子・宮野亜紀・大江千束編著『パートナーシップ・生活と制度』緑風出版，2007年，220頁。

長沖暁子「非配偶者間人工授精(AID)で生まれた子どもたちが語り始めた」『インパクション』第169号，インパクト出版会，2009年，18-21頁。

町野朔・水野紀子・辰井聡子・米村滋人編『生殖医療と法——医療・医学研究と法1』信山社，2010年，300頁。

南貴子『人工授精におけるドナーの匿名性廃止と家族』風間書房，2010年，354頁。

平井美帆『あなたの子宮を貸してください』講談社，2006年，235頁。

『「出自を知る権利」についての諸外国の制度と現状——提供精子・卵子・胚によって生まれた子のドナー情報へのアクセス』日医総研報告書第66号，2004年，91頁。

ケン・ダニエルズ(仙波由加里訳)『家族をつくる——提供精子を使った人工授精で子どもを持った人たち』人間と歴史社，2010年，333頁。

小門穂『フランスの生命倫理法——生殖医療の用いられ方』ナカニシヤ出版，2015年，211頁。

非配偶者間人工授精で生まれた人の自助グループ・非配偶者間人工授精で生まれた人の自助グループ編著『AIDで生まれるということ——精子提供で生まれた子ども

たちの声』萬書房，2014年，208頁。

生殖ビジネス

上杉富之『現代生殖医療──社会科学からのアプローチ』世界思想社，2005年，274頁。

グループ・女の人権と性『ア・ブ・ナ・イ生殖革命』有斐閣，1989年，241頁。

アンドリュー・キンブレル（福岡伸一訳）『すばらしい人間部品産業』講談社，2011年（原著1993年），450頁（旧版は『ヒューマンボディショップ──臓器売買と生命操作の裏側』化学同人，1995年）。

デボラ・L・スパー（椎野淳訳）『ベビー・ビジネス』ランダムハウス講談社，2006年（原著2006年），318頁。

デイヴィッド・プロッツ（酒井泰介訳）『ノーベル賞受賞者の精子バンク』ハヤカワ文庫，2007年（原著2005年），442頁。

宮下洋一『卵子探しています──世界の不妊・生殖医療現場を訪ねて』小学館，2015年，237頁。

日比野由利編著『アジアの生殖補助医療と法・倫理』法律文化社，2014年，211頁。

日比野由利『ルポ生殖ビジネス──世界で「出産」はどう商品化されているか』朝日新聞出版，2015年，232頁。

生命操作について

木村利人『バイオエシックス・ハンドブック──生命倫理を超えて』法研，2003年，462頁。

坂井律子・春日真人『つくられる命──AID・卵子提供・クローン技術』日本放送出版協会，2004年，254頁。

佐藤孝道『出生前診断』有斐閣，1999年，273頁。

島薗進『いのちの始まりの生命倫理──受精卵・クローン胚の作成・利用は認められるか』春秋社，2006年，326頁。

ドイツ連邦審議会答申（松田純監訳）『受精卵診断と生命政策の合意形成──現代医療の法と倫理（下）』知泉書館，2006年（原著2002年），316頁。

毎日新聞社会部『いのちがあやつられるとき』情報センター出版局，1993年，220頁。

ローリー・B・アンドルーズ（望月弘子訳）『ヒト・クローン無法地帯』紀伊國屋書店，2000年（原著1999年），318頁。

ジャック・テスタール（小林幹生訳）『透明な卵──補助生殖医療の未来』法政大学出版局，2005年（原著1986年），198頁。

ロビン・ベイカー（村上彩訳）『セックス・イン・ザ・フューチャー──生殖技術と家族の行方』紀伊國屋書店，2000年（原著1999年），334頁。

メアリー・ワーノック（上見幸司訳）『生命操作はどこまで許されるか──人間の受精

と発生学に関するワーノック・レポート』共同出版，1992年（原著1985年），216頁。

室月淳『出生前診断の現場から——専門医が考える「命の選択」』集英社新書，2020年，256頁。

盛永審一郎『人受精胚と人間の尊厳——診断と研究利用』リベルタス出版，2017年，190頁。

第6章
遺伝子操作
—— 人間的自由の最終局面 ——

　20世紀半ばに DNA の構造が明らかにされて以来，分子生物学の発展は目覚ましい。それはついに発見の時期を越えて，応用の時を，すなわち人間が意識的に，自らを含めた生物の遺伝子を改変することのできる時を迎えた。いやそれどころか，生命を人間の手で創出する試みが現実のものとなってきている。多くの人がその現実に対応できずにうろたえている間に，科学者たちはいち早く遺伝子操作を産業と結びつけて，そんな人々を横目にして，生物学の時代を謳歌しているようにさえ見える。では，本当に謳歌ばかりしていていいのか。人間は外なる自然（環境）を自由にしようとして，失敗している現状で，内なる自然（生命）を自由にすることなどできるのだろうか。ここで皆さんにも考えてもらいたいのは，自分自身の将来，近未来の人類の姿そのものである。

1　遺伝子を知る，操作する

　バイオテクノロジーは机の上の理論にとどまることはなく，いつでも応用を視野に入れた非常に「実践的な」科学である。多くの科学の場合，知と実践との間に時間差あるいは越えがたい溝があることが多いが，バイオテクノロジーははじめから政策化，産業化を念頭に置いて遂行されているという点で他の科学とはかなり違っている。では，遺伝子を知るということが遺伝子を操作するということに直結しているならば，どういうことを私たちは知っておかなければならないのか，まずそこから始めよう。

（1）DNA 構造の解明から「ゲノム編集」まで
　ヒトの体はひとつの細胞（受精卵）から始まって細胞分化によって作り上げられるが，その運動は遺伝情報に基づいて行われる。遺伝情報は細胞中の核の

なかにある DNA（デオキシリボ核酸）に書き込まれている。1953年にジェーム
ズ・ワトソンとフランシス・クリックによってこの DNA の二重らせん構造が
解明された。この大発見をひとつのきっかけとして，「分子生物学」の爆発的
な発展が始まった。その展開の最初の総括となったのが全世界の科学者の協力
を得て1990年に始まった「ヒトゲノム解析計画」であった。

　「ゲノム」（genome）とは，「ある生物体の持つ遺伝情報の全体」を意味する。
人の細胞には23対の染色体がある。ヒトゲノムとはこの23対の染色体が含むす
べての遺伝情報のことを指す。染色体とは，タンパク質でもって遺伝子の本体
DNA を閉じ込めているものである。

　ヒトのゲノムは22の「常染色体」とXとYという「性染色体」からなって
いる。染色体を構成し，遺伝情報を担う DNA はヌクレオチド（糖＝デオキシ
リボースとリン酸と塩基の結合体）という単位が多数つながってできている巨大
分子である。各ヌクレオチドはアデニン（A），グアニン（G），シトシン（C），
チミン（T）という4つの塩基のどれかを含んでおり，AとT，GとCが常に
ペアをなして結びついている2本のらせん状の鎖構造をとっている。そして，
大まかに言えば，この4つの塩基の配列のなかのうちの3文字（例えばA−G−
T）の並び方（「コドン」）で遺伝情報が規定され，作られるアミノ酸が指定さ
れる。こうして作られたアミノ酸がつなげられることによって，タンパク質が
合成され，人体が形作られていく。

　ヒトゲノムひとつあたりの塩基対は現在約30億個と推定されているが，この
塩基配列のすべてを解読しようという計画が「ヒトゲノム解析計画」であった。
これは世界各国の研究者が解析箇所を分担しあうという，国家横断的巨大プロ
ジェクトとして行われる一方，アメリカのベンチャー私企業も参入，そして両
陣営の対立，競争，和解，協力という過程を経て，2003年に主要関係国によっ
て主たる部分の解読の完了が宣言された。ヒトゲノムの塩基配列の大要が明ら
かになった結果，その中に含まれている遺伝情報を特定し，それを応用してい
くという新しい段階に研究は移行していった。DNA シークエンサー（塩基配
列を定める装置）が次々と改良されて高速化し，30億超あるというヒトゲノム
を数日で解読できるようになり，集められたゲノム情報をもとに，ヒトに限ら
ず生命情報を解析する生命情報科学（bioinformatics）という，生命科学と情報

科学を結合した分野が発展してきている。そして，何らかのタンパク質の生成を指定する遺伝子を特定することができれば，その知に基づいて，人間は本来その生物にはない遺伝子を組み込んだり，異常な遺伝子を正常なものに組み替えたりすることができるようになる。つまり，「遺伝子組み換え」あるいは「遺伝子操作」が可能になるのである。この技術を「遺伝子工学」（genetic engineering）と言う。

　この遺伝子工学の技術は「ゲノム編集」技術が開発されたことによってまったく新しい段階に達した。ゲノム編集技術は20世紀末から開発されていたが，2012年に発表された「クリスパー・キャス9」という新しい編集ツールによって劇的な進化を遂げる。ゲノムを編集する際には目的とする塩基配列を検索してDNAの二本鎖を切断する必要があるのだが，「クリスパー・キャス9」（CRISPER-Cas9）とは，目的とする塩基配列の読み取り部を簡単・安価に作成できる，いまのところ最高に優秀なゲノム編集ツールである。ゲノム編集以前の遺伝子組み換えでは，遺伝子を組み込む場合（「ノックイン」）では，組み込もうとしたDNAがゲノムのなかのどこに入るのかコントロールすることが難しく，入った箇所によってはがん遺伝子を活性化させてしまうなどの問題があった。しかしゲノム編集では狙った箇所でDNAを切断し，外来DNAを狙った数だけ挿入できるようになり，精度が大きく向上した。遺伝子組み換えは従来のイメージでは人の体に「人工的に」手を加え，その結果「科学者にも想定外の深刻な事態」を引き起こす危険があると捉えられていたが，ゲノム編集の技術を用いれば自然的な突然変異と同レベルで遺伝子改変ができるはずだと科学者たちは自信をもちはじめている。したがって，「遺伝子操作」の倫理問題も，ゲノム編集技術開発以後に対応することを求められることになった。

（コラム6‐1）

　　⇒DNAの構造と働きについてDVDと図解で教えてくれるのは，工藤光子・中村桂子『見てわかるDNAのしくみ』。ジェームズ・ワトソン，アンドリュー・ベリー『DNA二重らせんの発見からヒトゲノム計画まで』はその書名の通り，遺伝学の始まりからヒトゲノム計画，遺伝情報の活用，未来への考察まで一通り含まれている。ラインハート・レンネバーグ『EURO版バイオテクノロジーの教科書』（上・下）も同様。その後の画期をなした「ゲノム編集」についてはすでにいくつ

コラム6-1 「ゲノム編集」とは何か

　ゲノム編集とは，ZFN（zinc-finger nuclease）や TALEN（transcription activator-like effector nuclease）などの人工制限酵素あるいは「クリスパー・キャス9」（clustered regulatory interspaced short palindromic repeats-CRISPER associated protein9）のような RNA 誘導型 DNA 切断酵素を利用して，標的 DNA の塩基配列を改変する技術である[1]。ゲノムとは，細胞あるいは個体の中に存在するデオキシリボ核酸（DNA）分子すべてを表す総称である。原則的に，生物の遺伝情報は，DNA の塩基配列として保存，継承されている。DNA は，アデニン，チミン，グアニン，シトシンの4種類の塩基をもち，この塩基の一次元的な組み合わせにより，タンパク質のアミノ酸配列やタンパク質には翻訳されない RNA の情報を規定し，生物の表現型の基本的な状態を決定する。ゲノム編集ツールは，DNA の特定部分を標的として切断する機能をもち，遺伝子の破壊（遺伝子ノックアウト）や，切断後の DNA 修復機構により外来遺伝子の導入（遺伝子ノックイン）ができる。CRISPER-Cas9 は，ZFN や TALEN に比べて標的配列の設計が容易で，2013年に哺乳類に最初に使用されて以来，その応用範囲を大きく広げている。現在では，ゲノム情報が解読され，遺伝子導入法が確立されている生物種であれば，原理的に標的の遺伝子を選んで改変することが可能となり，将来的には，農水畜産物の品種改良，バイオ燃料の開発，生命現象の解明，疾患モデル細胞や動物の作成，創薬やゲノム編集治療などへの応用が期待されている[1]。

　ゲノムの塩基配列情報は，ほぼ安定して次世代へと伝達されるが，自然の状態でもわずかに変化が生じている。したがって，種間だけでなく，種内においても全く同じ遺伝情報をもたないことになる。さらに，この配列情報の差異は，環境の影響と相まって，生物の多様な表現型に繋がる。塩基配列情報の代表的な変化には，塩基の置換や，塩基の欠失および挿入がある。欠失や挿入では，染色体レベルに至るものもある。さらに，ひとつの染色体内の DNA の2箇所が切れ，その方向が入れ替わる逆位や，2つの染色体でそれぞれ1箇所が切れ，その2つが入れ替わる転座，などの変化もある。これらの配列情報の変化（バリアント）の影響は，表現型に与えないものもあれば，個体の生存を脅かすものまで，様々である。

　人類は，古来より，自身の利用する植物や動物に対して，好ましい表現型（形質）をもったどうしの個体を掛け合わせ，品種改良を行ってきた。しかし，この品種改良は，非常に時間のかかる作業であった。20世紀に入り，遺伝子が表現型の源であることが明らかになると，DNA の配列情報の改変を行うことで好みの表現型をもつ個体を生み出せるようになった。

　遺伝子導入は，ゲノム編集の応用が一般的になる以前からあり，代表的な方法として，遺伝子を細胞に直接注入するマイクロインジェクションや，ウイルスベクターを用いた遺伝子導入がある。しかし，これらの方法では，ゲノムにおける遺伝子の挿入部位はランダムになるという問題があった。これを解決したのが遺伝子

ターゲティング法である。遺伝子ターゲティング法は，ゲノムの特定部位に遺伝子を導入できるだけでなく，特定の遺伝子を破壊したりすることにも応用される。

しかし，遺伝子ターゲティング法によって，遺伝子を改変した動物個体を生み出すには，発生工学の技術が必要となる。植物では，遺伝子改変を行ったひとつの細胞から個体を生み出すことが可能であるが，脊椎動物では，複雑な発生過程を辿るため，植物ほどの単純に個体を生み出すことはできない。哺乳動物の発生では，ひとつの受精卵が分裂を繰り返し，胎内で細胞増殖を繰り返し，それぞれの細胞は機能を分化させ，個体として発生していく。この発生初期の胚盤胞と呼ばれる段階では，外側を将来胎盤となる栄養膜細胞が覆い，内部には胚盤胞腔という細胞のない腔と，将来胎児になる内細胞塊が生じる。この内細胞塊の細胞は，あらゆる細胞に分化できる能力をもっており，この細胞を取り出して培養したものが ES 細胞である。哺乳動物の ES 細胞を用いて，遺伝子ターゲティング法で遺伝子改変個体を生み出すためには，まず ES 細胞の遺伝子改変を行い，改変された ES 細胞を別の胚盤胞の胚盤胞腔内に注入し，子宮内に移植する。この胚盤胞の発生が進むと，注入された遺伝子改変細胞と元の胚盤胞に存在していた細胞の両方から構成されるキメラ動物が誕生する。このキメラ生物の生殖細胞に改変によって生じたバリアントが存在していれば，次世代に遺伝子変異をもった個体が誕生しうる。一方，ゲノム編集では，受精卵の段階でも特定のゲノム領域の改変を行えるため，時間，難易度，費用を軽減することができる[2]。また，ゲノム編集では，塩基レベルだけでなく，染色体レベルまでもゲノム改変を行うことが可能であり，従来の遺伝子改変とは大きく異なっている。

ゲノム編集の安全性において最も注意すべき点として，オフターゲット作用がある。これはゲノム編集ツールが本来標的としている配列以外の配列を切断し，場合によっては変異を導入したり，細胞毒性を引き起こしたりすることである[1]。さらに，染色体における転座や欠失などの発生する可能性も示唆されている。ゲノム編集の安全性を確保するために，オフターゲット作用の高感度の検出法と，オフターゲット作用を軽減するための研究が進められている。

参考文献
(1)　山本卓・佐久間哲史編『完全版ゲノム編集実験スタンダード』羊土社，2019年。
(2)　田村隆明『基礎から学ぶ遺伝子工学』（第2版）羊土社，2017年。

（三宅秀彦）

かの解説書が新書で出ている。章末の参考文献を見てほしい。問題を概観するのに優れているのはジョン・パリントン『生命の再設計は可能か』，ネッサ・キャリー『動き始めたゲノム編集』。

（2）遺伝子の知，操作から，どんな利益が得られると主張されているか

　では，遺伝子を知り，かつ操作そして「編集」までができるようになると，私たちの生活にどのような変化が訪れるのだろうか。その変化は，ある人たちに言わせれば，「バラ色の未来」を約束している。ところが，別の人の理解では，それは人類を「ディストピア」（暗黒社会）に陥らせ滅亡させかねない悪夢なのである。ここではまず，それを積極的に肯定する人々がどのような素晴らしい利益が得られると言っているのか，その言い分を聞いてみよう。

医療への応用

　第一に，医療への貢献としては，「オーダーメイド医療」「遺伝病の予防」「遺伝子治療」「医療資源の開発」の４つを挙げることができる。

　①「オーダーメイド医療」

　成果のひとつは，「オーダーメイド医療」（英語では「テーラーメイド医療」tailor made medicine とも言う）というやり方が可能になることである。人は誰でもその人固有の体質，遺伝子変異をもっているが，「オーダーメイド医療」とは，各人の遺伝情報からそうした差異を読み取り，それにふさわしい治療や，最高の有効性をもちかつ副作用の少ない量の薬を処方することを指す。最近では「ゲノム医療」という言い方も定着している。これは個々人のゲノム情報に基づき，病気の診断・治療・予防に役立てることである。

　個々人に最適の治療を選択できれば，副作用の軽減ばかりでなく，行き過ぎた，あるいは不足した治療による病気の不必要な悪化といった事態も避けることができ，QOL の向上に貢献することができる。また，適切な治療を選択できるようになれば，医療費の節約にもつながるという期待もできる。

　ヒトゲノム解析終了宣言の直後には，遺伝子配列が分かればただちに臨床への応用がきくと思われていた。しかし実際には，例えば一卵性双生児でも驚くほど違った人間になることもあるように，DNA 配列だけでは諸個人の遺伝的特質を理解できないということが分かってきたし，また同じ個人が，その時々での異なる反応を示すのはなぜかということを解明しなければならないことが分かってきた。DNA は生まれてから死ぬまで完全に不変なわけではなく，成長・老化につれて若干の変異が加わるし，また DNA ばかりでなく，例えば食

事，ストレス，体内に取り込んだ化学物質などによって遺伝子の発現の仕方もまた変化する。したがって一卵性双生児でも，遺伝子の発現の仕方には差が出てくる。こうした後天的な変化を「エピジェネティックな」変化と言う。DNA 配列からだけでは説明できないこうした遺伝の実際の発現の仕組みを解明しようとするのが「エピジェネティクス」（epigenetics）であり，新しい分野として注目を集めている。

②遺伝病の予防

ある遺伝性疾患が遺伝情報のいかなる変異によって引き起こされるのかを特定できれば，また，あらかじめある遺伝病を引き起こすか，病気になりやすいであろう遺伝子の変異を確認できれば，その予防のためにいかなる手を打てばよいのかを考えることもできる。遺伝病と言っても，単一の遺伝子変異によって必ず発症するものよりも，多くの遺伝的変異が重なって，ある種の病気（がんや糖尿病，心臓病など）にかかりやすくなっているものの方が多い。そのような色々の変異を自分が持っているということが分かれば，生活習慣の管理，定期的な診察，投薬などで発症を防いだり，遅らせたりすることができる。

ただこれにも，乳がん家系の女性が発症以前に予防的に乳房を切除してしまうといった事例も出ており，あらかじめそのような変異を知ることが諸個人のQOL を向上させるのかについては異論もありうる。また複雑な個人の遺伝的変異にどれほど正確に対応できるのかについては十分には分かっていない。

③遺伝子治療

遺伝子治療とは，なんらかの遺伝子の変異によって引き起こされる遺伝病に対して，標準の遺伝子を患者に送り込むことで変異遺伝子の欠陥を修正し，治療しようとする医療法であり，これまで治療不可能であった遺伝病に対する「夢の治療法」として当初は大きな期待を寄せられた。

代表的な遺伝子治療は，無害化したレトロウイルスをベクター（遺伝子の運び屋）に仕立てて目的の遺伝子を細胞内に送り込み，遺伝子の中に組み入れるという手法をとる。他にも病気の原因遺伝子の働きを抑える人工遺伝子を組み込む「アンチセンス治療法」なども開発され，エイズやがん治療に使われている。

「遺伝子治療」は正式にはアメリカ合衆国で1990年に「ADA 欠損症」（体内

で ADA という酵素が生産されないことで引き起こされる重度の免疫不全の病気）の児童に対して初めて行われた。その後1995年には，日本で初めての遺伝子治療が同じ病気に対して行われている。どちらの例でも「効果はあった」と評価されたが，その効果が同時に並行して行われていた他の標準的治療の成果であった可能性が高いことも指摘されている。

　しかし，遺伝子治療に対しては，当初からベクターとして使われるレトロウイルスがどの程度安全なのかが分からないという問題があった。ベクターに改変遺伝子を運ばせても，ベクターがそれを目的の箇所とは違う箇所に導入してしまい，その近くにあるがん細胞を活性化させるのではないかといった「副作用」についての懸念が出されていた。そして実際，レトロウイルスを使用した遺伝子治療が引き金となったと推測される白血病発症の例（仏2001年，英2007年），またアデノウイルス（肺炎などの原因となるウイルス）のベクターを大量投与された患者の死亡例（米1999年）などが報告された。そのため全体として，遺伝子治療からは1990年代の勢いは失われ，21世紀最初の10年には年間手術例100例程度の横ばい状態が続いていた。しかし，他方，2012年に安全性の高いベクター（アデノ随伴ウイルスベクター）がヨーロッパで承認されたことで，ふたたび遺伝子治療が勢いを取り戻しており，特にがんの遺伝子治療が大きく進展しはじめている。

　④ゲノム編集治療

　そしてこの安全性を高められたウイルスベクターにゲノム編集ツールを載せ，遺伝子を改変させることで遺伝性疾患を治療するのが「ゲノム編集治療」である。それには２種類あって，①体内に直接ゲノム編集ツールを注入する方法と，②細胞を取り出して体外でゲノム編集し，それを体内に移植する方法とである。ゲノム編集の場合にも従来の遺伝子の組み換えの場合と同じ問題があり，それは「オフターゲット作用」と呼ばれている。これは狙ったところとは違うところでゲノム配列が切断され変異遺伝子が導入されることを言う。先の①の場合には従来の遺伝子治療と同様にオフターゲット作用を防げないが，②の場合にはオフターゲット変異がある細胞は除くことができるので，安全性は高まるといわれている。しかしベクターを使って長期間体内でゲノム編集を行う治療法が安全なのか否かはまだ分かっていない。特にヒトの受精卵に改編を加えて遺

伝性疾患を治療する手法に関しては，技術的な問題ばかりでなく倫理的な問題をクリアできないので，実現困難な状況にある。それでも遺伝子の変異による疾患，がんの免疫治療，HIV などのウイルス感染症などの治療以外にも，再生医療にまで適用できる技術であり，今後の医療に飛躍的な発展をもたらすと期待されているところである。今後の標的は狙った遺伝子を改変するが，正常な機能には影響を与えない確実な手法を確立することにある。

　もちろん，医療技術の発展だけに目を奪われてはならない。現在でもお金がないばかりに標準的医療さえ受けることができないまま死んでいかなければならない人たちがたくさんいるのだから，社会的不平等を解消するということが開発された技術を有効に使う前提であることは忘れるべきではない。

　⑤ 医療資源の開発

　遺伝子組み換え微生物を利用してインシュリンや成長ホルモンなどの医薬品，診断薬・予防薬などを製造することができ，これによって必要な薬を安価に提供できるようになる。また人体実験が行えない場合でも，ゲノム編集によって「ヒト疾患モデル動物」を作ることで，人間の医学研究に役立てることができるというのである。

　　⇒ポスト・ゲノム時代の医療一般について，かなり楽天的な見通しは，フランシ
　　ス・S・コリンズ『遺伝子医療革命』で知ることができる。「世界初」の遺伝子治
　　療をめぐるドラマについては，ラリー・トンプソン『遺伝子治療革命』が当時の興
　　奮を伝えているが，この治療例も今では高い評価を与えられていない。遺伝子治療
　　の最近の動向について語っているのは専門書が多く，一般向けの良著は少ない。例
　　えばリッキー・ルイス『「永久に治る」ことは可能か？』。インターネットの各サイ
　　トである程度最近の事情を知ることができるが，それらは遺伝子治療を推進する研
　　究所や企業のサイトである場合がほとんどであるため，利用する際には注意が必要
　　である。

人類の歴史的課題の解決への貢献

　第二に，人類が現在解決を迫られている問題にバイオテクノロジーが貢献できるという主張がある。その問題とは，すなわちエネルギー問題，食糧問題，環境問題である。

① 「バイオエネルギー」の開発によるエネルギー問題への貢献

　生物起源の産業資源を「バイオマス」（biomass）と呼び，バイオマスを燃料に変換し，化石燃料エネルギー依存体制から脱却しようとする試みがある。代表的な試みとしては，微生物を用いてメタノール，エタノール，メタンガスなどのエネルギー源を生産することであるが，その際に遺伝子組み換え技術を使って作った微生物を用いることで，効率的にこうしたエネルギーを生産することができるということが主張される。バイオマス・エネルギーの利点は，再生可能であること，環境に対する負荷を抑えることができること，化石燃料ほど温暖化ガスや汚染物質を排出しないこと，地域生産型であることなどが挙げられる。

　しかしこれに対する反論として，実際にはバイオマス・エネルギーを再生するためには，それなりのエネルギーの投与，環境への負荷があり，必要な資源を生産するのに十分な耕地がないこと，かつエネルギーのレベルが低く，季節ごとの生産量にむらがあり，安定供給ができないといった点が挙げられる。また，2007年前後にはバイオエネルギーを生産するために本来食糧に回すべき資源（トウモロコシ，サトウキビなど）が過剰に消費されたり投機の対象となったりして，穀物価格の高騰，供給不足を招くという事態も起きた。こうしたことが続けば世界の貧困層に打撃を与える危険もある。植物以外では，「微細藻類」が蓄える油脂を利用するこころみなどが注目されている。しかしバイオエネルギーがエネルギー不足の決定的な解決策になるのかはまだ不透明である。

② 食料問題への貢献

　現在人類の人口は78億を突破しているが，これだけの生物個体を養う食糧を生産・配分することが世界の緊急の課題となっている。食糧生産に関して言えば，バイオテクノロジーの推進論者たちは次のようなメリットがあると主張している。すなわち，遺伝子組み換え・ゲノム編集技術によって，高機能食品（栄養素強化，低アレルゲン化，ワクチンを組み込んだ食品など）を作り出して健康を増進させる，害虫，病原ウイルス，除草剤などに耐性を持つ作物を作り，農薬の散布回数を減らす，日持ちのする作物，過酷な環境（高塩分濃度，高温，低温）に耐性を持つ作物などを作り出し，生産性を向上させ，安定した食料供給に貢献できるといったことである。さらにゲノム編集によってウイルス感染に

抵抗できるブタ，肉量を増やした食用動物や魚をつくることもできる。

　③環境問題への貢献

　生物の中にはもともと，例えば人体に有害な化学物質を分解したり，蓄積したりして，環境を浄化・修復する能力を持ったものがいる。このような能力を持った生物からそれに関わる遺伝子を取り出し，それを導入した遺伝子組み換え微生物を作り，環境浄化に役立てようとする試み（生物的環境浄化, bioremediation）がある。また，植物の環境浄化能力に注目し，遺伝子組み換え技術でそうした能力を導入・強化した植物に，重金属や汚染物質を吸収・除去してもらうやり方（phytoremediation）も開発されている。この技術に期待されているのは，環境，土壌の中の水銀，ダイオキシンを分解，吸収させる生分解性プラスチックを作る，過酷な環境に耐えることのできる能力をもつ遺伝子組み換え植物を作り，砂漠の緑化や温暖化対策に役立てたりするといったことである。

　また近年外来種による生態系の攪乱（在来生物種・希少種の減少・絶滅，それによる生物多様性の減少）が問題になっているが，遺伝子改変・ゲノム編集の技術を使った対策法が開発されている。代表的なのが，遺伝子変異を導入して不妊状態にした害虫を放ち，子孫が生まれないようにする作戦である。これはすでに使われて効果的であることは証明されている。ただし，外来種が絶滅してもその地域の生態系は保たれるが，外来種といえども原産国では在来種であり，遺伝子改変された不妊生物が原産国に現れてその種を絶滅させ，生態系に被害を与える可能性は否定できない。この方法は「遺伝子ドライブ」と呼ばれている。これを使うと自然界では起きえない急スピードで，つまりほんの数世代で遺伝子変異を集団に広げることができる。遺伝子ドライブは，例えばマラリアを媒介する蚊の集団にマラリアに対する耐性遺伝子を組み込んで放てば，短期間でマラリアを撲滅できるかもしれず，感染症対策として大きな可能性を秘めている。もちろんこの方法は大きな危険性も持っている。野外に放たれた遺伝子改変生物のもつ外来遺伝子が野生集団に広がっていたことがすでに分かっている（ブラジルでのネッタイシマカでの例）。個々の実験例の結果がどうなるのかはまだ不明だが，外来遺伝子が自然界で拡散すると予期できない遺伝子変異現象が起きる可能性も否定はできない。効果が期待できる分だけ，危険性も大きいのである。

コラム6-2 ゲノム編集に対する国際規制

　2018年，ゲノム編集を施された受精卵から双子の女児が生まれたことが，ことも
あろうにゲノム編集の国際会議（第2回ヒトゲノム編集国際会議）の最中に中国の
研究者（南方科技大学，賀教授）から発表され，世界の科学者を震撼させた。ゲノ
ム編集技術を受精卵に使用すること自体が時期尚早とされている段階であるし，も
し編集が正確に行われていなければ彼女たちの細胞が「モザイク」細胞（編集され
たゲノムを持つ細胞と持たない細胞の混合状態）になっている危険もあるし，彼女
たちが子どもをつくると，その遺伝上の変化が子孫に伝わってしまう。それがどう
いう結果を引き起こすのかはまだだれにも分からないという段階での実行であった。
この行為は科学的適正・倫理性の両面に関してもちろん世界中から非難の声が湧き，
当会議の組織委員会は「無責任で国際的な規範に反する」という非難声明を出し，
中国当局も賀を非難し，この人物の業績をウェブサイトから削除し，活動を停止さ
せた。この事件は思慮の足りない学者がその気になれば遺伝子を改変された人間を
簡単に作ることができるという事実を改めて私たちに突きつけ，遺伝子改変，ゲノ
ム編集技術を国際的にどのように規制し，倫理的にルーズな傾向（「西欧的倫理」
であるが）のある国々，国益を第一と考える国々にどのように順守させていくのか
という問題を投げかけた。

　国際的規制としては，ユネスコ「ヒトゲノムと人権に関する世界宣言」（The Uni-
versal Declaration on the Human Genome and Human Rights）が1997年11月に採択
されていて，そこではヒトゲノムに関する研究が人間の尊厳・自由・人権を侵すこ
と，そして遺伝に関わるあらゆる差別を禁止することがうたわれていたが，ゲノム
編集に対しても国際的規制作りが急がれている。日本学術会議（科学者委員会ゲノ
ム編集技術に関する分科会）の出した「ゲノム編集技術のヒト胚等への臨床応用に
対する法規制のあり方について」（2020年3月）では「ヒト胚等へのゲノム編集は，
出生する子どもへの予期せぬ副作用，遺伝的改変が世代を超えて継続すること，優
生主義的な人間の選抜につながる恐れがあること等の理由で，実効性のある規制が
求められている」として，①ゲノム編集技術の臨床応用に関する法的規制の早期
の実現，②ゲノム編集技術の臨床応用に関する法的規制のあり方，③国内的・国
際的なルールメーキングのあり方についての提言がなされた。

　遺伝子組換え生物などが生物の多様性に及ぼすかもしれない悪影響を阻止す
るための国際条約として「カルタヘナ議定書」（Cartagena Protocol on Biosafety,
生物の多様性に関する条約のバイオセーフティに関するカルタヘナ議定書）が2003年
に締結されている（コラム6-2）。

人類の過去を知る——人類学への応用

　第三に，人類学への貢献がある。人類の文字記録以前の過去を知る手段とし
ては，これまでは化石や生活痕，遺跡といったものを調べるしか手がなかった
が，そこに DNA 分析の手法が新たに付け加わり，大きな威力を発揮し始めて
いる。

　現在の推定では，ヒトの遺伝子は 2 万2000くらいであると言われているが
(2004年英『ネイチャー』誌発表による)，そのうち実際にいま現在発現しているの
は10％程度であり，何のためにあるのか意味の分からないもの，また昔は働い
ていたが，いまは働きをやめてしまっていると思われる遺伝子も数多くある。
だが，現在働いている遺伝子はもちろん，こうした働きを止めてしまった遺伝
子にも驚くべき情報が秘められていることが分かってきた。類人猿が人類にな
るまで辿ってきた進化の過程，私たちの祖先はどこに生まれ，どこに暮らして
いたのか，各「民族」の間に見られる違いがどのように生まれてきたのか，私
につながる人々の集団はどのような旅路を辿ってきたのか，そして日本人はど
うやって誕生し，ほかならぬこの私がどうしていまここにあるのか，といった
ことを遺伝子に刻まれた痕跡から推測することができるようになった。これに
よって，これまでの化石や遺物，生活痕といったものの研究に加えて，遺伝情
報からの推理によって私たち自身の歴史をかなり復元できるようになった。こ
うした使用法については反対論も少なく，いまや，遺伝子は「人類の自己知」
のための優れた道具としての地位を獲得しつつあり，今後はその精度を高める
ことが期待される。

　　　⇒日本人のルーツに関しては，篠田謙一『日本人になった祖先たち』，欧米人から
　　　の視点としては，J・リレスフォード『遺伝子で探る人類史』，デイヴィッド・ライ
　　　ク『交雑する人類』がある。

人類の未来を創る——進化の新しい手段として

　第四に，遺伝子操作を人類進化の手段にし，人間を「超人類」にしようとい
う SF 的な，しかし大真面目な主張がある。遺伝子の操作が現在よりも容易に
なれば，これまで自然の偶然性に任せてきた進化の過程を，人間が意識的にデ
ザインするということも展望できる。そうなると，他の惑星に移住できるよう

な新種の生物に自らを変化させるといったことも計画されるかもしれない。遺伝子操作によって人類は新種の知的生命体へと進化するというこのような考えは，決して空想的なものではない。だが，そこに至る道として，「エンハンスメント」と「優生学」の問題を避けて通ることができないが，これらについては後述する。

　　⇒しかしながら，デリケートな問題だけに，これに切り込んだ良書はほとんどない。
　　関連する書としては，ラメズ・ナム『超人類へ！』。リー・M・シルヴァー『人類
　　最後のタブー』もこうした問題に対してラディカルに推進する立場を表明している。
　　これと正反対に，これ以上のテクノロジーの発展を差し止めるべきだと主張するも
　　のとしては，例えばビル・マッキベン『人間の終焉』などがある。

2　遺伝子を知ること，操作することへの不安

　以上のようなバイオテクノロジーの利用法のうち，メリットの方を聞かされると，私たちが遺伝情報を知りかつそれを応用することで得られる利益は計り知れなく，かつ人類にバラ色の未来を約束するかのように思えてきてしまうが，実際にはそれほど楽観する人は少ない。それはなぜか。私たちが不安になるのは，すでに述べたことに加え以下のような問題があるからである。

（1）遺伝情報との付き合い方
　現代は情報化社会だと言われ，情報を取り扱う際の倫理がやかましく言われるようになった。その中でも個人情報の管理は各人の人生に関わる問題に発展することもあり，特に慎重に対応を求められている。遺伝情報は住所や電話番号とは違って一生にわたって変更することができず，常にある個人を特定できる情報であり，他人がそれに基づいてその人について何らかの判断を下す材料となる。また，個人特有のことばかりでなく，血縁関係までもかなりの精度で特定できてしまう。そのために各個人の遺伝情報は「究極の個人情報」と言われる。この究極の個人情報を社会としてどう取り扱うかが新たに重大な問題として浮かび上がってきた。

　ここでは①遺伝情報の管理，②遺伝子レベルでの差別，③遺伝子スクリーニ

ング，④「運命」との新しい付き合い方，という4つの問題を提起しておこう。

遺伝情報の管理

　遺伝情報は一人の人間に限っても膨大であり，電子メディアに記録されることになるが，その記録は誰が管理するのか，誰がアクセスできるのか，どのように利用してもいいのかが問題になる。管理者を公的機関，例えば政府とした場合，時の権力によって個人管理の道具として使われる危険があるし，民間企業に託したとしても，情報が洩れて（現在，住所や電話番号が流出して利用されているように）本人の知らないところで参照され，利用されたりして，プライバシーが侵されたりするという事態を完全に避けることはできないだろう。個人の遺伝情報が電子データとなり，その保存先がネットにつながれている場合，そのデータは潜在的には全世界に公開されていることになる。ここには秘されるべき究極の個人情報が潜在的に公開されているという形で保存されているという絶対の矛盾をどのように解決したらいいのかが問われている。

　日本において，個人情報の保護に関しては文部科学省，厚生労働省，経済産業省が2001年に(a)「ヒトゲノム・遺伝子解析研究に関する倫理指針」を共同で作成，さらに2003年に(b)「個人情報保護法」が制定され，2005年から施行されている。これらの指針と法に基づき，厚生労働省は病院，診療所，薬局，介護保険法に規定する居宅サービス事業を行う者等の事業者などに対して(c)「医療・介護関係事業者における個人情報の適切な取扱いのためのガイドライン」(2004，2010年最新改正)，経済産業省は個人遺伝情報に係わる検査，解析及び鑑定等を行う事業者に対して(d)「経済産業省個人遺伝情報保護ガイドライン」(2004年)，(e)「経済産業分野ガイドライン」(2009年) などを制定，さらに，日本医学会は診療で活用するためのガイドラインとして(f)「医療における遺伝学的検査・診断に関するガイドライン」(2011年) などを制定して対応にあたっている。今後も順次新しいガイドラインが加わるはずである。（なお，以上の法令・ガイドラインはすでに数次にわたって改訂され，最新版が出ており，すべてインターネット上で確認することができる）。

遺伝子レベルでの差別

　この矛盾を解決する究極の方法は，そもそも個人の遺伝情報が公開されても何ら不利益がない，という社会を現実化するということであろう。もちろんそのような社会は実現されておらず，情報が洩れれば遺伝子レベルでの差別が現実のものとなってしまう。

　これまで，まず問題になったのは生命保険であった。将来致死的な病気にかかる可能性が高い，あるいは生活習慣病になりやすいリスクを増やす遺伝的性質をもっていると突き止められてしまうと，生命保険への加入は拒否されることがありうる。また，就職の際に遺伝子診断の結果で断られる，結婚で差別されるといったことも，すでに現実に起こっている。こうしたことが最初に問題となったアメリカ合衆国ではこうした差別を防ぐために，1990年代から多くの州で遺伝子差別を禁止する州法が作られ，2000年には政府職員などの採用・昇進に当たって遺伝子レベルでの差別を禁止する大統領令が定められるなど対策が講じられてきた。

　こうした差別については，ほぼ次のような倫理が思想としては確立していると言ってよい。――遺伝子をランダムに変化させることは，生命がとっている基本戦略である。その結果として優位な性質を獲得する生物，個体がいる反面，致命的な変異を背負って生まれてきてしまうものが出てくることは避けられない。そういう個体は，いわば生命全体のリスクを一身に引き受けて生まれてきてくれるわけだから，人間の場合，そういう人を社会的に受け入れるのは当然の義務と考えられなければならない。

遺伝子スクリーニング／出生前診断と選択中絶

　病気を引き起こす遺伝子の変異を特定できた遺伝病（例えばテイ・サックス病，地中海貧血症，鎌型赤血球貧血症など）に関しては，遺伝子スクリーニングを受けて自分がそのキャリアであるかを知ったり，キャリアである妊婦が出生前診断を受けて，胎児がその遺伝子を受け継いでいるかあらかじめ知ったりすることができるようになった。その結果，胎児が病気の遺伝子をもっている場合に，親が中絶を選択するということはすでに現実のものになっている。すでに障害を持って生まれてきた人々を受け入れるのは人間にとって当然の義務であると

書いた。では，生まれさせないというこうした選択を，私たちは人類の未来世代の形成の仕方として許容すべきことなのかが問われている。（これについては第3章で扱った）。

「運命」との新しい付き合い方——治療の途上での人生論的問題

　ヒト遺伝子一般の地図づくりが終われば，諸個人が自分の遺伝子はどのような問題につながるのかを知ることができるようになる。それが例えば一定の年齢になったら発病し，しかも治療法がないような病気のキャリアであると分かったとしたら，その「運命」に私たちはどう立ち向かったらいいのだろうか。自分の運命を知りつつ生きていかなければならないという人生にどう耐えていくのだろうか。

　また病を起こす遺伝子は，家族全員が分かち持っているかもしれない。一人が自分の運命を知るということは，他の家族もまた自分の運命を知るということであり，自分だけの問題にはとどまらない。誰か一人の決断で，家族の成員にもそのような重い現実を知らせることになってしまう。

　テクノロジーの発展が，人間の「生き方」に関して，新しい難問を突き付けたのである。

　　⇒自らが重篤な遺伝病のキャリアという運命に直面したある研究者の記録が，アリス・ウェクスラー『ウェクスラー家の選択』である。

（2）動植物の遺伝子組み換え・遺伝子操作への不安

　人間はこれまでも伝統的な手法で動植物の形態・性質を「改良」してきた。ただしそれは長い時間をかけて，すこしずつ，短くても数世代をかけて変化させるという形で行われてきたので，問題が生じたときも，対応する余裕があった。だが，遺伝子操作技術はそれを自然史的な時間から見れば「一瞬」とも言うことのできる時間で一気に行い，しかも「種」の壁を壊して別種のものに遺伝子を組み込むということもできるようになった。生物種を人間が都合のいいように急激に変えることは，現在の自然のしくみを攪乱させることであるから，もし失敗したら，その被害がどのようなかたちで現れるのか予測することは難しい。ゲノム編集技術によって従来の遺伝子組み換えよりも安全性は期待でき

るようにはなったが，それでも遺伝子操作の長期的影響については，誰も正確に答えることはできないことは変わらない。

それにもかかわらず，一部の科学者は「何の問題ない」と熱心に主張し続ける。だが，主張するのはそれによって彼らが多くの利益を得られることが分かっている場合も多い。そうなると，科学者の言説が必ずしも信用できないという状況下で，遺伝子組み換え生物（genetically modified organism；GMO）にどういう態度をとるべきか，私たち個々人の態度が問われることになる。

遺伝子組み換え動物に関しても，多くの問題が指摘されている。それが人間の病気の治療に役立つとしても，そのために動物に苦痛を与えているのであるから，動物愛護団体が黙っていない。動物愛護の精神を捨てて，人間の特権として割り切ったとしても，生物への遺伝子組み換えによってこれまでにない新しい生物ができてしまうかもしれないし，そのような生物が人間に対して友好的であるとは限らない。

さらに，この技術は生物兵器に簡単に応用されることもできる。すでに人類は過去に何度も生物兵器をつくろうと試みているし，日本政府は第2次世界大戦時に実際に731部隊に細菌兵器を作らせた過去がある。アメリカ先住民はヨーロッパ人が持ち込んだ天然痘によって大量死させられた。これは計画的に起こったことではないが，当時18世紀にイギリス軍司令官たちが天然痘を生物兵器として実際に使おうとしていた手紙も残っていると言う（パリントン『生命の再設計は可能か』356頁参照）。そして国家レベルの組織でなくても，カルト的な新興宗教団体やカルト団体そのものが遺伝子改変技術を使うことはかなり簡単にできるようになっている。そのような非理性的な組織が登場したときにどう対処すべきかまで考えておかなければならない時代になってしまっている。

（3）安全性問題
「バイオハザード」

遺伝子組み換え生物のなかでも，微生物に関しては，新しい病気を引き起こす可能性が指摘され，「バイオハザード」（生物災害，この場合，遺伝子組み換え生物の環境放出によるもの）の危機に対する備えが科学界に要求された。そこで，科学者たちは1975年に米国カリフォルニア州アシロマでいわゆる「アシロマ会

議」を開催し，遺伝子組み換え生物の規制策を制定した。その２本の柱は「物理的封じ込め」（改変生物が外部環境に流出しないように管理すること。遺伝子組み換え微生物などを扱う建物，差圧を確保した実験室の設備から，手洗い，マスク着用といったこと）と「生物学的封じ込め」（外部の自然環境では生きていけないような宿主とベクターを使用すること）である。1980年代には「エイズ」が，最近では新型コロナウイルスが研究所から漏れ出た遺伝子組み換えウイルスが原因ではないかと疑われたこともあったが，今日に至るまで遺伝子組み換え微生物によるバイオハザードと思われるものは，幸いにして起きていない。しかしすでにゲノム編集によって不妊化された蚊が環境中に放たれるなど，これまでにない急速な遺伝的変化（遺伝子ドライブ）を引き起こす実験は開始されており，「何が起きるか予測できない」という状況は続いている。

科学者はどのように責任をとるべきか

　しかしながら，科学の世界では「予期できぬ結果」に対して，あるいは科学によって引き起こされた災害に対して，研究の発展を阻害させないという名目で，科学者自身は責任を取らなくてもよいことになっている。では，無責任を認められている科学者たちにいざという時の責任感をどれだけ期待できるのだろうか。しかも，バイオテクノロジーの分野においては，いまや遺伝子操作に長けた科学者たちがベンチャー企業を起こすことを前提として研究していて，学者もまた金銭的利益のために暴走する危険をはらんでいる。このような現実の前には，科学研究の倫理から一歩進んで，科学の応用が引き起こした結果に対する責任を当の科学者にも問うということも考えなければならない時代になっているのではなかろうか。

（4）遺伝子組み換え食品（GMO 食品）の是非

　バイオハザードへの危惧は，遺伝子組み換え生物よりも，遺伝子組み換え作物においてより現実的な問題となっている。遺伝子組み換えによる食品生産を推進する企業は，それは従来の品種改良と同じことであり，安全対策もやっているし，人類の食糧問題の解決に貢献する有益な行為だと主張する。それにもかかわらず遺伝子組み換え作物に対してはなおも，①生態系が攪乱される，②

人体に有害な物質が作られる，③一部の大資本によって世界の食が支配される，といった根強い反対論がある。

生態系が攪乱される

第一の反対論は，遺伝子組み換え作物がそうでない作物と雑交し，自然界の遺伝子が改変遺伝子によって汚染されてしまうことである。その結果，改変遺伝子作物はもとからあった遺伝子を駆逐し，絶滅させてしまうのではないか。また，ウイルスや害虫，雑草に抵抗性のある農薬・除草剤を作り出したとしても，それに抵抗力を持った「スーパー害虫」などを作り出してしまうのではないか。害虫でもない他の生物をも駆逐してしまうのではないか。こうした懸念の一部はすでに現実化しているが，その不安を払拭できるだけの安全対策が十分なされているとは言えない。

人体に有害な物質が作られる

第二の反対論は，組み込まれた遺伝子によって予想を超えた変異が遺伝子に生まれたり，有毒物質やアレルゲンを生み出したりすることはないのかという不安からきている。実際，1988年から89年に遺伝子組み換え細菌を使用して日本のメーカーが製造した健康食品「L—トリプトファン」によって，38人が死亡するという事件がアメリカ合衆国で発生している。L—トリプトファンそのものは必須アミノ酸であるが，ある体質の人に有害なタンパク質が予期せぬ形で合成されていたというのがその原因とされている。こうした GMO 食品への不安に対しては，主に遺伝子組み換え素材を利用している食品に関してはその旨を表示させて消費者の選択権を保証することで対応がなされている。

しかし，ゲノム編集技術が導入されたことで様相が変わってきた。第一に，一説によれば，ゲノム編集による遺伝子ノックアウト（特定の遺伝子を削除する）の手法は外来遺伝子を導入しないので自然界での突然変異と同じであり，そしてこの手法で作られた作物と従来の品種改良技術で作られたもの安全性は同列である。第二に，ゲノム編集によっても遺伝子ノックイン（遺伝子を導入）する場合にはたしかに従来の遺伝子組み換え作物と同じことになるが，そうは言っても同じ生物種からとられた遺伝子を導入する場合には，外来遺伝子を導

入する場合と違って遺伝子組み換えではないという指摘もある。

　ゲノム編集の安全性についてはまだ不明な点も多く，これから評価を続けなければならない。食品に関しては仮に安全性が確認されたとしても，嫌悪感をもつ消費者に対応するためには，商品選択権を保証することは相変わらず必要となるだろう。ただし，ゲノム編集によった食品の場合には編集の痕跡を判別することが事実上できないという問題があるので，今後はその点にどう対応するのかという問題が生まれている。

一部の大資本によって世界の食が支配される

　第三の反対論は，私たちの命の糧が，一部の大資本に握られてしまうかもしれないということにある。

　バイオ関連企業の反倫理的行動は，ここ30年ほどでかなり指摘されてきている。米国の多国籍バイオ農業企業であったモンサント社（2018年にバイエル社に買収）などは，特に問題行為が多く批判の対象となっていた。例えば自社の農薬とそれに耐性のある作物の種子を抱き合わせで販売したり，２世代目からは発芽しないように遺伝子操作をした種子を開発し（「ターミネーター技術」），毎年自社の種を買わせるということを行った。この例にみられるように，一部の大企業によって，将来の農業の支配権が握られてしまうのではないかという危惧を抱く人は多く，この分野ではカウンターの市民運動が活発である。

　　　⇒遺伝子組み換え食品について，批判論は数多くの市民団体から提起されており，
　　　インターネットの各種サイトで調べることができる。書籍は賛否両論数多くあるが，
　　　安田節子『自殺する種子』，『食卓の危機』などで事情はよく分かる。

（5）遺伝的多様性の観点から

　遺伝子組み換え生物の作成に対しては，遺伝子操作は「遺伝子の多様性」を失わせるので，慎重であるべきだという主張（「遺伝子プール論」）がある。

　もともと生命体はランダムに遺伝子を多様化させることによって絶滅の危機を乗り切るという自然の戦略に従っている。例えばペストやエイズが大流行しても，ペスト菌やエイズウイルスに耐性を持つ遺伝子型を持つ人間が必ずいるから，どのような病気が蔓延しても，種としては生き残り子孫を増やすことが

できる。

　ところが，人間が自分たちにとっての「有用性」という視点から特定の遺伝子を優先にすることによって他の遺伝子を駆逐してしまうと，遺伝子の多様性が失われて，種としての危機が深まる可能性がある。人工妊娠中絶や遺伝子操作の結果として人類の遺伝子プールが少なくなるという問題の他にも，例えば，消費者が好み，生産者に有利な稲ばかりを日本中で育てていれば，その稲に病気が発生した場合，簡単に日本中の稲に病気が蔓延して絶滅してしまうといったことがありうる。利益計算を抜きにして，なるべく多彩な遺伝的性格を持っている作物を各地で育てておいた方がいいわけであるが，利益第一主義の大企業支配が実現してしまえば，生物多様性の崩壊が始まるのでは，という危惧は杞憂とは言えないだろう。

　国際条約としては「生物多様性条約」（Convention on Biological Diversity, 1992年）があり，(1)生物多様性の保全，(2)生物多様性の構成要素の持続可能な利用，(3)遺伝資源の利用から生ずる利益の公正かつ衡平な配分が定められている（同第1条）。

　　⇒生物多様性の意義について知るには，さしあたってエドワード・O・ウィルソン『生命の多様性』，同『創造』，日高敏隆編『生物多様性はなぜ大切か』などがよい。

3　人間の遺伝子操作へ向けられた反対論

　先端科学技術が応用段階にはいるときに，その応用が現実的・倫理的に「恐るべき結果」を生むことを予想し，その技術の開発・適用を差し止めるか，適用の仕方を変更させるか，遅らせるかを狙って必ず反対論が提起される。例えば核エネルギー自体は自然の内にあったものだが，それが応用され，兵器にまでされたとき，世界は現在に至るまでその恐怖に苦しみ抜くこととなった。核技術で起こったことが遺伝子操作技術において起こらないとどうして言えるだろうか。遺伝子操作の技術は人類がこれまで様々な社会体制の変革の中でも一貫して保持し続けてきた「人間性」を大きく変えてしまうような可能性を秘めているため，反対論は多いし，強硬である。そしてこのような危惧の根底にはそもそも科学（者）と政治（家）への根強い不信感があるために，この対立は

簡単には解消しそうもない。そうした反対論の中で特に普遍的な重要性をもつのは，一連の優生学的思想に対するものである。

（1）優生学の復活

「優生学」とは

「優生学」（Eugenics）とは，遺伝を管理することを通じて「人間改良」を推し進めようとする思想・運動のことを指す。それは19世紀の後半にイギリス人フランシス・ゴールトンによって創始され，20世紀前半に至るまで，ヨーロッパとアメリカ合衆国において広く受け入れられ，政策レベルで実行に移されていた。しかし，ナチス・ドイツのもとで，人種差別，他民族殺害，障害者殺害の理由づけとして利用されたことの反省もあって，戦後世界では「でたらめの遺伝学知識に基づく差別思想」という評価が定着し，否定されていった。

個人主義的な優生学

差別思想としての優生学への非難は依然として強く，昔ながらの国家主義的優生学がそのままの形で復活するということはいまのところ考えられないし，決して復活させてはならない。しかし，人間の遺伝子操作が進められている現在，変化した形で復活する傾向が強まっている。つまり，「以前の優生学が否定されなければならないのは，国家権力が全体主義的に個人に押し付けたものだったからであって，いまや優生学的技術は諸個人の幸福のために利用可能になったのだから，否定されるべきものではない」という考えが生まれてきたのである。そうした個人主義的な優生学を人々が受け入れた場合，次のような事態になることが憂慮されている。

①選択的中絶の一般化：人間の遺伝上の知識が知られるようになり，さらに遺伝子スクリーニングの発展によって出生前に遺伝上の欠陥を知ることが可能になった。こうした知識は必然的に遺伝上の欠陥を持った人の出生を減らすことになる。

②障害者・遺伝病キャリア差別の正当化：先天的な障害者や遺伝病のキャリアが生まれてこなくなることによって，いま生きている障害者が少数派に転落させられ，障害を持つこと・遺伝病であるということそれ自体によって差別さ

れるようになる（「烙印」Stigma の問題）。しかもそうした欠陥を持った子ども
を産むべきではないということが一般的風潮となり，あえて産んだ人は「生ま
れてこなければよかった子どもを産んだ」（wrongful birth の問題）ということ
で法的・倫理的な非難の対象となるかもしれない。つまりは先天的な欠陥を持
つということが倫理的悪と見なされるようになり，差別が正当化されることに
なる。

　③人の遺伝子「矯正」の正当化：さらに，先天的な欠陥を「矯正する」とい
うことから進んで，受精卵の段階から「欠陥」と見られる遺伝的要素を取り除
き，「正常化」することが当然とされるようになる。健康，能力の面で積極的
で肯定的と見なされている要素を遺伝子操作で導入するということを考える人
たちも出てくるだろう（「デザイナー・チャイルド」の問題）。

過去に何があったのか

　そのような社会が，いま私たちが目指している社会なのだろうか。そういう
考えが普通になっている社会においては，もう私たちは何の疑問も持っていな
いのだろうか。そういうことを考えるために，読者には少し過去の優生学の歴
史を調べてみることをお勧めする。すなわち，①優生思想はなぜ19世紀末の
ヨーロッパで生まれ，なぜ欧米社会に受け入れられていったのか。②そして欧
米の国家において，どのような社会制度として実現されていったのか。③なぜ
それはナチスの思想にまで結びついてしまったのか。そして何よりも，④日本
では，優生思想はどのように受け取られ，どのような制度として実現されたの
か。そこにどのような歴史があったのか，知っておくべき多くのことがそこに
あるはずである。

　　⇒「優生学」の歴史については，ダニエル・J・ケヴルズ『優生学の名のもとに』
　　が古典的な文献として定評がある。手頃な新書としては，米本昌平他『優生学と人
　　間社会』。現代における優生学的医療介入のひとつの例と目されているものに，重
　　度障害児の身体機能を両親の希望で除去した「アシュリー事件」がある。児玉真美
　　『アシュリー事件』に詳しい。日本の優生思想の歴史については，藤野豊『日本
　　ファシズムと優生思想』がよい。

（2）「エンハンスメント」——人間改造への入口

「エンハンスメント」とは

　優生学の復活を支えているのが遺伝子操作技術を用いた「人間改造」を肯定する考えである。以前には「サイボーグ」という言葉も使われていたが，現在では「エンハンスメント」（Enhancement）という語が用いられている。「エンハンスメント」とは「高める，増強・増進する」という意味の英語で，広義には歯列矯正，視力矯正のためのレーザー手術といったすでに受け入れられているものから，美容整形，向精神薬の使用といった議論の余地を残しているもの，筋肉増強剤のようにスポーツの世界では使用が禁じられているもの，成長ホルモン剤の使用といった，病気治療としては認められているが，単に低身長にすぎない子どもに投与することの問題性が議論されているものまで含んでいる。

　これに対して，狭義の，ここで問題となるエンハンスメントとは，遺伝学，脳科学の成果を利用して精神的・身体的な機能と能力の増強を図ることを指す。

「エンハンスメント」はどこまでいくのか

　社会的に受け入れられているエンハンスメントから，「完全な人間」を目指す優生学的なエンハンスメントへは，次のような段階を踏んでだんだんと馴らされていくことで実現するではないかという議論がある。それを単純にまとめてみよう。

　①体細胞遺伝子治療：現在すでに人間に関して遺伝子治療が実行されているが，これも現在では「体細胞遺伝子治療」に限られている。その理由は，体細胞に遺伝子操作を加えるだけなら，その変化は治療を受けた本人だけに限られ，子孫にその変化は伝わらないからである。

　②生殖細胞遺伝子治療：だが，いったん治療という形であれ，遺伝子操作が認められてしまえば，これを突破口として遺伝子操作は次に，一方で「生殖細胞遺伝子治療」に進み，子孫に伝えられるような遺伝子操作が「治療」の名目で始まり，他方，遺伝子操作を人々が徐々に受け入れていくようになっていく。

　③機能増進的遺伝子操作：そしてエンハンスメントを目的とした機能を増進させる遺伝子操作も許容される。

　④優生学的遺伝子操作：こうして最後には④「優生学的遺伝子操作」が許容

される。

⑤そしてついには「人間改造」への道が開かれることになるだろう。

人間の遺伝子操作は、「治療」の範囲内では最初は致命的な欠陥の「治療」に適用され、ある種の遺伝病患者やキャリアにとって大きな福音となるかもしれない。だが他方、もし人間の遺伝子操作が許されるならば、どういうことが起きるのだろうか。すでに述べたように、それが人類の自覚的進化の方向だとして肯定的に捉える見解も珍しくない。だが、同時に懸念されるのは次のような事態である。

①その時々の社会で「劣った性質」（身体的能力、精神的能力、身長、体重、性別、外見など）と見なされているものを「矯正」することが可能になった時、そうした「劣った性質」を持った人は、それを矯正することを暗黙裡に強いられるだろう（美容整形がそのいい例である）。

②さらにそうした傾向は遺伝的欠陥をもたない人間こそ「完全なる人間」であるという風潮を生み、人々は親心から「欠陥をもたない我が子」（アメリカでは Perfect Baby というテーマで議論されている）を求めるようになる。これは優生学の完全な復活である。

③さらに「治療」の枠を超えた遺伝子操作は、健常人の形態変化の手段となり、劣っているとは言えない性質（肌の色、髪の色、左利きなど）を変えることも許されるようになる。

④そしてやがて自由に自分の体を人間はデザインするようになり、「人間改造」につながり、人間はサイボーグ化されることだろう。この運動は人間を神のごとき存在にするまでやむことはない（これを Playing God の問題という）。

もしこうした結果になるのがいやだったら、私たちは出発点でその原因となるもの——この場合は遺伝子操作そのもの——を禁止してしまうべきだ、と考える人も多い。

（3）考えるべき問題
パーフェクト・ベビー／デザイナー・チャイルド

こうした反対論に対して、遺伝子改変技術を人類の進化の手段として積極的に利用しようという発想は優生学と結びついた形で以前から存在する。すでに

1931年にアメリカ・インディアナ州では優生思想に基づいて「優れた赤ちゃんコンテスト」なるものも行われており，現代の「パーフェクト・ベビー」や「デザイナー・チャイルド」の発想は初歩の優生思想からごく簡単に生まれるものだということが分かる。それを人類の進むべき道として積極的に推進しようとする人々もいるが，解決されていない問題は山積みである。

　①安全性問題：仮に人類全体に遺伝子操作が平等に適用されるとしても，改変の影響が意図しないところに出て，重大な疾患を引き起こし，それが子々孫々まで伝えられてしまうこともありえる。しかもそれが人々が一般に望むような特徴に関わっている遺伝子である場合，「遺伝子ドライブ」が引き起こされて，人類のなかにその改変遺伝子が急速に広がることになるかもしれない。そしてもしそれが後になって致命的な悪影響を人体に及ぼすことが分かったとしても，そのときにはもはや手遅れになるのではないのか。

　②「優秀さ」の中身：何をもって「パーフェクト」に「デザイン」された人間とするのかは分からない。親たちが「パーフェクト」だと考える形質を付与することが仮に可能となるにしても，子どもが育った時にはそういう形質が素晴らしいものだと見なされる保証はない。ナチスの時代に「パーフェクト」と見なされた赤ん坊が現在でもそう評価されることは考えにくい。天才の方が平均的な知性の持ち主よりも「優れている」のか，芸術的才能にめぐまれている人の方が「パーフェクト」に近いのか，髪の色や目の色は金髪や青い目が人として望ましいのか，身長や体重はどれくらいあれば「パーフェクト」なのか。そもそも「優秀な遺伝的素質」を備えた人間が「優秀な人間」になるのだろうか。

　③子どもの独立した人格性：遺伝子をデザインされた人間に自立した人格性が認められるだろうか。特に問題なのは親世代の価値観が子どもの身体レベルに反映されてしまうことである。例えば男らしさ・女らしさ，顔・身体の美醜，望ましい才能といったものに関する親の「好み」が一生の間子どもの体に刻印され，そのように遺伝子を親によって編集された子どもは生涯親の「意図」を背負って生きていかなければならず，今の私たちからすればまったく余計な葛藤を抱え込むかもしれない。我が子をデザインして自分の意図を盛り込んだ親は，その人生に介入する権利があると思うかもしれない。それどころか，子ど

もを自分の「作品」と見なして自分の「所有物」扱いにするかもしれない。総じて人間が何かの「道具」として使われて，独立した人格としての尊厳をみとめられなくなるのではないか。人間はこれまで自然を技術的に模倣し，自然のままのものを人間の意図のもとに再生産することで発展してきた。デザイナー・チャイルドもそうした人間の活動の延長線上に現れてきた現象であることは否めない。だが，自然の必然に任せるこれまでの仕方だったからこそ子どもは親から遺伝子を受け継ぐとしても，遺伝子には親の意図を入れることはできないから，子どもは自然と親から自立することができた。このことに関しては「自然に任せる」ことの利点の方が優ると考えることもできる

　④所有権の問題：さらに所有という問題をまじめに考えると，改変された遺伝子が特許を取得した場合，その改変遺伝子をもつ個人は部分的に特許取得者の所有物になるのか。その人が子どもをつくる場合にはその遺伝子配列も子どもに引き継がれることになるが，それは特許権の侵害と言うことになるのか。

「超人間」へ？　あるいは「ディストピア」へ？──人類の進化の手段としての遺伝子操作

　問題は山積みである。それでも遺伝子を改変して人間をより良くしようという発想はなくならない。ある種の人々は，それこそが人類の進化の方向であり，人類が神になるという必然的な歩みだからと考える傾向があるからである。

　すでに20世紀のジュリアン・ハクスリーという優生学者が人間は全く新しい存在になるべきだという「超人間主義」を唱えていた。この「超人間」思想は現在でも唱えられている。

　だが，逆の発想もある。例えば，遺伝子改変人間の登場した未来は，「フランケンシュタイン」以来，多くの文学や映画においてほぼ「ディストピア」（反ユートピア・暗黒世界）として描かれている。皮肉なことにジュリアン・ハクスリーの弟のオルダスは『すばらしい新世界』（1931年）を書いた有名なディストピア派であった。

　遺伝子改変に多額の費用が掛かる以上，それを実行することのできる富裕層と，できない層（あるいは超人間になりたい人たちとそれを拒否する人たち）とが急速に分化し，人類社会の不平等が身体レベルで固定化され，人類がもはや互い

に生殖できないほど別の異なった種に分かれてしまう可能性が指摘されている。そして遺伝子改変された人類（「ジーンリッチ」Genrich）の方が富と権力得て強大となり，自然性を維持している人間（ナチュラル，いずれも推進論者リー・シルヴァーの命名）たちを下級の種として支配するような社会が生まれてしまうのではないか？　「SF は間もなく現実化する」という「法則」が本当なら，人類を待ち受けているのはディストピアではなかろうかという不安を抱く人が多いのはもっともである。

人間は神になれるのか――生命の創造・合成生物学

　合成生物学（synthetic biology）と呼ばれる分野では，生命システムそのものを人工的に再現する試みが行われている。2010年には細菌「マイコプラズマミコイデス」の全ゲノム配列が化学物質によって合成され，それが増殖したことが報告された（クレイグ・ベンターのチームによる）。つまりすでに生物学が生命の人工的な創出を目標として動いているわけである。人間は神ではない。なぜなら人間は生命を作り出せなかったからである。では，生命を作り出すことができたとき，人は神となるのだろうか。これに対して，ある人々はこう言うだろう。――だが，人間が自らの遺伝子を操作し，より優れた生物になり，やがて神になる。それの何がいけないというのか。実際人間はここ300年の間，「神は死んだ」と宣言し，自らが神になる道を着々と歩んできたのではなかったのか。

　だが，ある人々はこれにこう反駁するだろう。――人間がたかだかこの数十年で神として振る舞うことができるほどの万能の知恵を身に付けることができたというのか。神になる前に，地球という外的環境を汚染したのと同様に，私たちの身体という内的環境を汚染し，滅びてしまうというシナリオの方がはるかに現実的だ。人間は神になる道を進んでいながら，神になることはできない。それにもかかわらず生命創造という神の力を得てしまったならば，いつかそれを誤用して災いを引き起こすにちがいない。

　では，いったい私たちはどうしたらいいのだろうか。この種の問題がいくつもこれからを生きる私たちの前に立ちはだかっている（コラム6-3）。

　⇒エンハンスメントについては，上田昌文・渡部麻衣子編『エンハンスメント論

争』で多くの人の考えを知ることができる。またアメリカ生まれのバイオエシックスとは違う方向を知りたい人は，生命環境倫理ドイツ情報センター編『エンハンスメント』がよい。この論争には，科学者，哲学者，政治学者など様々な立場の人が参戦しているが，批判的な議論が優勢である。他に刺激を受ける批判派の著書としては，例えば，古くはジェレミー・リフキン『バイテク・センチュリー』，ユルゲン・ハーバーマス『人間の将来とバイオエシックス』，最近の著作としては，マッティ・ハユリュ『人間〈改良〉の倫理学』，ポール・ノフラー『デザイナー・ベビー』（ただし原題は「GMO Sapiens」）など。須田桃子『合成生物学の衝撃』では，軍機関と研究者との関係が取材されている。その他章末文献を参照。

4　遺伝子操作に秘められた哲学的問題

　ここで少し方向を変えて，遺伝子操作に秘められている哲学的問題を３つ取り上げて考察してみよう。それは(1)遺伝的決定論の評価，(2)人間観への影響，(3)不老不死の試みである。

（1）「遺伝子決定論」をどう考えるか——遺伝子神話に惑わされないために
生物学的還元主義としての「遺伝子決定論」

　私たちは，科学上の正確な知識，および自分なりの価値観を持ち得ないような場合には，科学主義的イデオロギーに対抗する免疫性を持ち得ず，流されてしまいかねないところがある。そして，遺伝子に関する学説にも，そういった俗流イデオロギーと化しているものがある。そうしたイデオロギーとして，「生物学的決定論」とか「遺伝子決定論」と呼ばれているものがある。つまり，ある人が結果として病気になるのも，犯罪に走るのも，不幸になるのも，性格が悪いのも，太っているのも，浮気性なのも，頭が悪いのも，体力がないのも，勇気がないのも，すべてが遺伝子のせいだというものである。こうした主張は，人の人格をすべて遺伝子に還元する「生物学的還元主義」の決定版というべきものである。

　遺伝子が，これらの特徴についてかなり大きな規定要因の一つになっていることは間違いない。だが，それだけだとすれば，人間にとって自己形成とか努力といった行為が空しいということになり，人間の価値が貶められるのではな

コラム6-3　ヒトのクローニング

　1996年に羊のドリーという哺乳類初のクローンが誕生し，ヒトのクローンづくりが倫理問題となった。その後新興宗教団体がクローン人間をつくったと発表して騒然としたことがあるが，現在まで事実であると確認されていない。現在の技術ではヒトのクローニングも不可能ではないが，そのクローン個体が健常に育つことを確信できるほどには安全性は確立してはないと言われている。しかしいずれは安全性問題を超えて再びヒト・クローンづくりの是非が問われる時がやってくるだろう。

　これまでにヒトのクローンをつくる理由としては次のようなことが挙げられていた。①医療資源として（移植用臓器をとるため），②不妊症患者，独身者，同性愛者が子どもをもつために，③犯罪被害にあって死んだ人などを生き返らせる手段として，④不老不死を実現するために，⑤新人類への進化の手段として，クローン技術を使うというのである。このうち①などは論外として，②，③，④については，クローン個体はいくら元の個体と類似していても，完全に別人格を備えた他人であるということが理解され，理由にならないと考えられるようになった。⑤もクローンでできた個体は進化の前提としての遺伝子の混合がないという点で，論拠としては否定される。さらにクローン人間作りを自由化したとすると，クローンによる無性生殖のグループが形成する感性・思考・価値観・体制は有性生殖のグループと共存することができないほど違うものになり，閉鎖系である地球の上に2つの人間世界が形成されて反目しあうようになるかもしれない。またそうならないようにクローン人間をマイノリティにとどめておけば，彼らの人権をどのように確保するのかという問題も生じてくる。また，クローン人間作りにコストがかからないようになれば，安価な労働力，売春などに利用される闇市場が作り出されかねない。総じて，現在人間のクローンをつくる合理的な必要性があるとは考えられない。しかし非合理的理由ならいくらでもあり，独裁権力やカルト団体が指導者や教祖のクローンをつくるといった行為を防ぐことができないかもしれない。現在多くの国では，ヒト・クローン胚を作ることには大きな制限がかけられているが，統一的な国際的条約の成立が待たれるところである。日本においては2000年12月に「ヒトに関するクローン技術等の規制に関する法律」が公布されている。これはクローン人間づくりをはじめ，ヒト・クローン胚やヒトと動物との交雑胚を作り，ヒトまたは動物に移植することなどが禁止されている。

いかと心配になってくる人も多いことだろう。

　では，この遺伝子決定論をどう考えたらよいのだろうか。理論的には3つの段階に分けて考えなければならない。それは，①この問題を大きな意味での決定論の枠内で遺伝と環境との相互作用において捉える科学的な考察の段階，そして，②これを古くからある「決定論」と「自由意思論」との対立という問題

の最新版として捉える哲学的な考察の段階，そして最後に，③この問題を総合
的に人間存在そのものの自己矛盾として理解する，より深い意味での哲学的考
察の段階である。

遺伝と環境との相互作用を真とする立場

　まず第一に，生命科学の世界においては，人間を遺伝と環境との相互作用に
おいて捉えるのが現在の常識である。一昔前にあったような単純な機械論的な
遺伝子決定論（つまり，遺伝情報が「原因」で，そこから人間の心，行動という「結
果」が生じるという考え）は科学的に無意味な俗流イデオロギーにすぎないこと
は明らかになっている。また，遺伝と環境とを対立的に見て，「遺伝が主なの
か環境が主なのか」という二者択一論も克服されつつある。遺伝子とは，最も
狭い意味では，タンパク質を合成させる情報のことを指すにすぎないのであり，
その情報が現実のものとしてどのように発現するかは環境要因に左右される。
単一の遺伝子変異による遺伝病などのわずかな事例を除き，ほとんどの遺伝的
性質は環境を媒介としてしか発現しないのである。今後の遺伝子研究は，この
遺伝的要因がどのような環境要因と合わさった時にどのようなかたちで働くの
かを明らかにしていくことにある。
　しかし，人間の行動が遺伝的要因ばかりでなく，環境的要因によって決定さ
れていることが科学的に明らかにされたとしても，それによって「人間的自
由」が保証されたわけではない。むしろ遺伝子決定論と環境決定論が結合して
「決定論」がいっそう理論的に強固になったと言うべきなのである。環境的要
因が遺伝子決定論を反駁して人間の自由を保障するように見えるのは，ただ，
「遺伝子」というものがあたかもすべての決定要因の支配者として必然性を司
る絶対の主体であるかのように（間違った）想定する思考に対して，環境要因
を強調する立場が「偶然」の余地を認めているからにすぎない。遺伝的要因と
環境的要因とは２つの対立する要因なのではなく，ただその次元を異にしてい
るだけで，２つはまとめて「ただひとつの自然的決定要因」なのである。言い
かえれば，「遺伝的要因」それ自身もまた「一種の環境的要因」なのであって，
この２つは「自然」というひとつの必然性の支配する世界の２つの局面である
にすぎない。この理論的な意味においても，「遺伝と環境」は対立しない。

決定論と自由意思論

そこで第二に，この自然主義的決定論に対して，人間的自由は成り立つのかという古い哲学上の問題が再び登場することになる。

哲学の言葉で表現すると，遺伝子決定論は「実体主義的な決定論」である。つまり，遺伝子という確固とした「実体」があって，その実体の力が発現して様々な形が作られるという議論である。これに対して，環境決定論は「関係主義的な決定論」と言える。こちらはあらゆるものはそれが置かれた関係の中で何であるかが決まるとする議論である。どちらも理論上の「決定論」であり，人間の自由を認めない「還元主義」（複雑な事柄を単純な本質的要因に帰する理論的立場）であるという点では同じである。こうした還元主義の特徴は，人間を何か受動的に規定されるだけの存在だと観察する立場に立ってしまっているために，人間の実践的性格が見えなくなっていることにある。

人間は一種の動物であるから，たしかに遺伝的要因と環境的要因という自然性によってその大半の行動を規定されてはいるが，しかしながら同時に自己意識的に労働する動物なので，自然に対して実践的に関わり，能動的に規定しかえすことができる。つまり，人間は自己意識をもっていて，知を媒介として自然を対象にするという目的意識的態度で環境や遺伝子を自分たちに有利なように改変し，「第二の自然」を創造するという実践的能力（労働能力）を持った自然物だということである。人間は遺伝的要因と環境的要因の組み合わせに能動的に介入し，改変した環境の力で，遺伝子の発現の仕方までも変えてしまう可能性を持つ。そして環境を変えるばかりでなく，遺伝子操作までも行って，人間のあり方そのものまでも変えようとしているのである。

つまり，自己意識的に労働する動物としての人間が自然環境を改変する実践的能力を備えた存在である以上，「人間は遺伝的要因と環境的要因によって決定される」という主張は，すでに半ば崩れているのである。なぜなら，人間のあり方を決定するとされているものを，人間は自分で作り出してしまうからである。

人間存在の矛盾

そこで，第三の，そして最後の課題として立ち上がってくるのは，私たちは自然的必然性と人間的自由との現実の関係を認識しなければならないというこ

と，言いかえれば，人間そのものが自由と必然性との矛盾を体現している存在だということを理解することである。

　人間は自然的なもの（環境と身体）を自分たちに適合するように改変する実践的な能力を備えた存在であるといっても，自然を人間的自由に完全に服させるに十分な能力をいまだ備えていない。つまり，人間はいま現在，自然的規定要因（ここでは遺伝子と環境）に対する自由を獲得しおわった存在ではなく，自然必然性に縛られた中で，自然を改変する自由を行使しようとしている存在にすぎない。

　もし人間が自由に人体や環境を変える能力を備えているとすれば，その能力を行使する前提になるのは，自然について完全に知っていることである。つまり遺伝子操作のような危険な自由の行使は完成された知を要求する。ところが私たちは人間についての完成された知をいまもなお獲得してはいないので，人間の自由の行使は常に自然破壊と隣り合わせにある。近代資本主義社会において，私たちはすでにそれを経験している。人間が自然についての不完全な知をもって自然に関わり，それを人間的自然に作り替え，富を引き出そうとした時，地球規模の環境破壊を生み出してしまった。地球環境（外なる自然）に起こったことが，これからは人間の身体（内なる自然）に起ころうとしているのではないのかという危惧には十分な根拠がある。

　したがって，いま私たちがとらなければならない態度は，自然の必然性を崇めることでも，人間の自由を謳歌することでもなく，人間が自然と自由の狭間でふらつきながら前進しようとしている矛盾した存在者であり，全知全能の自由な絶対者ではないということをしっかり理解することなのである。

　　⇒遺伝子と環境，遺伝的決定論と自由論との関係を扱った文献は多数ある。しかし，ほとんどが上で述べたような「人間とは自己意識的に自然を対象として労働し，自然を人間的環境に変えてしまう実践的存在である」という人間観に乏しく，有効な議論になりえていないし，それどころか人間＝自己意識という西欧哲学の前提に引きずられているために，「知識が人間を変える」というレベルにとどまっている。そこで，この問題に関心を持つ人は，こういう議論を押さえるよりも，いまは遺伝子がなにをどこまで決定できるのかについての科学的知見を得ることに力を入れるのがよい。章末文献の「哲学的問題（遺伝子論・遺伝的決定論・情報論その他）」を参照。

（2）人間観への影響——人間は「情報的存在」なのか

「遺伝」とは「情報伝達」のひとつの形式だと解することもできる。そうだとすると，その遺伝によって規定されている人間もまた「情報的存在」ではないのかという，興味深い人間存在論の問題がここに生じる。

いったい「情報」と「存在」とはいかなる関係にあるのか。これは実は哲学では太古の昔からある問題である。「情報」とは伝統的哲学用語に言い変えれば，「イデア」（プラトンの用語），「形相」（アリストテレスの用語），あるいは「理念」「概念」（ヘーゲルの用語）といったものにあたる。こうしたものの「存在」とは，物質的なものを超えた「観念的存在」である。こういった観念的存在がもとになって，現実の人間は存在していると考えるのが，ヨーロッパ哲学におけるプラトンの伝統としてのイデア論（idealism＝観念論）である。こういう考え方は，「人間存在」を「自己意識」と見なすというヨーロッパの近代哲学（デカルトからヘーゲルまで）に集約されている。人間をそのような情報的な，観念的存在と見なすということは，実は先の「決定論対自由論」の問題と本質的には同じであり，人間のことを，自然必然性を離れた「自由な存在」であるとする主張に加担することである。

しかし，先に述べたように，人間とは「自然を対象として自己意識的に労働する存在」であるから，「必然性と自由との中間に位置する矛盾した存在」なのであって，そうである以上，人間は純粋に観念的な存在にはなりえず，したがって「情報的存在」として自立することはできない。人間を情報的存在だと主張する議論の多くは，動物と神との中間にある人間のこの二元的性格を，言いかえれば存在するために常に「媒体」を必要とするという単純な事実を十分見ていないために，やはり有効な議論にはなりえていない。

（3）不老不死への挑戦——人類究極の夢は実現するか

以上の２つの問題からも分かるとおり，人間とは常に自然と自己意識，必然性と自由との中間にあって，自然性を克服できない存在である。ところが，自然性を抱えたままで，人間を自由な神的存在に近づけようとする技術も発達してきている。それが「不死」を目指す技術である。

人間の老化と死に関わる「テロメア」というDNAが発見されている。テロ

メアは染色体の末端にある構造であるが，通常テロメア DNA は細胞分裂が繰り返されるごと，つまり加齢とともにだんだんと短くなり，それが一定の回数になると，細胞の老化を引き起こすというメカニズムが明らかにされつつある。こうした研究から，人類長年の夢であった「不老不死」を研究の目標として設定することも夢物語ではなくなってきた。

　しかし，ある個人が不老不死になることに何の意味があるのだろうか。ある世代が不老不死のテクノロジーを獲得したならば，「未来の世代」は存在できるのか。100歳以上も生きることができたとしても，それが人間の幸福とつながるのか。それとも，不老不死という夢の実現の先にあるものは，幻滅なのだろうか。これらの問いに対して答えることは，私たちが「生きる」ということはどういうことなのかを答えることである。

　　⇒まだ新しい問題なので，現在の研究状況を消化したものはいくつかあるが，突っ込んで考察した著書は少ない。アメリカの事情を紹介したものとしては，スティーブン・S・ホール『不死を売る人々』がある。

5　資本主義と遺伝子──坂を滑るのか，未来に着地するのか

（1）遺伝子操作の「滑り坂」

　遺伝子操作技術を人間に適用することに大きな不安を感じ，その適用停止を求める一連の議論があり，これらを総称して「滑り坂論」(slippery slope argument) と呼ぶことがある。つまり，いったん遺伝子操作技術を解禁してしまえば，坂を滑って転がり落ちていき，最後には恐ろしい結果を引き起こすことになるのだから，こうした危ない技術の適用をはじめから止めてしまおうという論理である。

　人間は対象についての十分な知を常にもっていないということを前提にすれば，遺伝子操作の人間への適用を場合によっては差し止めるか，細心の監視をつけて，問題が起こった場合の責任が誰にあるのかを明確にしておかなければならないという主張にも説得力がある。では，私たちはバイオテクノロジーの危険性を理由にして，科学の発展を押しとどめる資格があるのだろうか。

　もちろん，現在進んでいる遺伝子操作技術についてそのすべてを停止させる

などということはできそうもない。だが，それでも問題なのは，私たちの社会にはこの技術が悪用されるための条件が事実として存在していることである。だから私たちが考えるべきは，どういう場合に遺伝子操作技術は「坂を滑っておそるべき結果をもたらす」ことになるのかをきっちり規定し，そうした「坂を滑る条件」を注意深く取り除いておくことである。

　では，そうした条件として最大最強のものは何であろうか。それは間違いなく「遺伝子ビジネス」，つまり，研究が市場経済と結びつくこと，遺伝子操作が資本主義という社会システムの中で行われるということに尽きる。

　資本主義システムの引き起こした「外なる自然」の破壊は「地球環境問題」として現れたが，同じ資本主義システムが「内なる自然」に向けられた時，同様の「生命環境問題」を引き起こすことは誰でも想像できる。つまり，遺伝子操作が引き起こす問題の根底にあるのは，「遺伝子操作技術の資本主義的利用」であると言うことができる。

　　⇒「滑り坂論」の意味については，黒崎剛「生命・遺伝子操作に適用された〈滑り
　　坂論〉の意味を捉えるために」を参照してほしい。

（2）坂を滑らせる諸条件

　では，いったいどのような条件がある場合に，私たちは「坂を滑って」しまうのだろうか。少なくとも，生命科学と市場経済との関係，およびその市場経済のもとにある社会の「成熟度」（民主化の達成程度）のことを考えに入れなければならない。

遺伝子と市場経済

　バイオテクノロジーは純粋な学術研究として追求されているのではなく，はじめから産業化を目指しており，将来自分たちでベンチャー企業を立ち上げたり，巨大企業と結びつくことを考えて研究を行っている人も少なくない。では，企業の利益追求が科学技術と結びついたとき，何が起こるのだろうか。

　(1)安全性より利益優先

　第一に，お定まりの結果であるが，安全性より利益が優先されるということである。

　初期投資を手っ取り早く回収するために，そしてそれ以上の利益を追求するために，新知識，技術の応用に先走り，安全性を無視するということは市場経済においては誰もが当たり前のように行っていることである。その結果，悲劇的な結果や災害が起こることは，これまでの近代史における経験が教えてくれる。

　たしかに市場経済はそうした「不良な」企業を排除する機能を備えていないわけではないが，悲劇は常にそうした排除機能が働く以前に起こるのである。その悪質な例として「薬害エイズ事件」を考えてみればいい。エイズウイルスに感染している危険性が分かっている血液製剤を「ミドリ十字」という企業は官僚や大学教授に安全だと言わせて売り続け，たくさんのエイズ感染患者を出し，人々の人生を狂わせたのである。この事件は先端技術の応用の例ではないが，一部企業が一時的にいかに合理的に狂気に支配されるのかのいい見本である。

　最先端科学の産物であるバイオテクノロジーの安全性を確認するということは，どんなことであれ，大変難しい作業である。そうした最新テクノロジーの適用に際しては，常になんらかの犠牲はつきものだった。犠牲を恐れては新しいことにチャレンジできないというのは真実であろう。だが，それが対象としているのは人間存在の物質的側面そのものである遺伝子であり，誰かある人に取り返しのつかない害を及ぼし，人類全体に消すことのできない傷を負わせることになりかねないものである。したがってバイオテクノロジーに関しては，単純に「試行錯誤」を繰り返すというわけにはいかない。その適用は「利潤」という動機を排したところで行わなければ，必ず過去の過ちを繰り返すことになるだろう。

　(2)遺伝情報の特許化

　第二に，生命情報に特許権が与えられるという問題がある。

　学知（遺伝情報）が営利上の重要な情報となると，それが「私的所有権」の対象となる。アメリカ合衆国では国策としてバイオテクノロジー戦略を推進し，発見した遺伝情報に，開発費がかかったという名目で特許を申請し，他人がそれを使用するたびに特許料をとるというやり方が定着しようとしている。その結果として，遺伝病に関して，確立された治療法を患者に施そうとすると費用が掛かりすぎてしまって治療できないという例まで起こっている。またアグロ

バイオ企業は作物種の特許を取り，それを栽培する農民を「特許侵害」で訴えるという戦略を展開しており，「バイオパイラシー」（生命に対する海賊行為。バンダナ・シバの命名）だという非難の声もあがっている。さらに，遺伝子の配列に特許がかけられると，その遺伝配列をもって生まれて人と特許取得者との関係はどうなるのか，その人が勝手に子どもをつくったら特許権の侵害になるのかという冗談のような問題も生じてくる。

　本来，生命に関する学知・情報は「発明」ではなく「発見」であり，「発見」である以上，それは誰の所有物でもないのだから，「特許」という権利が生じないことは明らかである。私たちの今後の課題は，企業の論理を超えてどうすれば遺伝情報を人類の共有財産とすることができるかにある。

　　⇒実際に生命情報の特許化とはどのような形で行われているか，具体的事例を調べてみよう。少し古い本であるが，アンドリュー・キンブレル『生命に部分はない』がお勧め。特許のことについて直接触れているのはわずか（270-290頁）だが，生命特許をめぐるアメリカ全体の野望がよく分かる。

　　資本主義と生命科学というテーマについては，まだまだ核心に迫った著書はなく，これからの課題である。少し変わったものを紹介すると，反グローバリズムの立場からの批判としてはバンダナ・シバ『バイオパイラシー』。かなり恣意的な考察で，成功しているとはとうてい言えないレベルであるが，現代思想の立場からの分析としては，カウシック・S・ラジャン『バイオ・キャピタル』などの試みがある。また，アメリカ合衆国におけるアカデミズムのあり方と関連づけて遺伝情報の所有権問題などに触れているのが，上山隆大『アカデミック・キャピタリズムを超えて』。

社会の成熟度

　もうひとつ考えなければならないのは，バイオテクノロジーが悪用されるような社会体制の問題である。

　(1)社会の民主化の水準——権力のあり方，政策決定の体制の問題

　巨大な資金のかかる科学的研究を支えることができるのは，企業と同時に国家である。国家は推進される科学を選択し，その現状を規定する。したがって，坂の滑りやすさは一国家の政治体制に左右される。そこで科学技術の開発援助・応用化にあたっての政策決定，資金配分が正当なものであるかを監視する第三者（市民団体）の目が必要となる。遺伝子操作技術は「生物兵器・細菌兵

器」という人類史上最悪の科学の産物を生み出すかもしれない以上，特に軍事利用については警戒が必要である。すでに人類は核技術においてこの最悪の結末を経験しており，今後生物・細菌兵器が実際に使われないという保証はどこにもないからである。

　この場合重要なのは，その社会がどれだけ民主化されていて，政策決定に多くの人間が理性的に関わることができるかということである。もちろんこれは権威主義国家や独裁政権の国に限る問題ではない。「自由と民主主義の国」・アメリカ合衆国では，連邦研究資金のうち常時半分以上が国防省がらみで使われているのである。

　そもそも現在の技術開発の速さは社会の理性的成熟を待ってくれない。独裁権力，政策決定が少数の意思のもとで行われてしまうような国家，人種差別，経済格差，環境問題，専門家と権力者との硬直した官僚支配（役人のメンツ）が厳然としてある社会に技術が応用されたとき，坂を滑る状況が生まれてしまうことは容易に想像できるはずである。

　(2)イデオロギー状況

　もうひとつ問題なのは，社会全体が未成熟であるとき，その社会にはそれ特有の偏見，イデオロギーがあり，そして諸個人がある一定のイデオロギーから自由になれない場合，科学技術をそれに合わせて使うということが簡単にできてしまうということである。例えば「女はきれいでなければダメ」という意識が浸透している国では美容整形が簡単に許容されるだろう。同様に，能力主義の社会では能力が劣っていることが社会的に不利であるなら，遺伝子操作によって能力を向上させる（そんなことができるかどうかは別として）ということが許されてしまうだろうし，人種的偏見があり，肌は黒いより白い方がいいという社会であれば，肌の色を遺伝子操作で変える，といったことが起きてしまう可能性がある。

　こうした社会にあっては，諸個人は偏見やイデオロギーを克服した社会をつくる，というより，そうした前提されているイデオロギーの枠内で，遺伝子操作という「夢の技術」によって問題を解決してしまおうというような風潮が生まれてくる危険性が高くなる。

(3)科学者・技術者の金銭欲・名誉欲・学術的関心・非社会性

優れた科学者や技術者というのは当然頭脳明晰な人たちであるが，彼らが同時に優れた人格者や社会人であるとは限らない。これはどの世界でも同じである。学問的名声を求め，自己顕示欲に突き動かされて，発見競争に負けないよう必死になる者，知的好奇心だけに突き動かされて先へ先へと進む者，そして自分の研究が応用されるときに生じる「意図しない結果」に対して反省のできない鈍感な者，こうした社会性を欠いた，倫理問題や文明論を思考することのできない科学者もまた多数存在する。

1989年から95年にかけて「オウム真理教」が起こした一連の事件に，科学界の逸材といわれた人々が関わっていたことは日本社会に衝撃を与え，一時だけ「科学者教育」の重要性が叫ばれた。しかし，日本の科学者の倫理性が（世間並みに）低いことは2011年の福島原発の事故でまたしても証明されてしまった。そこには電力会社の方針に無条件に従い，安全性神話を振り散き続けた御用科学者・技術者がいくらでもいることを私たちは改めて思い知らされた。同じことは生命科学の世界でも必ず起きるだろう。

「科学者の倫理教育」は依然として課題のまま留め置かれているかのようである。

（3）坂を滑らないためにすべきこと

したがって，遺伝子操作という「神の業」を身につけようとしている人間が坂を滑らないためにはどうしたらいいのかというと，前述の「坂を滑る条件」が生じないようにすることである。そのためになすべきこととしては，最低限，次の2つを挙げることができる。

ゲノム・ビジネスの監視と国家の科学政策の批判

長期的に見るとどんな結果が起きるか分からない未完の，安全性を確かめられていない遺伝子組み換え技術を次々とビジネス化すれば，気がついたときには手をつけられない遺伝子汚染・環境汚染が起きるかもしれない。そうである以上，遺伝子操作と結びついた資本が暴走するのを防ぐために，現在の資本主義システムのなかでさえも行われている，市場経済一般を社会的に統制する原

則を特にゲノム・ビジネスに厳格に適用する必要がある。

　さらに，多くの国でゲノム・ビジネスは「国策」として行われており，ゲノム・ビジネスの監視という課題は一国家の科学政策の批判と結びつけて行われる必要がある。この意味で生命倫理は次の時代には社会科学へと脱皮しなければならないだろう。

　　⇒そうした「監視」，そしてそれ以上に進んだ行動の例としては，遺伝子組み換え食品に対する市民団体の活動を挙げることができる。『エコロジスト』誌編集部編『遺伝子組み換え企業の脅威』（増補版，緑風出版，2011年）などはアメリカのアグロバイオ企業「モンサント社」との闘いの経験である。

常識と科学知との媒介

　先端科学の専門化は極端なところにまで進んでおり，各領域の専門家と非専門家の間の交流は困難なものになっている。この事態は科学者という人間への不信感とあいまって，不断に「漠然とした不安」を生み出している。ところで，私たち人間は絶えず「常識」という日常の知を生み出し，それを媒介として多様な見解を持つ諸個人どうしのコミュニケーションを可能にしている。しかし科学知が揺るがしているのは，まさにその「常識」なのである。したがって，いま求められているのは，常識と科学知とを媒介し，絶えずより高度な常識を作り出していくという作業である。

　今日の科学技術の進歩の速度は，明らかに人類の理性が成熟していく速度に比べて段違いに速く，個々人が，したがって社会体制の側がそれを受容することのできないうちに人間的自由の可能性だけが広がっていってしまう。この速度のずれをできるだけ正して，新たに開拓された自由を持て余さないようにするためには，常識でも科学知でもない知，暫定的な統一を形成できる知が必要である。それをここでは「哲学知」と呼んでおこう。この知は私たちの将来および人類文明のあり方，そして，なぜ人は生きるのかという人生論的課題，宗教的課題への配慮しつつ，技術が可能にした人間的自由に対する反省を促し，問題の解決の道をさぐる道具である。現在の遺伝子操作技術は，私たち一人ひとりが哲学することを求めているのである。

コラム6-4　遺伝子操作技術は理性的社会の形成を要求している

　遺伝子操作をめぐって行われる議論は，人類の将来を何に託すかという未来選択の争いだと言える。生命とは我々の内なる最奥の自然である。その自然に手を入れるということ，そしてそれを作り出そうとすること，それは自然に対する私たち人間的自由が最後の局面を迎えているということを意味している。

　ある人々は未熟な人間が「神を演じる」ことは許されないと主張して，遺伝子操作や生命作成の試みを非難する。つまりそれは人間による（身体という）自然支配の完成であり，やがては不死を実現して自らが完全に自由な（全能の）神になろうとすることであり，自然と生命への冒瀆だと言うのである。

　しかし人間はこれまでそうして自然を知り，自然を操作することによって「人間」として成長し続けてきた。遺伝子そして生命という領域を不可侵の自然としてここにとどまるべきか，それとも遺伝子操作によって決定的に「自然」から離反し，そのうえで「自然」を我がものにして「第二の自然」として再び自然のもとに還帰するか，これが問われているのが現在の人間の状況なのである。

　遺伝子操作という技術を手に入れる前と後で我々の人間観・自然観・社会観が同じままだということはない。「自然」という絶対の基準から離反してしまえば，人間はその基準を自ら作り出さなければならない。だが，そんなことができるのだろうか。

　一方では，そんなことは不可能だ，私たちはこれ以上「自然」を操作対象にしてはいけない，と主張することもできるし，他方，まったく逆に，それこそが「人間」の完成であり，この運動を恣意的に押しとめることはできないと主張することもできる。21世紀という時代は，この「自然（必然）対人間（自由）」という哲学の古典問題の最後の戦いの時代となることだろう。

　では，この戦いがやむ時が来るのだろうか。現在，市場経済のもとで，人間のあらゆる側面が解体され商品となり，売り買いされることは防ぎきれないように思われる。防ぎきれないとしたら，身体が解体され尽したところに，残る人間性とは，希望とは何なのだろうか。

　それについて，最後に筆者の私見を述べることを許してもらえるならば，遺伝子操作技術とは，その本質から言えば，資本主義と市場経済の終わった後に初めて解放することが許される技術なのだと思う。人が他人よりも多くの金銭を求めたり，他人よりもすぐれていることを考えなくなり，安全性の確認を待つだけの余裕があり，技術の恩恵が万人に平等に与えられる，そういった社会でなければ遺伝子操作という技術には大きすぎる危険性が付きまとう。この技術が私たちに求めているのは，そういった成熟した理性的な社会を私たちが作り出すことであるように思われる。その意味で遺伝子操作技術とは，常に「未来の技術」なのだと私は考える。

◆◆◆◆◆◆ 読んでみよう ◆◆◆◆◆◆

　…とは言っても，この分野の本はいまやヤギがどれほど飼えるか分からないほど出ている。以下にいくつか紹介するが，事柄の性質上，1カ月単位で情報が古くなっていく世界であり，以下，原則として2000年以降出版の本を紹介する。しかし，「情報」は古くなっても，「考察」は古びないので，古いからといって読まないという態度をとったら，これまでの優れた洞察に触れる機会がなくなってしまうので，2000年以前に出版された本もいくつかは残してある。またここから漏れてしまった良著もあることだろう。自分でも探してみよう。読者は本というメディアで調べる際には，出版年に注意し，その後の情報は新しい本やネット情報で追跡するのがよい。

全般的な勉強がしたい人に

中屋敷均『遺伝子とは何か？──現代生命科学の新たな謎』講談社ブルーバックス，2022年，272頁。

NHK スペシャル「人体」取材班『NHK スペシャル 人体Ⅱ 遺伝子』医学書院，2020年，224頁。

松田純『遺伝子技術の進展と人間の未来』知泉書院，2005年，238頁。

アンドリュー・キンブレル（福岡伸一訳）『生命に部分はない』講談社現代新書，2017年（原著1993年），584頁。（旧版は，『すばらしい人間部品産業』講談社，2011年，450頁，『ヒューマンボディショップ──臓器売買と生命操作の裏側』化学同人，1995年）。

レオン・R・カス編著（倉持武監訳）『治療を超えて──バイオテクノロジーと幸福の追求　大統領生命倫理評議会報告書』青木書店，2005年（原著2003年），408頁。

マット・リドレー（中村桂子・斉藤隆央訳）『やわらかな遺伝子』紀伊國屋書店，2004年（原著2003年），414頁。

サム・キーン（大田直子訳）『にわかには信じられない遺伝子の不思議な物語』朝日新聞出版，2013年，416頁。

行方史郎『IQ は金で買えるのか──世界遺伝子研究最前線』朝日新聞出版，2015年，256頁。

ジャン・ドゥーシュ（佐藤直樹訳）『進化する遺伝子概念』みすず書房，2015年，288頁。

シッダールタ・ムカジー（仲野徹・田中文訳）『遺伝子──親密なる人類史』（上・下）ハヤカワ文庫，2021年，（上）576頁・（下）592頁。

リチャード・ドーキンス（日髙敏隆・岸由二・羽田節子・垂水雄二訳）『利己的な遺伝子』（原著40周年記念版）紀伊國屋書店，2018年，584頁。

分子生物学の初歩を概観できる本

中屋敷均『遺伝子とは何か？——現代生命科学の新たな謎』（ブルーバックス）講談社，
　　2022年，272頁。

ジョン・ウォラー（廣野喜幸・亀濱香訳）『教えたくなるほどよくわかる遺伝の基礎講
　　座』ニュートン新書，2022年，280頁。

工藤光子・中村桂子『見てわかる DNA のしくみ』（ブルーバックス）講談社，2005年，
　　94頁／DVD 3 枚。

ジェームズ・ワトソン，アンドリュー・ベリー（青木薫訳）『DNA 二重らせんの発見
　　からヒトゲノム計画まで』（上・下）（ブルーバックス）講談社，2005年（原著
　　2003年），上323頁・下370頁。

生田哲『ビックリするほど遺伝子工学がわかる本——遺伝子診断から難病の治療薬，
　　クローン，出生前診断，再生医療の可能性まで』サイエンス・アイ新書，2015年，
　　192頁。

ニコル・ルドアラン（仲村春和・勝部憲一監訳）『キメラ・クローン・遺伝子——生命
　　の発生・進化をめぐる研究の歴史』西村書店，2012年，435頁。

スサンヌ・ルンディン，マリーン・イングランド編（粟屋剛・岩崎豪人訳）『遺伝子工
　　学と社会——学際的展望』渓水社，2013年，180頁。

ラインハート・レンネバーグ（小林達彦監修，田中暉夫・奥原正國訳）『EURO 版バ
　　イオテクノロジーの教科書——カラー図解』（上・下）（ブルーバックス）講談社，
　　2014年，上416頁・下496頁。

ダニエル・L・ハートル（中村千春・岡田清孝訳）『エッセンシャル遺伝学・ゲノム科
　　学』（原著第 7 版）化学同人，2021年，560頁。

金子隆一『ゲノム解読がもたらす未来』洋泉社，2001年，189頁。

本庶佑『ゲノムが語る生命像』（ブルーバックス）講談社，2013年，264頁。

アダム・ラザフォード（垂水雄二・篠田謙一訳）『ゲノムが語る人類全史』文藝春秋，
　　2017年，446頁。

キャット・アーニー（長谷川知子監訳，桐谷知未訳）『ビジュアルで見る遺伝子・
　　DNA のすべて——身近なトピックで学ぶ基礎構造から最先端研究まで』原書房，
　　2018年，230頁。

ネッサ・キャリー（中山潤一訳）『ジャンク DNA——ヒトゲノムの98％はガラクタな
　　のか？』丸善出版，2016年（原著2015年），412頁。

ユージン・E・ハリス（水谷淳訳）『ゲノム革命——ヒト起源の真実』早川書房，2016
　　年（原著2015年），360頁。

ゲノム編集について

田坂さつき・香川知晶編『人のゲノム編集をめぐる倫理規範の構築を目指して』知泉

　　書館，2022年，277頁。

小林雅一『ゲノム革命がはじまる DNA 全解析とクリスパーの衝撃』集英社新書，
　　2019年，240頁。

石井哲也『ゲノム編集を問う――作物からヒトまで』岩波新書，2017年，224頁。

ジョン・パリントン（野島博訳）『生命の再設計は可能か――ゲノム編集が世界を激変
　　させる』化学同人，2018年，476頁。

青野由利『ゲノム編集の光と闇』ちくま新書，2019年，238頁。

ジェニファー・ダウドナ，サミュエル・スターンバーグ（櫻井祐子訳）『CRISPR（ク
　　リスパー）究極の遺伝子編集技術の発見』文藝春秋，2017年，333頁。

ポール・ノフラー（中山潤一訳）『デザイナー・ベビー――ゲノム編集によって迫られ
　　る選択』丸善出版，2017年（原著2015年），392頁。

ネッサ・キャリー（中山潤一訳）『動き始めたゲノム編集――食・医療・生殖の未来は
　　どう変わる？』丸善出版，2020年（原著2019年），197頁。

山本卓『ゲノム編集とは何か――「DNA のハサミ」クリスパーで生命科学はどう変わ
　　るのか』（ブルーバックス）講談社，2020年，238頁。

遺伝子と医療

フランシス・S・コリンズ（矢野真千子訳）『遺伝子医療革命――ゲノム科学がわたし
　　たちを変える』日本放送出版協会，2011年（原著2010年），384頁。

ラリー・トンプソン（清水信義訳）『遺伝子治療革命』日本テレビ，1995年（原著1994
　　年），550頁。

ジェフ・ライオン，ピーター・ゴーナー（松浦秀明訳）『遺伝子治療の誕生――世界を
　　震撼させるドラマはここから始まった』ゼスト，1998年（原著1995年），349頁。

古川洋一『変わる遺伝子医療』ポプラ新書，2014年，180頁。

リッキー・ルイス（西田美緒子訳）『「永久に治る」ことは可能か？――難病の完治に
　　挑む遺伝子治療の最前線』白揚社，2015年，413頁。

小長谷正明『難病にいどむ遺伝子治療』岩波書店，2016年，144頁。

真下知士・金田安史編『医療応用をめざすゲノム編集――最新動向から技術・倫理的
　　課題まで』化学同人，2018年，272頁。

小澤敬也編『いま，本格化する 遺伝子治療――遺伝性疾患・がんと戦う新たな一手』
　　（実験医学増刊第38巻第2号）羊土社，2020年，240頁。

平野久『タンパク質とからだ――基礎から病気の予防・治療まで』中公新書，2017年，
　　208頁。

分子生物学の利用法

奥彬『バイオマス――誤解と希望』日本評論社，2005年，215頁。

多田雄一『環境バイオテクノロジー』三恵社，2011年，177頁。

泊みゆき『バイオマス本当の話――持続可能な社会に向けて』築地書館，2012年，177頁。

ブリット・レイ（高取芳彦訳）『絶滅動物は甦らせるべきか？』双葉社，2020年，448頁。

カトリーヌ・ブルガン，ピエール・ダルリュ（林昌宏・坪子理美訳）『遺伝子の帝国――DNA が人の未来を左右する日』中央公論新社，2014年，261頁。

江田健二『かんたん解説!! 1時間でわかるバイオマスエネルギー入門』Kindle 版，Slowwater，2019年。

人類学への応用

篠田謙一『人類の起源――古代 DNA が語るホモ・サピエンスの「大いなる旅」』中公新書，2022年，320頁。

J・リレスフォード（沼尻由紀子訳）『遺伝子で探る人類史』（ブルーバックス）講談社，2005年（原著2003年），294頁。

梅津和夫『DNA 鑑定――犯罪捜査から新種発見，日本人の起源まで』（ブルーバックス）講談社，2019年，256頁。

篠田謙一『日本人になった祖先たち――DNA が解明する多元的構造』（新版）NHK 出版，2019年，240頁。

デイヴィッド・ライク（日向やよい訳）『交雑する人類――古代 DNA が解き明かす新サピエンス史』NHK 出版，2018年（原著2018年），461頁。

太田博樹『遺伝人類学入門――チンギス・ハンの DNA は何を語るか』ちくま新書，2018年，316頁。

新しい人類進化論

リー・M・シルヴァー（楡井浩一訳）『人類最後のタブー――バイオテクノロジーが直面する生命倫理とは』日本放送出版協会，2007年（原著2006年），540頁。

ラメズ・ナム（西尾香苗訳）『超人類へ！――バイオとサイボーグ技術が開く近未来社会』河出書房新社，2006年（原著2005年），304頁。

ビル・マッキベン（山下篤子訳）『人間の終焉』河出書房新社，2005年（原著2003年），360頁。

吉川浩満『理不尽な進化――遺伝子と運のあいだ』朝日出版社，2014年，448頁。

イブ・ヘロルド（佐藤やえ訳）『Beyond Human 超人類の時代へ――今，医療テクノロジーの最先端で』ディスカヴァー・トゥエンティワン，2017年，381頁。

スコット・ジェイムズ（児玉聡訳）『進化倫理学入門』名古屋大学出版会，2018年，336頁。

人生とテクノロジー

アリス・ウェクスラー（額賀淑郎・武藤香織訳）『ウェクスラー家の選択——遺伝子診
　　断と向き合った家族』新潮社，2003年（原著1996年），361頁。

中村桂子『ゲノムに書いてないこと』青土社，2014年，308頁。

遺伝子組み換え食品

安田節子『自殺する種子——アグロバイオ企業が食を支配する』平凡社新書，2009年，
　　204頁。

安田節子『食卓の危機——遺伝子組み換え食品と農薬汚染』三和書籍，2020年，217頁。

アンドリュー・キンブレル（白井和宏訳・福岡伸一監修）『それでも遺伝子組み換え食
　　品を食べますか？』筑摩書房，2009年（原著2007年），237頁。

マリー＝モニク・ロバン（戸田清監修，村澤真保呂・上尾真道訳）『モンサント——世
　　界の農業を支配する遺伝子組み換え企業』作品社，2015年，565頁。

アンディ・リーズ（白井和宏訳）『遺伝子組み換え食品の真実』白水社，2013年，324
　　頁。

ジャック・テスタール（林昌宏訳）『なぜ遺伝子組み換え作物に反対なのか』緑風出版，
　　2013年，108頁。

ニーナ・フェドロフ，ナンシー・マリー・ブラウン（難波美帆・小山繁樹訳）『食卓の
　　メンデル——科学者が考える遺伝子組換え食品』日本評論社，2013年，330頁。

ブレット・ウィルコックス（船瀬俊介監修）『モンサントの嘘——遺伝子組み換えテク
　　ノロジー企業の悪事』成甲書房，2015年，240頁。

小島正美編『誤解だらけの遺伝子組み換え作物』明石書店，2015年，214頁。

椎名隆・石崎陽子・内田健・茅野信行『遺伝子組換えは農業に何をもたらすか』（シ
　　リーズ・いま日本の「農」を問う）ミネルヴァ書房，2015年，352頁。

スティーブン・M・ドルーカー（守信人訳）『遺伝子組み換えのねじ曲げられた真
　　実——私たちはどのように騙されてきたのか？』日経 PB 社，2016年，760頁。

松永和紀『ゲノム編集食品が変える食の未来』ウェッジ，2020年，240頁。

生物多様性

井田徹治『生物多様性とは何か』岩波新書，2010年，224頁。

日高敏隆編『生物多様性はなぜ大切か』昭和堂，2005年，183頁。

鷲谷いずみ『〈生物多様性〉入門』（岩波ブックレット785）岩波書店，2010年，64頁。

エドワード・O・ウィルソン（大貫昌子・牧野俊一訳）『生命の多様性』（上・下）岩
　　波現代文庫，2004年（原著1992年），上385頁，下357頁。

エドワード・O・ウィルソン（岸由二訳）『創造——生物多様性を守るためのアピー
　　ル』紀伊國屋書店，2010年（原著2006年），256頁。

本川達雄『生物多様性──「私」から考える進化・遺伝・生態系』中公新書，2015年，288頁。

アルマン・マリー・ルロワ（上野直人監修／築地誠子訳）『ヒトの変異──人体の遺伝的多様性について』みすず書房，2014年，376頁。

遺伝情報

天笠啓祐・市民バイオテクノロジー情報室編著『生命特許は許されるか』緑風出版，2003年，100頁。

ドイツ連邦共和国議会「現代医療の法と倫理」審議会（松田純監訳，中野真紀・小椋宗一郎訳）『人間の尊厳と遺伝子情報──ドイツ連邦議会審議会答申』知泉書館，2004年（原著2002年），246頁。

名和小太郎『ゲノム情報は誰のものか──生物特許の考え方』（岩波科学ライブラリー 86）岩波書店，2002年，114頁。

五十嵐享平『人体特許──狙われる遺伝子情報』PHP サイエンス・ワールド新書，2013年，256頁。

アンドリュー・キンブレル『生命に部分はない』講談社現代新書，2017年，584頁。

優生学・人間改造

ジェイミー・A・デイヴィス（藤原慶・徳永美恵訳）『合成生物学──人が多様な生物を生み出す未来』ニュートン新書，2022年，230頁。

エドウィン・ブラック（貴堂嘉之監訳・西川美樹訳）『弱者に仕掛けた戦争──アメリカ優生学運動の歴史』人文書院，2022年，720頁。

上田昌文・渡部麻衣子編『エンハンスメント論争』社会評論社，2008年，288頁。

金森修『遺伝子改造』勁草書房，2005年，323頁。

小坂洋右『人が人をデザインする──遺伝子改良は許されるか』ナカニシヤ出版，2011年，207頁。

児玉真美『アシュリー事件──メディカル・コントロールと新・優生思想の時代』生活書院，2011年，264頁。

生命環境倫理ドイツ情報センター編（松田純・小椋宗一郎訳）『エンハンスメント──バイオテクノロジーによる人間改造と倫理』知泉書館，2007年（原著2002年），174頁。

寺園慎一『人体改造──あくなき人類の欲望』日本放送出版協会，2001年，238頁。

藤野豊『日本ファシズムと優生思想』かもがわ出版，1998年，528頁。

保木本一郎『ヒトゲノム解析計画と法──優生学からの決別』日本評論社，2003年，360頁。

米本昌平・松原洋子・橳島次郎・市野川容孝『優生学と人間社会』講談社現代新書，

2000年，286頁。

ブライアン・アップルヤード（山下篤子訳）『優生学の復活？——遺伝子中心主義の行方』毎日新聞社，1999年（原著1998年），277頁。

ダニエル・J・ケヴルズ（西俣総平訳）『優生学の名のもとに——「人類改良」の悪夢の百年』朝日新聞社，1993年（原著1985年），521頁。

マイケル・J・サンデル（林芳紀・伊吹友秀訳）『完全な人間を目指さなくてもいい理由——遺伝子操作とエンハンスメントの倫理』ナカニシヤ出版，2010年（原著2007年），194頁。

スティーブン・トロンブレイ（藤田真利子訳）『優生思想の歴史』明石書店，2000年（原著1988年），398頁。

ユルゲン・ハーバーマス（三島憲一訳）『人間の将来とバイオエシックス』法政大学出版局，2004年（原著2001年），150頁。

ジェレミー・リフキン（鈴木主税訳）『バイテク・センチュリー』集英社，1999年（原著1999年），376頁。

マーク・オコネル（松浦俊輔訳）『トランスヒューマニズム——人間強化の欲望から不死の夢まで』作品社，2018年，310頁。

竹内章郎『いのちと平等をめぐる13章——優生思想の克服のために』生活思想社，2020年，280頁。

町田宗鳳・島薗進編『人間改造論——生命操作は幸福をもたらすのか？』新曜社，2007年，205頁。

須田桃子『合成生物学の衝撃』文藝春秋，2018年，233頁。

日本障害者協議会編『障害のある人と優生思想』やどかり出版，2019年，123頁。

藤井克徳『わたしで最後にして——ナチスの障害者虐殺と優生思想』合同出版，2018年，175頁。

保坂展人『相模原事件とヘイトクライム』（岩波ブックレット959）岩波書店，2016年，64頁。

スザンヌ・E・エヴァンス（黒田学・清水貞夫訳）『障害者の安楽死計画とホロコースト——ナチスの忘れ去られた犯罪』クリエイツかもがわ，2017年，224頁。

毎日新聞取材班『強制不妊——旧優生保護法を問う』毎日新聞出版，2019年，304頁。

哲学的問題（遺伝子論・遺伝的決定論・情報論その他）

近藤祥司『老化はなぜ進むのか——遺伝子レベルで解明された巧妙なメカニズム』講談社，2009年，200頁。

田沼靖一『ヒトはどうして死ぬのか——死の遺伝子の謎』幻冬社新書，2010年，173頁。

日高敏隆『人間は遺伝か環境か？　遺伝的プログラム論』文春新書，2006年，176頁。

柳沢嘉一郎『利他的な遺伝子——ヒトにモラルはあるか』筑摩書房，2011年，251頁。

W・R・クラーク，M・グルンスタイン（鈴木光太郎訳）『遺伝子は私たちをどこまで支配しているか』新曜社，2003年（原著2000年），388頁。

リチャード・ドーキンス（垂水雄二訳）『遺伝子の川』草思社，1995年（原著1994年），238頁。

ディーン・ヘイマー，ピーター・コープランド（吉田利子訳）『遺伝子があなたをそうさせる』草思社，2002年（原著1998年），318頁。

デイヴィッド・エプスタイン（福典之監訳，川又政治訳）『スポーツ遺伝子は勝者を決めるか？──アスリートの科学』早川書房，2014年，448頁。

スティーブン・S・ホール（松浦俊輔訳）『不死を売る人々──「夢の医療」とアメリカの挑戦』阪急コミュニケーションズ，2004年（原著2003年），499頁。

小出剛『個性は遺伝子で決まるのか』ベレ出版，2015年，191頁。

ポール・デイヴィス（水谷淳訳）『生物の中の悪魔──「情報」で生命の謎を解く』SBクリエイティブ，2019年，384頁。

エピジェネティクス

鵜木元香・佐々木裕之『もっとよくわかる！　エピジェネティクス〜環境に応じて細胞の個性を生むプログラム』（実験医学別冊　もっとよくわかる！　シリーズ）羊土社，2020年，190頁。

リチャード・C・フランシス（野中香方子訳）『エピジェネティクス──操られる遺伝子』ダイヤモンド社，2011年（原著2011年），261頁。

土屋廣幸『性格はどのようにして決まるのか──遺伝子，環境，エピジェネティックス』新曜社，2015年，192頁。

ティム・スペクター（野中香方子訳）『双子の遺伝子──「エピジェネティクス」が2人の運命を分ける』ダイヤモンド社，2014年，408頁。

ネッサー・キャリー（中山潤一訳）『エピジェネティクス革命』丸善出版，2015年（原著2012年），428頁。

仲野徹『エピジェネティクス──新しい生命像をえがく』岩波新書，2014年，240頁。

太田邦史『エピゲノムと生命』（ブルーバックス）講談社，2013年，280頁。

シャロン・モアレム（中里京子訳）『遺伝子は，変えられる──あなたの人生を根本から変えるエピジェネティクスの真実』ダイヤモンド社，2017年，360頁。

資本主義とバイオテクノロジー

上山隆大『アカデミック・キャピタリズムを超えて──アメリカの大学と科学研究の現在』NTT出版，2010年，331頁。

バンダナ・シバ（松本丈二訳）『バイオパイラシー──グローバル化による生命と文化の略奪』緑風出版，2002年（原著1997年），261頁。

ゲイリー・P・ピサノ（池村千秋訳）『サイエンス・ビジネスの挑戦——バイオ産業の失敗の本質を検証する』日経 PB 社，2008年（原著2006年），328頁。

カウシック・S・ラジャン（塚原東吾訳）『バイオ・キャピタル——ポストゲノム時代の資本主義』青土社，2011年（原著2006年），533頁。

ジェイムズ・スリーヴ（古川奈々子訳）『ザ・ゲノム・ビジネス——DNA を金に換えた男たち』角川書店，2004年（原著2004年），381頁。

生田哲『ドキュメント遺伝子工学——巨大産業を生んだ天才たちの戦い』PHP サイエンス・ワールド新書，2013年。

批判的考察の系譜

黒崎剛「生命・遺伝子操作に適用された〈滑り坂論〉の意味を捉えるために——W・ヴァン・デア・バーグ〈滑り坂論〉の紹介を兼ねて」『ヒトゲノム解析研究と社会との接点研究報告集』第 2 集（京都大学文学部倫理学研究室編）1996年，98-108頁。（http://www.ethics.bun.kyoto-u.ac.jp/genome/genome95/32kurosaki.html で公開）。

レオン・R・カス（堤理華訳）『生命操作は人を幸せにするのか——蝕まれる人間の未来』日本教文社，2005年（原著2002年），413頁。

ドロシー・ネルキン，M・スーザン・リンディー（工藤政司訳）『DNA 伝説——文化のイコンとしての遺伝子』紀伊國屋書店，1997年（原著1995年），322頁。

フランシス・フクヤマ（鈴木淑美訳）『人間の終わり——バイオテクノロジーはなぜ危険か』ダイヤモンド社，2002年（原著2002年），286頁。

ジェレミー・リフキン（竹内均訳）『エントロピーの法則Ⅱ』祥伝社，1983年（原著1983年），260頁。

マッティ・ハユリュ（斎藤仲道・脇崇晴訳）『人間〈改良〉の倫理学——合理性と遺伝的難問』ナカニシヤ出版，2020年（原著2010年），240頁。

松田純『遺伝子技術の進展と人間の未来——ドイツ生命環境倫理学に学ぶ』知泉書館，2005年，264頁。

マーカス・ウォールセン（矢野真千子訳）『バイオパンク——DIY 科学者たちの DNA ハック！』NHK 出版，2012，304頁。

天笠啓祐『暴走するバイオテクノロジー』金曜日，2012年，176頁。

榎木英介『嘘と絶望の生命科学』文春新書，2014年，255頁。

天笠啓祐『ゲノム操作と人権——新たな優生学の時代を迎えて』解放出版社，2020年，125頁。

アクセル・カーン『モラルのある人はそんなことはしない』トランスビュー，2011年（原著2010年），270頁。

山中伸弥監修・京都大学 iPS 細胞研究所上廣倫理研究部門編集『科学知と人文知の接

点──iPS 細胞研究の倫理的課題を考える』弘文堂，2017年，368頁。

李成柱（ベヨンホン訳）『国家を騙した科学者──「ES 細胞」論文捏造事件の真相』
　　牧野出版，2006年，341頁。

須田桃子『捏造の科学者──STAP 細胞事件』文藝春秋，2015年，383頁。

　バイオテクノロジーと法・権利

斎藤誠『バイオテクノロジーの法規整』有斐閣，2020年，247頁。

シェルドン・クリムスキー，ピーター・ショレット（長島功訳）『遺伝子操作時代の権
　　利と自由』緑風出版，2012年，420頁。

第Ⅲ部

「医療者の倫理」に関わる問題

第7章
医療倫理・臨床倫理・研究倫理

第Ⅰ部・第Ⅱ部では，生命倫理学の基本的な問題を紹介し，掘り下げて考えてきた。いずれも現代社会に生きる私たちが避けて通ることのできない難問ばかりである。仏教の教えにあるように，「生老病死」は人間の宿命である。健康に恵まれ，元気で生きている時は，あるいは実感できないテーマもあったかもしれないが，人は例外なく老いていき，必ず死ぬ。その過程で病を得れば，医療のお世話にならざるをえない。そこで，第Ⅰ部・第Ⅱ部で論じられているテーマは切実で具体性を帯びたものとなることもあるだろう。

ところで，これまで論じてきた生命倫理学の諸問題は，医師や看護師など日々医療に携わっている立場からはどのように考えられているのだろうか。ここ第Ⅲ部，この章では，医療の現場で生命倫理学がどのように取り入れられ具体化されてきたかを紹介する。主として医療に携わる者，携わろうとする者を対象としているが，医療を受ける側の人間が医療に従事している者の問題のとらえ方や考え方を知ることは，生命倫理学を深く理解するうえで必ず役に立つだろう。

1　医療倫理の原則

（1）原則の必要性
医療は判断の連続である

医療の現場において，医療従事者は大小様々な判断を次々に求められる。外来で患者を診察する医師を例にとれば，患者の訴えに耳を傾けながら，どのような症状があるのか，診断はどうなるのか，鑑別診断として考慮すべき疾患は何か，どのような検査が必要になるのか等々を考えている。病棟に勤務する看護師は，ナースコールで病室を訪れ，患者の話を聞きながら，何が求められて

いるのか，何が必要なのか，看護の対象なのか，医師を呼ぶべきなのか等々を考えている。医療従事者には，患者に対する共感や理解とともに冷静に判断する能力が必要とされる。その多くは，学生時代の学習や日々の臨床経験を通して得た知識と経験によって自ずと答えが出るものであるが，判断に迷う難しい問題も少なくない。

　医療従事者が下さねばならない判断には，時間的な猶予の面からみて様々なレベルがある。心肺停止状態にある患者への蘇生は速やかに行われなくてはならない。大量出血で生死を分ける深刻な状況にある患者への止血と輸血・輸液も時間的な余裕は与えられていない。意識を失って倒れて痙攣している患者への対応も緊急性があるが，前者に比べれば少々の時間的なゆとりがある。一方，がん患者に手術を行うかどうか，さらにどのような術式を採用するかという問題は，時間をかけて患者や家族と相談しながら判断されるべき性質のものである。

　もっと大きな視点で考えれば，医療者としてのあり方，患者への接し方はどのような態度であるべきか，という問題がある。医療の歴史は長く，医師は最も古くからある職業のひとつであるが，医師のあり方や心得については，古くからいろいろなことが語られてきた。

　このように，緊急時の判断から日常的な患者への接し方まで，医師のあり方，振る舞い方には，その緊急性などは異なるにせよ，何らかの意味で指針が必要であると考えられてきた。

ヒポクラテスの誓いとパターナリズム

　医師のあり方を示した文書として有名なものに「ヒポクラテスの誓い」として知られているものがある（巻末資料）。ヒポクラテス（紀元前460〜375年頃）は古代ギリシアの医師であるとされており，それまで呪術の色彩が強かった医学を科学的な見方をするものへと高めた「医学の祖」と崇められている。彼の有名な「四体液説」は，今日からみれば荒唐無稽にもみえるが，人間の体液が幾つかの種類に分類され，それぞれが固有の役割を有しているという理論として考えれば，現代医学に通じる枠組みを持っているともいえる。ヒポクラテスの業績は，弟子たちによってまとめられ，現在では「ヒポクラテス全集」によっ

て知ることができる。「ヒポクラテスの誓い」はその中に収められた医師の心得を述べたものである。

　「ヒポクラテスの誓い」は，「患者に危害を加えない」「職業上の権利を乱用しない」「患者の秘密を守る」ことなど，現代でも医師の倫理として強調されている内容を有している。一方で，医師は患者に病状を明かしてはならないとするなど，いわゆるパターナリズムの立場に徹底しており，今日の考え方に馴染まない面も持っている。

　いずれにせよ，医師には仕事をしていくうえでの心得が必要であることが古代から強調されていたことは注目に値する。判断に迷う時，医師は原点に立ち返って行動の仕方を考えようとしてきたのだといえよう。

医療の高度化・複雑化と患者の権利尊重

　古代から中世を経て，近代に至っても，多くの医師の心得は「ヒポクラテスの誓い」に準ずるものであったと思われる。医師は知識人として知識のない民衆に治療を施す存在であった。近代になって病院があちこちに建設され，医学の中心が病院に移っても事態に大きな変化はなかった。むしろヒポクラテスの時代には，医療を受けることができたのは医師よりも身分の高い一部の限られた階層であったので，相応の尊重をされていたという見方もある。この見方に従えば，病院があちこちにできて多くの人々が医療の対象となった近代以降，パターナリズムはいっそう強まっていったことになる。

　19世紀から20世紀に入り，医学は大きな進歩をとげた。それまで人類の大きな脅威であった感染症が，細菌学の進歩と抗生物質の開発により少しずつ克服されていった。医学知識は飛躍的に増加し，医師の専門性が高まっていった。その過程で，医師と患者の間には大きな知識差が生まれ，パターナリズムが強化されていった。20世紀の前半まで，医師は高度化する専門性を背景として，治療における裁量権を強めていった。

　こうした状況に変化が現れたのは，20世紀半ばから後半にかけてである。ナチスによる人体実験の実際が明らかになり大きな衝撃を与えた。ナチスで人体実験に関与した医師たちはニュルンベルグ裁判で裁かれた。米国でもタスキギー事件をはじめ，医師による諸々の人権を踏みにじる行為が明らかにされて

271

いった。そして，1970年代に始まる米国の公民権運動が，医療における患者の決定権の主張を生み出していった。

また，医療技術の進歩は，これまでにはなかった新しい問題を生み出しつつあった。例えばクインラン事件（1975年）は，人工呼吸器がなかった時代には起こり得なかった事態である。この事件は，裁判に持ち込まれ，植物状態になった患者の安楽死・尊厳死をめぐって大きな論争を生み出した（第2章コラム2-2）。この裁判では，患者の家族に娘の治療を中止する権利が認められ，その後の医療のあり方に大きな影響を与えた。患者の自己決定権の尊重は，今日では医療における最も重要な原則になっている。

（2）原則論の立場

生命倫理学の誕生

生命倫理学（Bioethics）という言葉を初めて使用したのは，ポター（Potter, V.R.）(1970) であるといわれる。ただし，彼はこの言葉によって生命科学や医療における倫理問題を中心として検討したのではなく，生態系の破壊や環境問題に対する危機意識から生命科学と人文社会科学を統合した新しい学問を提唱した。この言葉が医療に関連する研究分野として成立したのは1970年代後半になってからである。

この時代の代表的な著作が，現在もこの分野の教科書として定評があるビーチャムとチルドレス（Beauchamp, T.L. and Childress, J.F.）の『生命医学倫理』(*Principles of Bioethical Ethics*) (1979) である。ビーチャムは哲学者であり，チルドレスは神学者である。彼らは歴史を振り返るとともに現在の問題を分析し，医療における倫理的問題の原則（principle）を明確に記述した。

ビーチャムとチルドレスの4原則（医療の4原則）

(1)自律尊重原則（Respect of Autonomy）：先にも述べたとおり，今日の医療における最も基本的な原則である。「ヒポクラテスの誓い」以来，医療においては医師の裁量権が重視され，医療の内容は専門家たる医師が決めるものだと考えられていた。しかし，今日では，医療を受けるかどうか，どのような治療を受けるかを最終的に決めるのは患者であると考えられている。この原則は患

者の自己決定権の尊重とほぼ同義である。

　(2)恩恵原則（Beneficence）：善行原則あるいは仁恵原則ともいう。医師（医療従事者）は患者にとって利益（恩恵）（benefit）になることをなさねばならないという原則である。もう少し具体的にいえば，医療行為は患者の健康を増進することを目的としており，これ以外の目的で行われてはならないということである。この原則の下でのみ，他者の身体にメスを入れる行為が犯罪でなく，医療として認められるのである。

　(3)無危害原則（Nonmaleficence）：医療従事者は患者の害（harm）になる行為をしてはならないという原則である。多くの医療行為は患者の心身を何らかの意味で侵襲する。X線を使用する検査も薬物療法も常にリスクを伴うし，外科手術はさらに大きなリスクを伴う。新しい治療法の開発においては，実験的な試みがなされることがあるかもしれない。医療には本質的にリスクが伴うので，この原則を徹底させることは極めて重要である。

　(4)正義原則（Justice）：医療における正義（justice）とは，すべての患者に公平（equality）・公正（fairness）な医療を行うことを意味している。患者の年齢・性別・人種・社会的地位などにかかわらず，分け隔てなく恩恵を与えるべきであることを示している。これは限られた医療資源をどのように分配すべきであるかという規則（rule）の決め方に関係している。

原則と規則

　ビーチャムとチルドレスは，医療における4原則を示したが，この原則を用いて重要な規則（rule）が導かれるとしている。原則とは，抽象的で規範的な命題であり，普遍性をもっている。例えば，無危害原則や自律尊重原則は「患者に危害を加えてはならない」「患者の自律性を尊重しなくてはならない」という極めて一般的な表現をとっている。これに対して，規則とは具体的内容を含む命題であって，例えば「患者の秘密を洩らしてはならない」「インフォームド・コンセントを行なう」と表現される。臨床における個々の判断は規則によってなされ，その判断の妥当性は原則によって根拠づけられるとされている。ビーチャムらは，正直規則（veracity）・プライバシー規則（privacy）・機密保持規則（confidentiality）・誠実規則（fidelity）などを挙げている。実際には，規則

コラム7-1 ヨーロッパにおける医療原則

　ヨーロッパでは，EU 22カ国の研究者が集まって討議した結果が，レンドロフ（Rendtorff, J.D.）（2002）によってまとめられている。この論文では，自律性（autonomy），尊厳（dignity），誠実（integrity），脆弱性（vulnerability）の4原則が示されている。

　医療は社会の中で営まれる行為なので，文化や社会の価値観の影響を受ける。ビーチャムらの4原則は，現実的な問題にどう対応していくかを意識したアメリカ流のプラグマティズムの伝統の中にあることが分かる。一方，ヨーロッパの原則は，「人間に何を求めるか」といういわば哲学的な発想が強いようである。

　ヨーロッパの医療原則については下記の文献を参照。

　Rendtorff, J.D. (2002) "Basic ethical principles in European bioethics and biolaw : Autonomy, dignity, integrity and vulnerability—Towards a foundation of bioethics and biolaw," *Medicine, Health Care and Philosophy*, 5 : 235-244.

はさらに医療の場面ごとに具体的なレベルで記述されることになる。

　ビーチャムとチルドレスの4原則は，今も世界的に尊重されており，その意味で普遍性をもっているが，一方でアメリカの文化に根差したものであることも否定できない。例えば，患者の自己決定権は，わが国では今のところアメリカほど徹底されてはいない。また，ヨーロッパでは異なる原則が提唱されている（コラム7-1）。

> ⇒ビーチャムとチルドレスの『生命医学倫理』（初版1979年）は本文で引用した医療倫理学の古典。医療倫理に関わる豊富な事例も掲載されている。分厚い本だが，拾い読みでも価値がある。なお，本文で参照したのは1989年刊の第3版である（ビーチャム／チルドレス『生命医学倫理』成文堂，1997年）。この本は現在第5版があり，翻訳も出ている。章末文献に記載。

2　臨床倫理学

(1) 臨床倫理学の必要性
原則と原則の衝突

　ビーチャムらが主張した倫理原則は，今日でも医療従事者にとって指針となっている。医療従事者は患者に善をなし，危害を加えず，公平・公正な医療

を行うことを心掛ける。そして患者の自己決定権を尊重し，患者の意向に沿った治療やケアを行うのである。

　しかし，これらの原則を知っていれば倫理的な問題——臨床判断に悩む問題が生じないかというと，現実は決してそれほど単純ではない。2つの例を挙げる。

例1：難治性の神経疾患に罹患している患者A氏は，自力で移動することができず，食事や排泄にも介助が必要である。長くA氏の介護をしてきた母親も70代後半になり，強い腰痛や慢性肺疾患に悩まされている。A氏はこれ以上生きている意味を見出せず，家族に迷惑をかけるだけだと感じ，命を絶つことを希望している。A氏を訪問看護している看護師は，A氏の希望が一時的な感情に支配されているものではなく，自身の尊厳を守りたいという理性的なものだと受け止めている。看護師は，どうすることが本当の意味で患者を援助することになるのか悩んでいる。ここでは自律尊重原則と恩恵原則が対立していると考えることができる。

例2：大きな列車事故があり，多数の負傷者が出た。命を落とした乗客もいた。救急隊が駆け付けたが，隊員数や装備の点から，できることに限りがある。救急隊員はどうしても救助する順位を定めなければならない（コラム7-2）。この場合，すべての負傷者に公平・公正な医療を行うという正義原則を応用するにはどうしたらよいのだろうか。事故のニュースを聞いて駆け付けた家族の中には，自分の家族の治療が後回しにされていると怒る者もあった。

問題の整理の必要性

　ここに示した例は，臨床において決して稀な事態ではない。医療従事者は，しばしばジレンマに悩まされる。このような場面では，原則と原則が衝突するのである。つまり医療者は原則を理解しておけば臨床で遭遇する問題に対応できるかといえば，決してそうではないのである。学問としての生命倫理学では，いったん判断を保留し，時間をかけて深く思索することができるし，それが大切なことである。しかし，医療従事者は自らの行動の仕方を選択しなければな

コラム7-2　トリアージ（triage）

　戦闘や災害によって一時に多数の負傷者が発生し，緊急度と重症度に応じて適切な治療を行うために，負傷者を選別して，搬送や治療の優先度を決めること。もともとはナポレオン軍の軍医総監が考案したとされる。わが国では，1997年の阪神・淡路大震災を契機にトリアージの考え方が積極的に取り入れられるようになった。

　トリアージにより負傷者は4つのレベルに分けられ，次の色のリボンをつけられて区別される。生命の危機にある優先度が最も高い群が赤色。2〜3時間の余裕はあるが，入院治療が必要な第2位の群が黄色。軽度の負傷者は緑色。すでに死亡または生存の可能性がない優先度第4位が黒色に分けられる。戦時下においては戦争に勝利するという功利主義的観点から行われる。一方で平時においては患者を選別することは正義の原則に反する。しかし，災害時において，医療資源が限られた状況では，通常の対処では救える命を奪いかねない。平等主義だけではなく，功利主義的な視点などを含めて考えていくこともある。すなわち，個人に対する善だけでなく，より多くの命を救うという全体の善を考慮していく必要がある。このような観点から，重症度や緊急度に応じて，治療の優先順位を設けるというトリアージの概念が出てくるのである。一方，現場で実際にトリアージに関わる医療者の精神的な負担は大きい。

らない。しかもしばしばその瞬間に判断しなければならないのである。原則論の立場からは，こうした臨床上の問題をひとつの倫理原則を選択する特定化（specification）や複数の原則間の比較考量（balancing）によって克服しようという試みがなされてきたが，必ずしもそれが成功しているとはいえない。そこで医療においては原則論とは違う角度からの分析が登場することになった。

（2）臨床倫理学

　ビーチャムらの原則論は，医療全般にあてはまる原則を抽出しようとする試みであった。しかし，ジレンマが生じ，判断に悩む事態では，個々の患者の意向や病状や家族の状況，その医療者の技術や経験，医療施設の実情など多様な要因が臨床判断に関わってくる。一方，1960年代から，クインラン事件，ナンシー・クルーザン事件，タラソフ判決など医療者を悩ませる問いが突き付けられるようになった。臨床における価値の葛藤や医療の不確実性に由来するこのような諸問題を解決するための学問が臨床倫理学（clinical ethics）である。

　臨床倫理学の主な対象は，インフォームド・コンセント，判断能力と意志決

定能力，未成年者にかかわる決定，機密保持とプライバシー，医療資源の分配問題，終末期医療などであった。これらのほとんどは，患者（家族）—医療従事者関係の変化と医療技術の高度化という2つの要因による医療のあり方の変化を背景としている。そして，1990年代になると，医療経済と医療ビジネス，医療ミス，生殖医療，遺伝子診断と治療などの問題が注目を集めるようになった。このように臨床倫理学のテーマは時代とともに変化していくものである。

　これらのテーマの主なものは本書の第Ⅰ・Ⅱ部で扱われている。ここでは，これらの問題を医療現場における倫理的問題という角度から述べる。

インフォームド・コンセント

　インフォームド・コンセント（IC）は，臨床倫理学においても最も重要なテーマのひとつであるが，基本的な内容はすでに第Ⅰ部で詳しく論じられているので，ここでは臨床的に問題になる事柄について述べる。

　IC では，少なくとも診断，選択できる治療法と期待される効果，それぞれの治療に伴うリスクとその確率，治療しない場合に予想される転帰などが説明されなければならない。また，医師が治療に関する自分の意見をどのように伝えるかは，をどのように考えるかで異なってくる（233-234頁参照）。例えば消費者モデルを採用する医師は，患者に必要な情報を提供し，判断を患者に委ねることになる。討議モデルをとる医師は，自分の意見を述べ，患者と話し合うことを試みるであろう。

　IC に関連する重要なテーマのひとつに例外規定がある。IC は患者に十分な理解力があることが前提されている。例えば，乳児に自らの治療方法を選択する能力がないことは明らかであり，保護者が代理者として医師と対話し判断することになる。このように IC の例外が検討されるべき状態として下記のようなものがある。

- 判断能力がないと判断される患者。
- 緊急事態（救急措置が必要な場合）。
- 公衆衛生上の必要性や社会的利益が優先されるべき場合。
- 診療上の必要性。

患者はいろいろな理由で健全な思考力や判断能力を持ちえないことがある。

例えば重篤な精神障害に罹患している場合や認知症の患者は，成人であっても正常な判断能力を有していないと判断される場合がありうる。ただし，統合失調症や認知症と診断されている患者はすなわち判断能力がない患者ではないことに留意しなくてはならない。重症度や病相によって判断能力が変化するからである。患者の判断力については，慎重に評価が行われなければならない。この評価は複数の専門家や多職種の医療従事者によって行われなければならないし，精神疾患に関しては精神医学の専門家へのコンサルテーションが必要である。医療従事者，特に医師は，患者の判断能力についてきちんとした評価を行わねばならず，患者本人に判断能力がないと考えられる場合は，代諾者が誰であるかを確かめ，その了解を得なければならない。

　また，基本的には十分な理解力や判断力がある患者であっても，IC が適正に行われることを妨げる要因がある。医療従事者と患者の間の医学知識の格差も適切な IC を妨げる要因になる。重大な病気を告知されて混乱しているために一時的に冷静な判断ができない場合もある。医療従事者—患者間の心理的力関係も IC を難しくすることがある。威圧的な態度をとる医師の前では，多くの患者は自分の意見を十分に言えないだろう。

　医療従事者から見てまったく不可解な治療の拒否がありうる。こうした場合，医療従事者は患者の自律性の尊重と善行原則が相反する事態に置かれることになる。医学的適応の緊急性がどれほどあるかということと十分な時間をかけた話し合いが行われたかどうかを踏まえて決定がなされなければならない。患者が何らかの理由で消極的な自殺を望んでいる可能性，経済的な事情があるが迷っていたり恥ずかしいと感じていたりして言い出せないでいる場合，などもありうる。不可解な治療の拒否が見られたならば，医療従事者は十分な時間と労力をかけて話し合いをすべきである。

応召義務とその限界

　医師は治療を求めて外来を受診した患者の診察を正当な理由なく拒否することはできない。これを応召義務という。診断書の作成や処方箋の交付も医師の義務であって，正当な理由なく拒むことはできない。しかし，患者の意向を尊重することが今日の医療の大原則であるとはいえ，それは無制限というわけで

コラム7-3　タラソフ判決

　ある大学生が，自分をふった女子学生を殺害する意思があることを心理士に面接中に告げた。この心理士は上司に相談したが，上司は守秘義務を理由に学生の相談内容を女子学生に告げなかった。その結果，女子学生は殺害され，両親が裁判所に提訴した。裁判所は，心理士は危害を受ける可能性を女子学生に告げるべきであると判断した。市民に対する危害が始まるところで，守秘義務は終わる（The protective privilege of confidentiality ends where the public peril begins.）という裁判所の判断は，その後の守秘義務（機密保持）の議論に大きな影響を与えた。

はない。医療従事者の倫理的な義務は，患者の意向によってのみ決まるわけではないからである。患者からの要求があったからといって，医師が専門外の治療を行うことはできないし，通常の診察時間外に無制限に診察の要求に応えることはできない。患者の希望があるからといって用量を超えた睡眠薬や鎮痛剤を処方できないのも当然のことである。また，患者が医療従事者の提案に非協力的である場合も患者の意向の尊重に制限が生ずることがありうる。医師が提案する服薬や生活習慣にまったく従わないが，外来通院してくる患者がいる。こうした場合，医療従事者は心理的葛藤を抱かざるをえない。患者の病状に緊急性がなく，重ねて説得したのにもかかわらず指示に従わない場合は，治療の拒否が正当化されうる。指示に従わないが通院してきたいという患者の意向の尊重には制限が加わることになる。入院患者であれば，医療従事者の十分な説明と指導にもかかわらず，非協力的な態度や周囲の患者の迷惑になる行為が続けば退院させることが正当化されうるであろう。

守秘義務と公共性

　医師および医療従事者には，機密保持義務（守秘義務）があることは周知の事実である。しかし，臨床上，医療者は，守秘義務を守ることが適正であるかどうかに悩むことがある。

　この問題で有名な事例にタラソフ判決がある（コラム7-3）。この裁判では，医療従事者の守秘義務は，他者の安全という公共性の前に制限されることが明確に示された。同じように，特定の感染症もまた，公共または患者の周囲の他者の福祉との天秤にかけられて判断されることがある。

事例：42歳の会社員A氏は，海外で不特定多数の女性と性交渉をもった。帰
　　　国して数カ月後，微熱や消化器症状を自覚し，自ら受診して HIV 検査
　　　を希望した。検査の結果は陽性であった。A氏は結婚しており，妻との
　　　性関係を続けていた。医師はA氏に妻も検査を受けることを勧めるべき
　　　だと説明したが，A氏は検査結果を誰にも話してほしくないと言って拒
　　　否した。A氏の妻はすでに感染しているリスクがあり，このままA氏が
　　　秘密にしたまま性関係をもち続ければ，感染リスクがますます高まるこ
　　　とになる。医師はどのようにすべきだろうか。

　医師は，守秘義務と他者の利益という公共性の間で葛藤することになる。と
りあえず医師は，診察の機会を増やし，A氏が妻に事実を告げるように説得す
べきである。たび重なる説得にもかかわらず，A氏が妻に事実を伝えず，かつ
妻が感染する可能性を避ける努力をしていないことがはっきりすれば，医師は
A氏に自分の行動予定を告げた上でA氏の妻に事実を伝えることができるだろ
う。

医学的無益性と治療の中止

　カレン・クインラン事件やナンシー・クルーザン事件は，回復の見込みがな
い患者の治療のあり方について司法の判断を示したものである。一般的にこれ
まで知られている医学的介入では機能を回復できないところまで病状が悪化し
た状況，状態の改善が不可逆的であることを意味している場合，生理学的無益
性という。例えば，なんらかの原因により，広範に肺が損傷され，肺が永久に
ガス交換の能力を失い，機械的なサポートではこの状態を改善させることはで
きない状況などがこれに相当する。一方で，実証的根拠からも，経験からも介
入が成功しない可能性が極めて低い場合，もし仮に例外があってもそれを意図
的に生み出すことができない場合，無益かどうかが確率的である場合は，確率
的無益性という。例えば，死に直面していない状況の進行終末期がんにおける
心肺停止の場合，心肺蘇生が成功する可能性がわずかしかないことが実証され
ている。このような場合などがこれに相当する。介入は大なり小なり患者に負
担を強いるものであり，患者の QOL を低下させることや寿命を縮める可能性

コラム7-4　DNAR 指示（Do Not Attempt Resuscitate）

　終末期医療や救急医療において，心肺停止状態になった患者に心肺蘇生を行わないこと。医師がこれをあらかじめ指示することを DNAR 指示という。癌や慢性疾患の終末期医療においては，患者の事前指示（advance will（directive））が明確であれば，医師が DNAR 指示を出すことがありうる。患者の意思が明確でない場合は，わが国ではできる限り心肺蘇生を行うことが一般的である。

がある。したがって，重篤な病状の患者への医学的介入の可否は慎重に判断されなければならず，無益な治療が行われることは避けねばならない。

　ただし，生理学的無益性と確率的無益性の明確な線引きができない事例がありうる。さらに重要なのは，これ以上の介入が無益であるという医師・医療従事者の判断がただちに治療の中止に直結するわけではないということである。医学的無益性を検討する状態にあるということは，医療者とくに医師が，患者やその家族に現在の状況を説明し今後の治療方針について話し合う必要があることを意味していると考えるべきだとされている。

　医療，特に救急医療の進歩に伴い，以前なら延命不能だった状態でも人口呼吸器の装着や栄養管理によって延命されることが可能になった。医療者には心停止・呼吸停止した患者に対しては，特別な指示がない場合は，蘇生措置を行うことが義務づけられている。しかし，確実に進行していく慢性疾患の患者や重大な事故によって思わぬ障害を負った場合，あえて蘇生を望まないことが事前に明確にされている場合がある。この事前指示（advance directive）が明確に示されている場合，医師は DNAR（Do not Attempt Resuscitation）（ノーコード指示）（コラム7-4）を出すことがある。DNAR が実行に移されるのは，患者の事前指示がはっきりと示されており，蘇生措置が無効であるか，仮に蘇生が成功した場合でも患者の QOL が著しく低いことが明らかな場合である。

　医学的適応は，しばしば治療が始められて時間が経過するうちに再検討を余儀なくされることがある。治療にもかかわらず患者の容体が悪化し，これ以上の積極的な介入が無益ではないかと考えられることがある。例えばがん患者の終末期医療のあり方をめぐって数々の議論がある。

　最後に，積極的な介入を中止することは，そのまま患者が医療の対象でなく

> ## コラム7-5 緩和ケア（palliative care）
>
> 　生命を脅かされた状況で，患者の生活の質 QOL を向上させるための働きかけをすること。狭義には，痛みやその他の苦痛・症状からの軽減のために，身体面と精神面から様々なサポートをすることを指す。終末期医療でも同様のケアが行われるが，本来緩和ケアは病気の始まりから死を迎えるまでの全体を対象としている。わが国では，この言葉は主としてがん患者の痛みの緩和を意味して使用されることが多いが，諸外国では神経疾患や認知症患者を対象とするケアも含んで用いられている。患者だけでなく家族を対象とすることもある。

なることにつながるわけではないことに留意すべきである。どのような場合であれ，患者は最後までケアの対象として尊重されなければならないのである。緩和ケア（コラム7-5）における医療者の関わりの重要性は言うまでもないだろう。

医療経済と資源の公正な配分

　医療が今日経済的な要因を無視できないことはほぼ共通認識となっている。高齢社会が急速に進むわが国では，医療と福祉に要するコストが増えていくことが予測されている。わが国の国家財政は2013年の時点で大きな負債を抱えており，この状況は当面続きそうである。わが国の財政に占める医療費の割合は先進諸国の中で決して高くないので，財政赤字の問題を医療・福祉のコスト増の問題にのみ還元するのは適切ではないと思われる。しかし，国家財政が健全でない限り，医療・福祉に関わるコスト増に何らかの対策が取られることは避けられないだろう。医療者は，こうした医療経済の問題を意識する必要はなく，目の前の患者にできる最善のことをなすべきだという考え方がある（専門家モデル）。一方，医療者もまた常にコストを意識すべきであるという考え方もある（経済モデル）。後者の立場では，医療者，特に医師には，限られた医療資源ができる限り効率的に公平に用いられるようにする責務があるという考え方に立脚している。今日では，専門家モデルはあまりに楽観的であり，医療者も限られた資源の配分のためにコストの問題を意識すべきだという考え方が一般的になりつつある。

　限られた資源の配分が，最も切実になる場面のひとつが臓器移植である。わが国よりもはるかに臓器移植が一般化している米国においても，毎年数千人の

コラム7-6　COVID-19世界的流行，感染拡大

　COVID-19は2019年12月に中国湖北省武漢市の原因不明の肺炎の集団発生から始まり，世界的な大流行に至った。当初重症化すれば，人工呼吸器が必要な状況に至り，死に至ることも少なくなかった。集中治療室を含めた病床数，人工呼吸器等の生命維持装置の数は必ずしも十分でなく，世界の中では医療資源の不足が問題となる施設，地域もあった。実際，このような状況の中で，病床数の限られている集中治療室，一般病床をどのように活用し，限られた人工呼吸器の分配を如何に考えるか，厳しい決断を迫られる医療現場も出てきた。実際肺炎になっても病院に入院することが出来ずに亡くなることもあった。これらの状況を受け，重篤な感染症のパンデミックにおける医療資源の再分配に関する倫理的な関心が高まり，様々な立場から議論され学会からも提言が出されている。

　その中では，不足する医療資源を最大限に活用し，できるだけ多くの命を救うことを指向することを原則とし，客観的な指標を用いてトリアージをすること，一方でできる限りにおいて個人の意思決定を尊重すること，など考え方が議論されている。このような緊急状態において，医療従事者にトリアージについての明確な指針を示すことや，判断は個人によるのではなく，医療・ケアチームの議論を経て行われることは，医療者の負担軽減のためにも必要である。一方で，地域や施設によっての差があるため，それぞれの地域，施設の単位で倫理的対応を含めて体制を作っていかざるをえない部分もある。

　また，COVID-19の世界的流行は，感染拡大を止めるため，個人の行動の自由を制限することの是非，ワクチンの配分の方法，ワクチンの義務化の是非など様々な倫理的な課題が浮き彫りになったと言える。

患者が臓器移植の待機中に死亡している。交通事故による脳死患者が生前に臓器を提供する意思を明確に示していたとして，その臓器はどのような原理に基づいて配分されるべきなのだろうか（臓器移植については，第Ⅱ部で詳述されている）。

　もうひとつ，切実なる場面を上げるとしたら，SARS（重症呼吸器症候群）等の呼吸器重症感染症のパンデミックにおける，集中治療室を含めた病床および人工呼吸器など生命維持に必要な医療機器を含む医療資源の不足であろう。例えば，多くの病院で集中治療室が満床となり，人工呼吸器が不足する中で，重症肺炎により集中的な治療が必要になった場合や，更には人工呼吸器が必要となった時に，どのような原則に基づいて対応するべきか（コラム7-6）。

（3）決疑論とジョンセンらの四分割表

　ここまで臨床倫理学で扱われてきた主なテーマについて簡単に述べてきた。このような臨床判断が，原則を適応するだけで行われるものではないことは明らかである。そこで医療原則を重視しつつも，実際の判断はケースを詳細に分析し，その積み重ねによってケースごとに行われるべきであるという立場が登場した。これは決疑論（Casuistry）あるいは手続き論（procedure theory）と呼ばれている。この考え方は，判例を積み重ねることによって典型性を抽出し，前例に従って判断していくという法律論の立場に似ている。また，複数の事例の症状や経過を丁寧に観察することによって特定の疾患の本質を把握し治療法を定めていくことは今も医学研究上有用な手法のひとつである。

　その場合，重要なのは，どのような要因が判断を下すために必要であるのかということである。これらの諸要因を項目としてまとめ分かりやすく呈示したのが，ジョンセン（Jonsen, A. R.）らであった。ジョンセンらによれば，臨床倫理学とは「臨床医学における倫理上の問題を明らかにし，分析・解決するための体系的なアプローチを提供する実践的学問」である。彼らの代表的な教科書である『臨床倫理学』（Clinical Ethics）では，臨床判断において考慮すべき要因が多々示されているが，それらは4つの大項目にまとめられている。

医学的適応（**Medical Indication**）

　この四分割表の中では医学的適応が一番初めに検討されるものとして取り上げられている。医療行為を行うに際しては，その対象に医学的適応があることが必要不可欠であり，的確な評価は倫理的な議論の前提ともなるべきものである。医学的適応とは病状を評価，治療するのに適切な診断的，治療的介入をさす。ここでは患者または指定された代諾者に，適切な治療方針を提案することにつながる臨床判断を検討する。

　具体的に検討される項目は，診断から予後に始まり，病状の性質，（急性か，慢性か，重症度，可逆性など）である。更に治療の目標と，治療においてどのような結果が予想されるか，治療が奏功しない場合はどうするべきかなどである。すなわち，医学的治療およびケアからどの位の利益を得られるか，また，どのように害を避けることができるかなどに要約される。前述の医学的無益性の評

価や，現在もしくは将来において，延命が望ましくない状態と判断されるかどうかの判断もここで検討される。

患者の意向（**Patient Preference**）

第二の項目は患者の意向である。患者の選択権が，最大限に尊重されているかが重要である。まず，インフォームド・コンセントの例外規定に当てはまらないかどうか，判断能力が十分に備わっているかについて評価・検討する必要がある。判断能力が備わっているのであれば，患者が十分に利益とリスクについて知らされ，理解した上で同意しているのか，病状認識はどのようなものなのかを評価し，その認識に基づき，患者の意向について，どのように考え，意思表示をしているかについて確認する。考え方のプロセスや，合理的に考えられているかどうかも重要である。

判断能力が低下しているとするならば，適切な代理判断者が誰かを検討する。本人とのコミュニケーションが取れない場合は判断能力が低下する前の事前指示や，意向を示したことがあるかなども重要である。代理判断者がいない場合，もしくは見つからない場合は本人にとっての最善の方針をとることを基本とし，多職種によって議論した上で判断されるべきである。また，判断が難しい場合や重大だと考えられる場合は，後述の倫理委員会にて議論することも考慮される。精神疾患の入院に関して同意するべき代理判断者がいない場合は，市町村長や都知事　県知事などを代理判断者として同意をとることもある。最後に，治療に協力的か否か，もし協力的でないのならその理由，背景にあるものは何かを検討する必要がある。

生活の質（**QOL**）

第三の項目はクオリティオブライフ（QOL）である。患者のQOLを改善することは医療の基本的な目標のひとつとも言っていいだろう。一方で QOL という言葉は多義的であり，身体機能・痛み・美容・精神的苦痛など多次元にまたがる概念である。QOL を誰が，どのような基準で評価するのかという問題もある。基本的に QOL は，本人自身が表現できるのなら，本人の意見を尊重するべきである。しかし，本人とコミュニケーションが取れない状態であれば，

周囲の判断で評価しなければならないこともある。そのような場合は医療従事者のみならず家族の意見なども聴きながら評価していく必要がある。

　医療従事者が考える QOL と患者が期待する QOL が常に一致するとは限らない。患者が希望する QOL が病状にそぐわない場合もある。患者の価値観にはかなりの個人差がある。例えば，強い痛みは一般的に，緩和しなければいけない症状のうちのひとつであるが，鎮痛剤により意識がぼんやりすることもある。根本的な治療がない場合，痛みがあっても意識がしっかりしていることを望む患者もいるのも事実である。一般に医療従事者は，患者の病状（症状）を中心に QOL を評価しがちである。QOL の判断を低く見積もることに関連する要因としては例えば，人種・高齢者・障害者・性差別・ライフスタイル・社会的地位などがあるとされる。また，QOL は抑うつ・不安などの精神状態や，認知機能障害にも影響されうる。

　更に，ここで検討すべきは，治療した場合，もしくは治療をしなかった場合どのような状態になり社会生活に復帰できる見込みはどの程度なのか，治療によって身体的，精神的，社会的に失うものは何かなどがある。また，治療を止めるということも考えられる場合は，緩和ケアを含め医療は何ができるかを検討する必要がある。

周囲の状況（**Contextual Features**）

　最期の項目は周囲の状況である。個別症例に伴う社会的，法的，経済的，制度的状況であり，これらをジョンセンらは患者を取り巻く状況として「周囲の状況」と呼んでいる。患者を取り巻く周囲の状況として大切なのは患者の家族の要因が挙げられる。意思決定をする場合，家族がどのような役割を果たすかについて十分な配慮をするべきである。単身者であったとしても社会の中で，患者の意思決定に影響を及ぼすカギとなる人物がいることも少なくない。

　元来，医療におけるインフォームド・コンセントは欧米の個人主義的な文化の影響の中で発展してきた。一方で，アジアでは家族の意思決定における要因は大きいと言われている。社会的偏見，文化的，宗教的な要因についても検討する必要がある場合も少なくない。

　更には住んでいる環境，地域において利用できる医療サービス，経済的な問

題，法律的な要因，守秘義務を制限しなければならない要因も検討事項として
挙げられる。また，病床数や病床利用状況，人工呼吸器の数などの医療資源，
医療従事者の数など医療施設に関する要因，健康保険制度や福祉など要因も少
なからぬ影響をもたらすことがある。

　最後に，医療者の価値観や，思い込み，燃えつきなどの精神状態が自らの判
断に影響を及ぼす可能性についても確認しておくべきであろう。

（4）症例検討シート

　ジョンセンらの臨床倫理学で扱われた4項目を評して分かり示したものが症
例検討シートである（図7-1）。このシートは，4象限に区分され，そのそれ
ぞれで検討されるべき項目が挿入されている。判断に迷う症例に関して，医療
従事者はこのシートに重要な項目を記入することによって，問題の全体を俯瞰
しやすくなることが期待される。

　この症例検討シートは，常にすべての項目が記入されなければならないわけ
ではない。症例によって，検討すべき項目が異なって当然である。

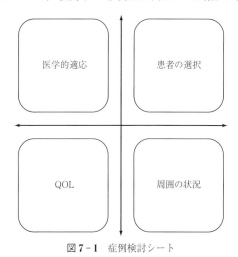

図7-1　症例検討シート

症例

　92歳の女性Aさんが肺炎でB総合病院に緊急入院してきた。抗生剤による
治療で肺炎は軽快したが，病床に長く寝ついたために一人で歩くことが難し

くなった。また，対話の内容にまとまりを欠き，認知機能障害が疑われた。医師や看護師は，年齢から考えて，病院での治療はこれが限界だと考え退院を勧めた。しかし，家族は患者が肺炎を起こす前は極めて元気で自立した生活をしていたことを主張し，もう少し入院を続けてリハビリをして欲しいと希望された。この場合，家族の意向に従ってリハビリを続けるべきだろうか。

　医療者の提案と家族の希望が食い違っている症例である。症例について簡単にまとめたものが図7-2である。次に一つひとつの項目につき考えてみよう。

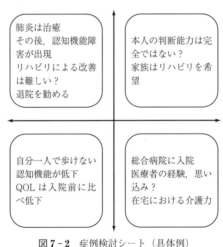

肺炎は治癒
その後，認知機能障害が出現
リハビリによる改善は難しい？
退院を勧める

本人の判断能力は完全ではない？
家族はリハビリを希望

自分一人で歩けない
認知機能が低下
QOL は入院前に比べ低下

総合病院に入院
医療者の経験，思い込み？
在宅における介護力

図7-2　症例検討シート（具体例）

医学的適応

　高齢者の肺炎などの身体疾患の後，認知機能や身体機能が低下することは稀ではない。例え，入院前に認知症が疑われるような症状がなかったとしても，長期の入院をきっかけに認知症が顕在化することもある。したがって，リハビリをしたとしてもこのまま認知機能および，身体機能が回復しないことは十分に考えられる。一方で，低下した認知機能が，改善するか否かの予想は必ずしも容易ではない。低下した認知機能障害がゆっくりと回復することもあるし，認知機能の回復がリハビリの効果を高めることもあればその逆も考えられる。リハビリテーションを継続する適応について，慎重に考える必要がある。

患者の意向

　家族はリハビリテーションを希望している。その理由は入院前，極めて元気だったためである。また本人の認知機能が低下していることを考えると家族を代理判断者と考えこの意向を採択すると言うことが考えられる。

　「認知機能は低下している」，と言うことは判断能力が低下していると考えて良いのだろうか。認知機能の低下は必ずしも判断能力の低下を意味していないし，認知機能は変化しうるものである。本人に尋ねてもわからないと医療者が思い込み，本人の意向が確認されていないと言うことも決して稀ではない。ここでは本人の意向も明らかにするべきだろう。実際，本人はリハビリを拒否するかもしれない。また，評価の上で判断能力が低下していると言うことであれば代理判断者が必要でありその場合は家族が有力な候補となるだろう。家族の代理判断者としての的確か否かを確認する必要がある。以前の状態を知る代理判断者の意見はそれ自体意思決定において重要なだけでなく，医学的適応を決める上でも重要な情報を含んでいることが少なくない。いずれにせよ以上を確認した上で，患者・家族の意向が，リハビリを継続すると言う意向で良いかを決定する必要がある。

QOL

　認知機能と身体機能は QOL に大きな影響を与えることは言うまでもない。病前に比べ，現在は認知機能が低下しており単身で歩くことができない状況である。どこまで認知機能が回復するかどうか，どこまで身体機能が改善するかは，本人の QOL だけでなく家族の負担に関わる大きな問題である。リハビリにより QOL が向上する可能性はないか，慎重に検討していく必要がある。場合によっては専門家の意見も必要かもしれない。抑うつや不安など精神状態がQOL のみならず認知機能および，身体機能と関係しあっている可能性もあり，評価が必要である。また，リハビリ自体や入院自体が本人にとって苦痛な場合もあるのでその点も配慮する必要がある。療養環境が予後に与える本人のQOL に与える影響も考慮されるべきであろう。自宅に帰り本人が馴染んでいる環境に変えることにより認知機能回復につながることも十分にありうる。また，在宅でリハビリを行える体制を整えることができるのならその方が望まし

い場合もある。

周囲の状況

　家族がどのように今まで本人に関わってきたのかについて，より深く聞いて
いく必要がある。また，現在は認知機能，身体機能が低下しており，一人で歩
くことができないのであれば，自宅に退院した場合，家で介護することが困難
になることもあろう。退院後の療養先を考える上で，家族の介護力は評価すべ
き大切な項目のうちのひとつである。実際，在宅でどのようなサービスを受け
られるか，訪問による，診療，看護やリハビリなどのサービスを受けられるか
どうかも検討しなければならない。そのような中で家族の誤った思い込みがな
いかどうか慎重に検討していく必要がある。

　次に，急性期を過ぎた患者を家族の希望に従い長期的に入院を継続する意義
についても検討する必要がある。総合病院のような急性期病院では，治療が終
わったと考えられた場合，速やかに退院を促し，入院治療を必要としている人
のために開けておくことが，限られた医療資源の分配という観点から重要であ
る。実際，日本の医療保険制度は長期の入院の抑制する方向に定められており，
リハビリにより診療報酬が得られる期間も決められている。長期入院は急性期
を担う総合病院にとって，医療経済的な負担となる場合もある。状況によって，
リハビリのできる病院への転医の可能性や在宅医療にてリハビリができる可能
性を検討する必要がある。

　最期に，医療従事者が思い込みに陥っていないかも検討しておく必要がある
だろう。実際，92歳という年齢に対して，医療従事者が QOL を低く見積持っ
てしまうこともないとは言えない。また医療従事者自身が疲弊し燃え尽きてい
れば，予後を悪く見積もることもある。

　上記の症例の場合，リハビリに効果がないと言い切れない。代理判断者の家
族の意向を尊重し，リハビリを継続することを模索することになる。その際，
急性期病院の特性から，おそらく転院もしくは，在宅によるリハビリが検討さ
れるだろう。また療養先に関して，転院先に適切なリハビリ病院があるか地域
に訪問リハビリなど活用できる医療資源や社会資源があるかにより倫理的課題
も変わってくる可能性がある。

　以上のように，医療者が本人のために良いと勧められる方法を提案すると同時に，家族も自分達の考えや状況を医療者に説明していく必要がある。上記のように整理することにより倫理的な課題が明らかになってくるだろう。本症例においては，医療者の提案と家族の希望の食い違いが1番の問題であるように見える。一方でこのように Johnsen の4分割表でまとめていく中で，意思決定に関しての問題（自律性の原則）や医療資源の再分配（正義の原則）に関する倫理的問題が明らかになる可能性があるだろう。また，思い違いや，コミュニケーションにおける行き違い，医学的な見落としなど，倫理的な問題とは言い難い問題だったということもあるかもしれない。このような複雑なプロセスには担当医師，看護師だけでなく，必要と思われれば他の診療科の医師（この場合は精神科医や神経内科医），ソーシャルワーカー，理学療法士，在宅医，ケアマネージャーなど多職種により議論して適切な方針を決めていく必要がある。

　ジョンセンらの四分割表の実用性や有用性については，様々な評価がある。また，これ以外の仕方で問題を区分する方法も当然ありうるだろう。しかし，臨床倫理的な問題を分かりやすく区分して検討しようとする試みを提案したことの意義は大きいといえよう。

> ⇒ジョンセン，シーグラー，ウインスランド『臨床倫理学』（第5版）は臨床倫理学の古典。本文で取り上げた四分割表は非常に有名。原則から演繹的に態度決定していくのではなく，経験（症例）を積み重ねて判断指針を探ろうとする姿勢が読み取れる。

（5）臨床倫理コンサルテーション

　高度化複雑化する医療において，臨床倫理学の将来には大きな期待がかけられている。近い将来，多くの医療機関で臨床倫理学の専門家が活動し，医療従事者と患者・家族の間に生じたいろいろな問題や医療上の葛藤的な問題のコンサルテーションを行うようになるだろう。現場の医療従事者から依頼を受けて，患者の治療やケアの際に生じる倫理的な問題やジレンマを分析して明確化し，解決するためのこのような援助をする臨床倫理コンサルタントが必要とされるようになる。

事例　遺伝病に関する検査を希望した患者

　30歳の男性A氏の母親はある神経難病であった。A氏はこの病気が伴性優性遺伝病であり，自分が発病する可能性があることを知り，某大学病院での遺伝子検査を希望した。A氏は自分が発病する可能性が高いかどうかでこれからの人生の送り方を考え直したいという強い希望を述べた。A氏に遺伝子検査を行うことが妥当であるかどうかが病院の倫理委員会で審議された。その結果は，A氏の精神状態が健常であり，A氏が仮に陽性であったとしても著しい精神的混乱に陥る可能性が低く，家族や友人・恋人などの周囲のサポートが得られる可能性が高いならば，本人の希望を尊重すべきであるという結論であった。そこで精神科医による面接と心理士による心理検査が施行された。また，遺伝子診療に携わる医師や看護師もA氏とその家族に重ねて面接を行った。こうした面接にはおよそ半年を要したが，それは充分な時間をかけてA氏に熟考してもらうという意味もあった。数カ月後，A氏は結局遺伝子検査を取りやめるという決心をした。

　このように倫理上の難問が生じた際には，主治医だけでなく多くの職種の専門家が関わり，コンサルテーションを行っていくようになっている。このような活動が臨床倫理コンサルテーションである。

　臨床倫理コンサルタントは，臨床医学の知識を必要とすることはいうまでもないが，同時に倫理学・政治学・社会学などの素養，病院のシステムに関する知識，医療従事者の倫理規範に関する知識，法と医療の関係についての知識などの幅広い領域をカバーする必要がある。さらにこうした専門家は，コミュニケーション能力が高く，行動科学や心理学に関する素養をもち，その訓練を受けていることが望ましいだろう。この職務は臨床医学の知識を要するのでさしあたって医師がその役割を担うことが期待されるが，カバーすべき領域の広さを考えると医師が単独で担当するというより，看護師，ケースワーカー，心理士などのスタッフとチームで担当するのが現実的である。また，人文社会学系の研究者の関与も期待される。欧米では，医療倫理学や臨床倫理学の教科書の多くは，医療者ではなく，倫理学，哲学，神学などの研究者によって書かれている。また，これらの研究者が実際に医療の現場に入ってコンサルテーション

を行っている。臨床倫理学はきわめて学際的な領域であり，多くの分野の協力によって意義ある活動が可能になると思われる。現時点では，わが国には専任の臨床倫理コンサルタントを配置している医療機関は少しずつ増えつつある。

⇒臨床倫理コンサルテーションの実際を述べている本が，赤林朗・大林雅之『ケースブック医療倫理』，および瀧本禎之・阿部篤子・赤林朗『ケースブック患者相談』。

3　患者（家族）―医療従事者関係の変化とチーム医療の時代

（1）患者―医師関係の変化

近代市民革命以降，一般市民は少しずつ生活の様々な領域で権利を主張できるようになったが，医療もその例外ではなかった。そして，20世紀に入って次々に起こった医療をめぐる事件は，市民の医療・医師への不信感を強めていった。1960年代からアメリカで起こった公民権運動は，当初は黒人をはじめとする有色人種の人権主張を焦点としていたが，やがて消費者運動などへも広がりをみせ，社会的弱者の権利尊重という意味合いを帯びるようになった。患者の権利主張も，この公民権運動の流れの中で形成されてきたといえる。

患者の権利尊重は，具体的には医師―患者関係の変化として現れた。パターナリスティックな関係の中では，患者は医師に自分の生命と健康を無条件に預けることになる。しかし，もはや医師はそれほどの信頼を寄せられる相手ではなかった。1960年から70年代においては，医師はむしろ不信の対象であり，医師と患者の関係はともすれば敵対的であった。

しかし，両者が敵対することは，双方にとって好ましいことであるはずがない。そこで，患者―医師は本来どのような関係であるべきであるかについて検討が始められた。幾つかの学説があるが，その中でもしばしば引用されるエマニュエルら（Emmanuel & Emmanuel 1992）はパターナリズム以外の患者―医師関係を次のように整理している。

⑴消費者モデル（informative model）

患者と医師は対等な関係である。患者はデパートで気にいった洋服を購入するように，医師からサービスや商品（医療）について説明を受け，納得できれ

ばサービスや商品を購入する（医療を受ける）のである。

(2)通訳モデル（interpretive model）

医療は洋服とは違って，きわめて専門性が高く素人には理解しにくい商品である。また，生命と健康というかけがえのない事柄に直結している。したがって，消費者モデルは単純すぎると考える。ただし，サービスを受けるかどうかを決定するのは，患者本人であることに変わりはない。医師の役割は，サービスを受ける主体である患者が，合理的な決定ができるように，現在の医学的状況を分かりやすく翻訳することである。医師は自らの判断を表明することを差し控え，あくまでも患者の主体性を尊重する。

(3)討議モデル（deliberative model）

このモデルでも最終的な決定を行うのは患者であるが，医師は患者の価値観を尊重しながらも自らの判断を提示することを求められる。医師と患者はお互いの意見を吟味し合い討議する。これが今日，妥当だと考えられているモデルである。

更に，医療における様々な判断は，かならずしも医師だけでは対応しきれるものばかりではない。すなわち，看護師，薬剤師，ソーシャルワーカー，理学療法士など様々な職種，医療者で構成される医療チームの中で議論した上で，提案されるべき判断は決して少なくない。また，患者の側も患者一人で決断するだけではなく家族を含めた，複数の人びとで話し合われれるべきものであろう。いわゆる患者―医師関係という関係は，患者（家族）―医療従事者関係という言葉に置き換えられるべきものである。医師によるパターナリズムの時代から，敵対的な時代を経て，患者（家族）が複数の医療者がチームとなって協力し合い，意思決定を行い，理想的な医療を実現しようとするという時代に入っているといえよう。実際，厚生労働省からも，幾つかの意思決定支援に関するガイドラインが出されている。医学的根拠に基づく医学情報をもとに多職種による議論を経て医療チームから治療やケアを提案する，それに対し患者および家族は価値観や意向，懸念等を医療従事者に提示していくといったプロセスを必要に応じて繰り返していく。このような最良の医療とケアの決定を下すため患者・家族と医療者の共同作業として意思決定を進めていくプロセスのことを Shared Decision making（SDM）と言う。日本語に直せば「共同意思決

定」とも訳されるが，必ずしも訳語は定まっていない。SDM に関する調査によれば，SDM を医療に取り入れることにより，医療に対する満足度が上がるだけでなく，疾病に対する知識と意識は向上し，アドヒアランス（定期的に受診する，医師の説明をまもり治療をきちんと受けること）を向上させる可能性があるとされている。一方で，現実の医療の中で取り入れるためには，十分な時間，人的資源が必要である。多職種チーム医療が進む中で，SDM は様々な形で医療の中に取り入れられつつある。上記の，症例検討シートの項目で考えた症例もまた，広義において，SDM のひとつの形になりうるものと言えるかもしれない。

> ⇒Emmanuel & Emmanuel（1992）"Four Models of the Physician-Patient Relationship". この論文は翻訳されていないが，多くの文献で紹介されている。
> ⇒厚生労働省からは状況に応じて意思決定支援に関するガイドラインが出されている（第2章も参照）。

（2）多職種チーム医療の時代

医師が医療の中心であり絶対者であるという考え方は，医療の内部からも変化を求められつつある。高度化複雑化する現代医療において，医師がすべての業務を管理することは到底できない。今日では，医療は医師のみによって担われるのではなく，看護師・薬剤師・臨床検査技師・ケースワーカー（社会福祉士）・作業療法士・理学療法士・心理士など多くの職種による協働作業（コラボレーション）であると考えられている。すなわち現代はチーム医療の時代である。チーム医療においては，多職種の連携（inter professional works）が必然的に求められる。上に述べた以外にも多くの資格・職種がある。これらの医師以外の職種はコメディカルと総称されている。この言葉については使用を控えるべきだという主張があるが，現時点では一般的に流布しているので，本書ではこの言葉を使用している（コラム7-7）。なお，医療に携わる職種の一覧を簡単な表にしたものを示した（表7-1）。この表に掲載した以外にも多くの国家資格，民間資格を持つ専門家が医療に携わっている。

医療倫理という観点からすると，医療従事者はさしあたって患者に対して倫理的な義務を負うと同時に，医療者間でも相互に義務を負うようになっている。

コラム7-7 コメディカル（co-medical）

　医師以外の医療従事者を総称する言葉である。かつてはパラメディカル（para-medical）という言葉が使用されていたが，この言葉はあまりに医師中心の概念であるとして批判され，協働するというニュアンスを強調するためコメディカルという言葉が流布するようになった。しかし，近年ではコメディカルという用語も医師とそれ以外という意味であって，医師中心の医療観を表すものとして批判されるようになった。この場合，コメディカルという総称を使用せず個々の職種を明示することになるが，一つひとつ列挙するのは効率的でない面もあり，コメディカルという言葉は今も一般に使用されている。

すなわち，医療者間で情報を共有すること，相互の専門性を尊重すること，そして必要があれば疑問を表明したり誤りを指摘し合うことなどである。医療従事者はチームとして患者に対して責任を持つ。チームとして患者の自律性を尊重し，善行原則・無危害原則・正義原則に従った医療を推進する責務があるといえる。

　かつては医療訴訟の対象はもっぱら医師あるいは病院長や病院の経営母体（国・自治体・医療法人など）であった。しかし，昨今ではいわゆるコメディカルスタッフが訴訟の対象になることもある。脳卒中で倒れた患者が褥瘡から感染し敗血症で死亡した事例（1974年）では，褥瘡の処置をめぐって患者の夫が病院を訴えた。一般に褥瘡の処置は看護師も大きな責任を負っていることが多く，この裁判は看護関係者から注目を集めた。また，横浜市立大学病院で起きた患者取り違え事件（1999年）では，病棟から患者を搬送した看護師とその患者を受け入れる際に正確な確認を怠った手術室の看護師とが罰金刑の実刑を受けた。医療が医師中心の時代からチーム医療の時代になっていけば，コメディカルスタッフの権限や裁量の範囲が広がるとともに責任も厳しく問われることになるのは当然のことであろう。

（3）コメディカルスタッフの臨床倫理

　これまで医療倫理学や臨床倫理学は医師を主な対象として発展してきた。近年の専門職に関する議論では，ある職能が専門性を確立するための条件として，独自の養成制度・免許制度などと並んで自己規制基準が必要であるとされる。

表7-1　医療関係の職種

国家資格

医　　師	病気の診断・治療・予防に携わる。医師でなければ医業は行えない。医学部を卒業し，国家試験に合格することが必要。
歯科医師	歯科医療に携わる。歯科医師でなければ歯科医業を行えない。歯学部を卒業し，歯科医師国家試験に合格することが必要。
薬　剤　師	調剤，医薬品の供給その他薬事に関する業務を行う。薬学部を卒業し，薬剤師国家試験に合格することが必要。
放射線技師	医師又は歯科医師の指示の下に，放射線を照射・撮影することを業務とする。
臨床検査技師	医師の指導監督の下に，微生物学的検査，血清学的検査，血液学的検査，病理学的検査，寄生虫学的検査，生化学的検査及び政令で定める生理学的検査を行う。
救命救急士	医師の指示の下に，救急救命処置を行う。
管理栄養士	患者の療養のため必要な栄養指導，患者の身体状況，栄養状態等に応じた高度の専門的知識及び技術を要する健康の保持増進のための栄養指導を行う。また，特定多数人に対して継続的に食事を供給する施設で利用者の身体状況，栄養状態，利用状況等に応じた特別の配慮を必要とする給食管理及びこれらの施設に対する栄養改善上必要な指導等を行う。
社会福祉士	身体もしくは精神上の障害がある者，または環境上の理由により日常生活を営むことに支障がある者の福祉に関する相談に応じ，助言，指導，関係者との連絡及び調整その他の援助を行う。
介護福祉士	身体もしくは精神上の障害があることにより日常生活を営むことに支障がある者の状況に応じた介護を行う。また，その者及びその介護者に対して介護に関する指導を行う。
言語聴覚士	音声機能，言語機能又は聴覚に障害のある者の機能の維持向上を図るため，言語訓練その他の訓練を行う。また，これに必要な検査及び助言，指導その他の援助を行う。
理学療法士	医師の指示の下に，理学療法（身体に障害のある者に対し，主としてその基本的動作能力の回復を図るため，治療体操その他の運動，電気刺激，マッサージ，温熱その他の物理的手段を加えることをいう）を行う。
作業療法士	医師の指示の下に，作業療法（身体又は精神に障害のある者に対し，主としてその応用的動作能力又は社会的適応能力の回復を図るため，手芸，工作その他の作業を行わせることをいう）を行う。
公認心理師	国家試験に合格することが必要，保健医療，福祉，教育その他の分野において，心理学に関する専門的知識及び技術をもって，心理に関する支援を必要とするものに観察相談及び助言，指導その他の援助業務を行う。

民間資格

臨床心理士	財団法人日本臨床心理士資格認定協会が認定している。認定協会が認定した教育課程をもつ大学院修士課程修了が必須となっている。
訪問介護員	高齢者や障害者の住居を訪問し介護サービスや家事援助サービスを行う。いわゆる「ヘルパー」に該当。都道府県知事が指定した課程（1級～3級）を修了した者に証明書が付与される。
介護支援専門員	利用者必要なサービスが受けられるように介護サービス計画（ケアプラン）をつくり，利用者・家族と事業者，あるいは事業者間の調整を行う。介護保険制度の要を担う職種のひとつ。5年以上の経験がある医師，歯科医師，薬剤師，保健師，看護師，理学療法士，社会福祉士，介護福祉士および高齢者介護の現場で10年以上勤務した者などが，試験に合格し規定の研修課程を修了すると登録される。地域包括支援センターなどに従事する。

この自己規制基準の中には，当然倫理要綱も含まれることになり，比較的新しい職種である薬剤師，理学療法士，作業療法士，臨床検査技師なども各々の職能団体が倫理規定を定めている。ただし，各専門団体での医療倫理学的研究は一般的な議論の域を出ていないようである。コメディカルスタッフの中で医師に次いで長い歴史をもつ看護師については，医師の「ヒポクラテスの誓い」に倣って「ナイチンゲールの誓詞」（巻末資料）が作成された。その後も看護師独自の倫理的問題に関する論究が行われるようになっている。

　医療倫理の問題は，高度医療施設における倫理問題（脳死と臓器移植，生殖医療など）と在宅医療やケアにおける倫理問題に分けることもできる。菊井ら（2008）は，これを医療福祉の倫理問題としてまとめている。医師が生物学を土台として医療モデルに従って治療を行っていくのに対し，看護師などのコメディカルスタッフは，「生活モデル」に従って患者の QOL を高めるためのケアに関心を置く。本来，治療（キュア）とケアは車の両輪として患者を支えるべきものであるが，ともすれば乖離しがちな現状が指摘されている。コメディカルスタッフにとっては，このキュア（医療モデル）とケア（生活モデル）の乖離が大きな悩みの種になっていると思われる。特に看護師は「医療モデル」と「生活モデル」の中間に位置する立場として悩むことが少なくないと思われる。

　看護師に限らず，コメディカルスタッフにとって大きな悩みは，患者への対応と同時に医師とのコミュニケーションの問題である。病院という組織の確立に伴い，医療の場では，医師が診断と治療の指示を出し，看護師がそれに従うという役割分担が固定化されてきた。これは男性中心の医師と女性中心の看護師という男女役割と重なって，二重に役割を固定してきた。医師と看護師が治療方針で一致し，技術的にも人間的にも信頼し合えていれば，この問題をめぐって大きな倫理的な問題は生じない。しかし，以下のようなことから葛藤が生じる場合が少なくない。

　(1)医師の治療方針や指示を看護師が納得あるいは理解できない。

　(2)医師の様々なミス。

　(3)医師と患者の間で板挟みになる。

　これらの対立は残念ながらごく日常的に，様々な理由で起こりうる。例えば，(1)は看護師の知識や経験の不足からも医師の未熟さが原因でも起こりうる。医

師のミスも，うっかりミス，患者や医学についての知識不足からくるミス，技術的なミスなど様々である。いずれにせよチーム内での討議が必要であり，それに加えて日常的なコミュニケーションが円滑に保たれることが望まれる。明らかに倫理や法に反している指示が出された場合，看護師は葛藤的な状況に置かれることになる。しかし許容できない問題であるならば，たとえ職場内で軋轢が生じる可能性があっても，しかるべき委員会や上司との話し合いをもつべきである。ここでは看護師個人の専門性が問われることになる。同時に，医師の指示に対して疑問を呈したり異議を唱えることが当然のこととして行えるような職場の制度と雰囲気を作ることが，医療組織の管理者には求められている。

　ここに述べたのは，看護師の医療倫理についての論述をまとめたものである。しかし，おそらく他のコメディカルについても同様の問題があるものと思われる。同僚が明らかなミスを犯した場合の対応などは，看護師に限らず医師を含め，すべての職種に共通する難しい問題である。

　また，医療機関に勤務する事務職員は，患者の病名，治療内容などを容易に知りうる立場にある。事務職員は狭義の医療職とはいえないが，当然のことながら守秘義務が課せられていると考えるべきであろう。

　　⇒小西恵美子『看護倫理』では，看護師や社会福祉に関わる専門職などの立場からの医療倫理の考察が述べられている。

（4）地域医療の時代と医療倫理

　医療の歴史は長いが，医療の中心が病院になったのはたかだかこの1〜2世紀のことである。それまでは多くの患者は医師の往診により自宅で治療を受けていた。そして，今後は高齢社会化に伴い，在宅医療の重要性が再び強調されるようになると思われる。先に述べたように，脳死と臓器移植，延命治療，遺伝子診療などの先端的な医療倫理問題は病院の中で生じるが，地域や家庭での医療においては，患者以外の社会的弱者（知的障害者や認知症患者など）のケアに関わる問題，家族に関わる問題（家族の不和・虐待・介護負担など），地域や文化の違いに関連する問題などが前面に出てくることが多い。これらの問題は，高度医療における倫理問題とは違った意味で複雑で，画一的な対応で済まない性質をもつ。事例ごとに何が適切な対応であるかが検討されるべきであろう。

　また，地域医療では，病院以上に多職種が独立性をもって患者や家族に関わることが多くなる。例えば訪問看護においては，看護師の対応は病院におけるよりもずっと「医師の指導」から離れて行われることになる。また近年，心理士が自らオフィスを持って心理相談を行っていることも多い。そこでは看護師や心理士の価値観が強く反映した介護・ケアやカウンセリング（心理療法）が行われるだろう。医療従事者もそれぞれ，職種によっても，個人的な立場によっても様々な価値観がある。これらの価値観に相違がある場合，時に患者に対しても大きな混乱を招くこともある。職種間における緊密な連携は医療の質を高めるために重要な要素となってくるだろう。

　病院外の地域医療や福祉領域での倫理問題については，これまで必ずしも十分に検討されてこなかったが，今後の大きな課題であるといえるだろう。また，狭い意味での医学的治療から離れて，ケアという営みを考察しようという「ケア学」を構想する動きもある。これも注目すべき動向であると思われる。

4　研究倫理

（1）医学と実験
実験の必要性と弱者の犠牲
　医学は生物学を土台とする科学であり，その進歩のためには実験が不可欠である。しかも医学は人間を対象とする科学であるため，医学的知識が最終的に確実なものとなるためには何らかの形で人間を対象とする実験が必要になる。また，医療技術の進歩のためには，実験的な取り組みが必要とされる。どのような素晴らしい医療技術でも初めから完成されたものではありえないし，最初の対象者はある意味で実験的な取り組みの対象という意味合いを帯びざるを得ない。しかし，いうまでもなく医学的知識の増進や医療技術の進歩のために特定の個人や集団が犠牲になることがあってはならない。

　だが，現実には人類の歴史の中で，社会的な弱者がしばしば医学的実験の対象とされてきたことは周知の事実である。ジョンセンは『生命倫理学の誕生』の中で，プトレマイオス朝の王たちが，罪人たちを生体解剖することを認めていたと記述している。また，種痘の接種が始められるに際しては，まず孤児院

コラム7-8　ヨセフ・メンゲレ（Josef Mengele）

　ヨセフ・メンゲレ（1911-79）は，ドイツの医師であった。第2次世界大戦中，ナチス親衛隊の一員の医師としてアウシュビッツに勤務した。メンゲレは，収容者を対象として有害物質や病原菌を注射する，加圧室にいれる，大量の血液を抜くなどの様々な人体実験を行ったが，その多くは科学的な価値を認められないものであった。彼は双生児に関心をもち，子どもの目の中に化学薬品を入れて色彩の変化をみる実験や，手足や性器の切断や移植，さらには人工的にシャム双生児をつくる実験などを行った。

　メンゲレは，戦争が終結する直前に脱走し，いったんはアメリカ軍の捕虜になったものの再び逃れてアルゼンチンに逃走。68歳で海水浴中に心臓発作で亡くなるまで生き延びた。

　の子どもたちが対象とされていた。近年では，ナチスによる数々のおぞましい人体事件や日本軍731部隊による生物兵器開発のための事件の実態が明らかにされている。この際もユダヤ人や中国人が実験の対象となった。こうした歴史上のよく知られた事件以外にも，アメリカだけでも黒人や社会的弱者を対象とした人体実験としかいえない治療が数多く行われていたことが知られている。

　医学の進歩に実験が必要であることは確かであるが，しばしば社会的弱者が意に反して対象とされてきたことを心に留めておかねばならない。

ナチスの人体実験とニュルンベルク裁判

　ナチスがゲルマン民族の優秀さを説き，反ユダヤの思想に立って多くのユダヤ人を虐殺したことは周知の事実である。ナチスは徹底した優生思想に基づいて障害者を安楽死させた。その数はおよそ35万人にのぼるといわれている。また，ナチスの医師団はユダヤ人を対象として数々の人体実験を行っている。高高度実験，冷凍死実験など，その多くは医学的に価値のない性格のものであった。なかでもヨセフ・メンゲレは，人工的にシャム双生児を作るなどのおぞましい生体実験を行った医師として有名である（コラム7-8）。

　ナチス医師団による反人道的な行為は，第2次世界大戦後に行われたニュルンベルク裁判で裁かれることになった。23名が被告となり，7名の医師が死刑判決を受けた。これを契機にニュルンベルク綱領（1947年）が作られ，医師の

倫理が見直されることになった。ニュルンベルク綱領は，やがて世界医師会によるヘルシンキ宣言（1964年）としてまとめられた（巻末資料）。ヘルシンキ宣言は「医学研究における患者の権利」を提唱するものであり，これはその後，研究だけでなく医療における患者の権利を謳ったリスボン宣言（1981年）などの改定を経て現在に受け継がれている。

731部隊

第２次世界大戦中に人体実験を行ったのはナチスだけではなかった。日本軍も中国人を対象に残虐な実験を行った。関東軍防疫給水部の石井四郎部隊長を中心とする医師団は，細菌戦のためにペスト・コレラ・チフスなどを感染させて人体解剖を行うなどの実験を行った。その犠牲者は3000人に上ると言われている。

ナチスの医師団がニュルンベルク裁判で裁かれたのに対し，日本の医師団は，一部がソビエト連邦によるハバロフスク裁判で裁かれたにとどまり，多くは細菌を用いた実験結果を米軍に引き渡すことを条件に免責され，裁かれることなく医学界に復帰した。戦後の日本の医学において重要な地位を占めた医師・学者も少なくない。

タスキギー事件

戦時下でなくても，生体実験が行われた例は少なくない。アメリカの社会に大きな影響を与えたものにタスキギー事件がある。これは，アラバマ州タスキギーで梅毒に感染した約400人の黒人男性が梅毒に感染していると診断されたにもかかわらず適切な治療を施されることなく経過観察されたものである。米国公衆衛生局による経過観察が始められた1932年当時，梅毒に対する治療法は見つかっていなかった。しかし，1950年代にはペニシリンの有効性が確認されていたにもかかわらず，これらの患者は治療を受けず，ただ検査だけされて経過観察されたのである。この事件は1966年にサンフランシスコ州公衆衛生局の職員によって告発されたが，公衆衛生局はこの調査の継続を承認し，その後も研究が継続された。1972年にニューヨークタイムス紙に大きく取り上げられて全米に衝撃を与え，ようやく中止された。この事件を契機として，アメリカ病

院協会は，「患者の権利章典に関する宣言」(1973年)(巻末資料)を採択した。

なぜこのような事件が絶えないのだろうか

　これまで紹介した事件は，いずれも医学の歴史に大きな汚点として記されているものばかりである。しかし，こうした大事件とはいえなくても，患者の権利よりも医学的な関心や医学研究への興味から本来の医療者のあり方を外れてしまうことはしばしば起きている。

　こうした問題が生じる背景には，様々な要因が働いていると思われる。ナチスや関東軍の行為，タスキギー事件では，ユダヤ人，中国人，黒人へのいわれのない差別感情が根底にあっただろう。これらの行為はいずれも組織的計画的であり，個人によって起こされた事件ではない。特にナチスや関東軍による人体実験は，戦時下という異常な事態で生じた異常な事件といえるかもしれない。しかし，終戦後もこれらの事件に参加した医学者たちが必ずしも深い反省をしていたとは限らないという報告が少なくない。

　一方，特定の個人によって，道を踏み外した行動が行われることもある。例えばアメリカでは，ブルックリンのユダヤ人慢性病病院で，高齢のがん患者にがん細胞を皮下注射して免疫研究を行おうとした事件などがある。日本では，いわゆる和田移植問題(第4章コラム4-1参照)があり，これが移植医療への強い不信を招いた。2012年3月には，大学病院で肺がんの手術を受けた患者から無断で骨髄液を採取していたことが発覚し，外科教授が懲戒免職になるという事件が報道された。

　このような例を見ていくと，おぞましい事件や医療倫理に反する事件は，非常時にも平時にも起こっていることが分かる。その背景には，政治的軍事的な意図が働いていることもあれば，個人的な野心や知的好奇心が研究者を突き動かしていることもあるのが分かる。また，経済的な理由が大きく働くこともあるだろう。このことは逆の立場から見れば，社会的な弱者が，国家や企業あるいは医師や研究者の利益の犠牲になることを意味している。本来，人間のためのものである医学・医療が人間を踏み台にして発展することはありえない。事実，ナチスや関東軍の行為から意義ある医学的知見が得られたという報告はみられないのである。

（2）医学研究の今後

医学研究の原則

ニュルンベルク綱領を経て作成されたヘルシンキ宣言の中心的な考えは次の2点であるといわれる。

(1)被験者の利益は，研究による社会的利益より優先されなければならない。

(2)被験者は現存する最善の治療を受けられなければならない。

要するに，どのように意義のある研究であろうとも被験者の権利を損なって行われてはならないということである。また，タスキギー事件を経て報告されたベルモント・レポートでは，「被験者の自律性尊重」「善行原則」「正義原則」が研究上の原則として示された。「被験者の自律性尊重」は具体的には，研究への参加における同意の取得すなわちインフォームド・コンセントが適切に行われているかどうかに示される。被験者は研究の目的と方法について分かりやすい説明を受けなければならない。また，研究への参加，つまり被験者になることは自由意志に基づかねばならない。例えば，医師からの依頼を受け入れないと治療上不利益を被るのではないかとの不安から被験者になることが暗黙のうちに強制されてはならないのである。さらに，研究は学会等での発表を前提として行われることが明示されねばならず，研究発表においては被験者のプライバシーは完全に保護されなければならない。「善行原則」では被験者の利益がリスクより大きいことが，「正義原則」では誰が研究によって利益を受け，誰が負担を負うかについて明示され，それぞれのバランスが考量されることの必要性が示されている。

歴史上の数々の不幸な事件を経て，医学研究における倫理原則が明確化されてきたことが分かる。

倫理委員会

医学研究が研究者の功名心や営利によって誤った影響を受けないようにするには，個人の良心に任せるのではなく，組織的に暴走を防ぐ仕組みが必要である。今日では，すべての研究施設や大規模病院内に研究倫理に関する委員会が組織され，審議と承認を経ない限り研究を始められない仕組みが整えられている。倫理委員会では，当該医療施設で行われる研究が，科学的に妥当性がある

コラム7-9　利益相反（Conflict of Interest；COI）

　専門的な立場にある人間が，その立場を利用して，専門職の義務に反する行為をできる機会がある状況を指す。ある病院での新薬の採用の権限をもつ人物が，特定の製薬会社と親密な関係にある場合などが分かりやすい例である。COIそのものは反倫理的とはみなされない。現在では，COIについて活動内容と受けた利益を所属する施設にありのままに申告し，妥当であるか否かを審査されることが求められるようになっている。

コラム7-10　精神医療における強制治療

　精神医療においては，患者自身の思考力や判断力が障害され，自分が病気であるという認識（病識）を失うことがあるため，インフォームド・コンセントが成立しない場合がある。しかし，患者の病状によっては，自殺・自傷・他害などの重大な問題が生じることや，患者の名誉を著しく損なう行為が続く場合がありうる。かといって，医師の独断や患者の家族の要望だけで強制入院や強制治療が始められることがあってはならない。そのためわが国では精神保健福祉法において患者の意思によらない強制入院を行うに際して必要な手続きが明記されている。なお，強制入院には，措置入院（警察等の通報を受けて精神保健指定医2名が診察して入院の必要性を判断）と医療保護入院（家族などを代理同意者として精神保健指定医1名が入院の必要性を認める），および心神喪失者等医療観察法に基づく入院がある。

　強制治療というと統合失調症や双極性障害（躁うつ病）患者を対象とする治療がイメージされがちであるが，今日では高齢者に対する拘束や隔離も大きな問題となっている。精神保健福祉法が厳密に適用され，厚生労働省が認める精神保健指定医の資格がなければ強制入院や隔離・拘束にも一定の制限がある精神科病床と異なり，老人病院では法規制が曖昧であり，かえって隔離や拘束が無制限に行われているという批判がある。

　精神医療における倫理問題については，下記の文献によって概観を把握できる。
　中谷陽二編集代表『精神科医療と法』弘文堂，2008年，384頁。
　松下正明総編集『精神医学・医療における倫理とインフォームド・コンセント』
　　（臨床精神医学講座S12）中山書店，2000年，400頁。

か，安全性が保たれているか，被験者の募集の仕方や研究への参加の同意の取得方法が妥当であり，被験者のプライバシーが守られるか，研究者の利益相反（Conflict of Interest；COI）（コラム7-9）の評価などが討議される。また，研究成果の発表は権威ある雑誌に掲載されることでアカデミックな意義をもつが，

コラム7-11　臨床研究の質的確保と臨床研究法

　現代社会では製薬企業の医学の進歩に対する役割，貢献は非常に大きい。研究資金の提供という面において，医学研究を進めていく上でなくてはならないものになっている。一方で医学研究は製薬企業などの利害関係の中で複雑な問題が生じるようになってきた。例えば2000年に国内で高血圧治療薬（降圧薬）として承認されたバルサルタンに関する事例があげられる。2002年以降，本薬剤の特徴を示すため既存の降圧剤と比較する大規模な臨床研究が行われた。結果，バルサルタンが既存の降圧剤と比べて狭心症や脳血管障害の予防に有効との結果が示され，国際的な医学雑誌に研究論文が掲載された。しかし，後に，この論文は製薬会社の社員による臨床試験のデータの改ざん・捏造が行われていた疑惑が強まった。東京地検特捜部は当該製薬会社とこの社員を薬事法違反（誇大広告）容疑で逮捕した（2014年6月）。その後2017年3月，東京地裁はデータの改ざんを認めつつ学術論文の虚偽は誇大広告にはあたらないとして無罪判決を出した。しかし，日本における臨床研究の社会的な信頼性は大きく揺らぐこととなった。

　このような中，臨床研究法が2018年に制定された。臨床研究法は，製薬企業等から資金提供を受ける研究，および医薬品の適応外使用に関する研究を「特定臨床研究」としてその対象とする。臨床研究の信頼性を確保することを目的とするものである。特定臨床研究を施行するためには，厚生労働大臣により認定された認定臨床研究審査委員会の審査を必要とする仕組みになっている。その上でこの認定臨床研究審査の意見を送付した研究実施計画書を厚生労働大臣に届け出ることが義務化され，研究のモニタリングと研究の利益相反の管理などが義務づけられるようになった。

　近年では何らかの倫理委員会の承認を経ていることや利益相反等が明記されていない論文は受理されない時代となってきた。倫理委員会の承認を経ていない研究は研究発表の場を失うため，研究者にとって倫理委員会の審議を経ることは必須になっている。

　こうした組織内の倫理委員会は，医療関係者だけでなく，人文社会科学系の有識者，外部委員が含まれること，男女両性から構成されることなどが要件になっている。

　更に，ある疾病に対する薬剤の効果を検討するような臨床研究はより研究の質が問われるようになってきた。特定の臨床研究は臨床研究法のもとにより厳密な仕組みの中で運用が義務づけられるようになってきている（コラム7-11）。

（吉川栄省・野村俊明）

◆◆◆◆◆◆　読んでみよう　◆◆◆◆◆◆

医療倫理の原則に関する本

医療倫理に関する文献の多くは，第Ⅰ・Ⅱ部，特に一般に定評ある文献については，序章および第1章で示されている。重複するので，ここでは　本文中に記した以外に参照した文献および読者が読むと参考になると思われる文献を示した。また，医療者を志す者としては，英語文献を読むことも必要になるので，最低限のものを示しておいた。

浅井篤ほか『医療倫理』勁草書房，2002年，294頁。

赤林朗編『入門・医療倫理Ⅰ』勁草書房，2005年，358頁。

ギュンター・ペルトナー（桝形公也監訳）『医療倫理学の基礎』時空出版，2011年（原著2006年），335頁。

トニー・ホープ（児玉聡・赤林朗訳）『医療倫理』岩波書店，2007年，171頁。

新川詔夫・阿部京子『遺伝医学への招待』（改訂第4版）南江堂，2008年，171頁。

丸山マサ美編著『医療倫理学』（第2版）中央法規出版，2009年，262頁。

トム・L・ビーチャム，ジェイムズ・F・チルドレス（立木教夫・足立智孝監訳）『生命医学倫理』（第5版）麗澤大学出版会，2009年（原著2008年），556頁。

森岡恭介『医の倫理と法』（改訂第2版）南江堂，2010年，116頁。

猪飼周平『病院の世紀の理論』有斐閣，2010年，330頁。

宮坂道夫『医療倫理学の方法』（第2版）医学書院，2011年，264頁。

アルバート・R・ジョンセン（細見博志訳）『生命倫理学の誕生』勁草書房，2009年，676頁。

英語文献

Akabayasi, A. Kodama, S and Slingsby, B.T. (2010) *Biomedical Ethics in Asia*, McGraw Hill Medical.（129 pages）

Potter, V.R. (1970) "Bioethics, the Science of Survival, Perspectives," *Biology and Medicine*, 14 : 127-153.

Rene, F. (1989) *The Sociology of Medicine : A Participant Observer's View*, Prentice Hall.（288 pages）

Emmanuel & Emmanuel（1992）"Four Models of the Physician-Patient Relationship," *JAMA*, Vol. 267 : 2221-2226.

臨床倫理を考える本

アルバート・R・ジョンセン，マーク・シーグラー，ウィリアム・J・ウインスランド（赤林朗・蔵田伸雄・児玉聡訳）『臨床倫理学』（第5版）新興医学出版社，2006年（原著2002年），270頁。

臨床倫理コンサルテーションの実際を述べた本

赤林朗・大林雅之『ケースブック医療倫理』医学書院，2002年，127頁。

瀧本禎之・阿部篤子・赤林朗『ケースブック患者相談』医学書院，2002年，249頁。

患者（家族）―医療従事者関係を考える本

小西恵美子『看護倫理』南江堂，2007年，193頁。

菊井和子・大林雅之・山口三重子・斎藤信也『ケースで学ぶ医療福祉の倫理』医学書院，2008年，165頁。

意思決定支援に関する文献

森雅紀・森田達也『Advance care planning のエビデンス――何がどこまで分かっているのか？』医学書院，2020年，197頁。

阿部泰之『正解を目指さない!?　意思決定⇔支援――人生最終段階の話し合い』南江堂，246頁。

大竹文雄・平井啓編著『医療現場の行動経済学――すれ違う医者と患者』東洋経済新報社，2018年，264頁。

厚生労働省から出ている意思決定支援に関するガイドライン

「人生の最終段階における医療・ケアの決定プロセスに関するガイドライン」平成30年。

「身寄りがない人の入院及び医療に係る意思決定が困難な人への支援に関するガイドライン」平成30年。

「認知症の人の日常生活・社会生活における意思決定支援ガイドライン」平成30年。

「障害福祉サービスの利用等にあたっての意思決定支援ガイドライン」平成29年。

ケア学について

広井良典『ケア学――越境するケアへ』医学書院，2000年，268頁。

COVID-19 の医療資源の再分配に関して書かれた文献

日本集中治療医学会臨床倫理委員会「新型コロナウイルス感染症（coronavirus disease 2019, COVID-19）流行に際しての医療資源配分の観点からの治療の差し控え・中止についての提言」『日本集中治療医学会雑誌』第27巻第 6 号，2020年，509-510頁，https://www.jsicm.org/pdf/covid-19_iryohaibun_27_27_509.pdf。

日本集中治療医学会，日本救急医学会，日本循環器学会「救急・集中治療における終末期医療に関するガイドライン 〜 3 学会からの提言〜」2014年，https://www.jsicm.org/pdf/1guidelines1410.pdf。

生命・医療倫理研究会「COVID-19の感染爆発時における人工呼吸器の配分を判断するプロセスについての提言」2020年
http://square.umin.ac.jp/biomedicalethics/activities/ventilator_allocation.html
Emanuel E. J., Persad G., Upshur R., Thome B., Parker M., Glickman A., Zhang C., Boyle C., Smith M., Phillips J. P., Fair Allocation of Scarce Medical Resources in the Time of Covid-19, *N Engl J Med*, 2020, 382(21): 2049-2055.
Persad G., Wertheimer A., Emanuel E. J., Principles for allocation of scarce medical interventions, *Lancet*, 2009, 373(9661): 423-431.

研究倫理

小俣和一郎『精神医学とナチズム』講談社現代新書，1997年，196頁。
小俣和一郎『検証　人体実験——731部隊・ナチ医学』第三文明社，2003年，245頁。
常石敬一『医学者たちの戦争犯罪』朝日新聞社，1994年，294頁。

巻 末 資 料

ヒポクラテスの誓い

　医神アポロン，アスクレピオス，ヒギエイア，パナケイアおよびすべての男神と女神に誓う。私の能力と判断にしたがってこの誓いと約束を守ることを。

1. この術を私に教えた人をわが親のごとく敬い，わが財を分かって，その必要あるとき助ける。
2. その子孫を私自身の兄弟のごとくみて，彼らが学ぶことを欲すれば報酬なしにこの術を教える。そして書きものや講義その他あらゆる方法で私の持つ医術の知識をわが息子，わが師の息子，また医の規則にもとずき約束と誓いで結ばれている弟子どもに分かち与え，それ以外の誰にも与えない。
3. 私は能力と判断の限り患者に利益すると思う養生法をとり，悪くて有害と知る方法を決してとらない。
4. 頼まれても死に導くような薬を与えない。それを覚らせることもしない。同様に婦人を流産に導く道具を与えない。
5. 純粋と神聖をもってわが生涯を貫き，わが術を行う。
6. 結石を切りだすことは神かけてしない。それを業とするものに委せる。
7. いかなる患家を訪れる時もそれはただ病者を益するためであり，あらゆる勝手な戯れや堕落の行いを避ける。女と男，自由人と奴隷の違いを考慮しない。
8. 医に関すると否とにかかわらず他人の生活について秘密を守る。
9. この誓いを守りつづける限り，私は，いつも医術の実施を楽しみつつ生きてすべての人から尊敬されるであろう。もしこの誓いを破るならばその反対の運命をたまわりたい。

ナイチンゲールの誓詞

　われはここに集いたる人々の前に厳かに神に誓わん——
　わが生涯を清く過ごし，わが任務を忠実に尽くさんことを。
　われはすべて毒あるもの，害あるものを絶ち，悪しき薬を用いることなく，また知りつつこれをすすめざるべし。

われはわが力の限りわが任務の標準を高くせんことを努むべし。

わが任務にあたりて，取り扱える人々の私事のすべて，わが知り得たる一家の内事の
すべて，われは人に洩らさざるべし。

われは心より医師を助け，わが手に託されたる人々の幸のために身を捧げん。

ニュルンベルク綱領

1. 被験者の自発的な同意が絶対に必要である。

　このことは，被験者が，同意を与える法的な能力を持つべきこと，圧力や詐欺，欺
瞞，脅迫，陰謀，その他の隠された強制や威圧による干渉を少しも受けることなく，
自由な選択権を行使することのできる状況に置かれるべきこと，よく理解し納得した
上で意思決定を行えるように，関係する内容について十分な知識と理解力を有するべ
きことを意味している。後者の要件を満たすためには，被験者から肯定的な意思決定
を受ける前に，実験の性質，期間，目的，実施の方法と手段，起こっても不思議では
ないあらゆる不都合と危険性，実験に参加することによって生ずる可能性のある健康
や人格への影響を，被験者に知らせる必要がある。

　同意の質を保証する義務と責任は，実験を発案したり，指揮したり，従事したりす
る各々の個人にある。それは，免れて他人任せにはできない個人的な義務であり責任
である。

2. 実験は，社会の福利のために実り多い結果を生むとともに，他の方法や手段では行
えないものであるべきであり，無計画あるいは無駄に行うべきではない。

3. 予想される結果によって実験の遂行が正当化されるように，実験は念入りに計画さ
れ，動物実験の結果および研究中の疾患やその他の問題に関する基本的な知識に基づ
いて行われるべきである。

4. 実験は，あらゆる不必要な身体的，精神的な苦痛や傷害を避けて行われるべきであ
る。

5. 死亡や障害を引き起こすことがあらかじめ予想される場合，実験は行うべきではな
い。ただし，実験する医師自身も被験者となる実験の場合は，例外としてよいかも知
れない。

6. 実験に含まれる危険性の度合いは，その実験により解決される問題の人道上の重大
性を決して上回るべきではない。

7. 傷害や障害，あるいは死をもたらす僅かな可能性からも被験者を保護するため，周
到な準備がなされ，適切な設備が整えられるべきである。

8. 実験は，科学的有資格者によってのみ行われるべきである。実験を行う者，あるい
は実験に従事する者には，実験の全段階を通じて，最高度の技術と注意が求められる

べきである。

9. 実験の進行中に，実験の続行が耐えられないと思われる程の身体的あるいは精神的な状態に至った場合，被験者は，実験を中止させる自由を有するべきである。

10. 実験の進行中に，責任ある立場の科学者は，彼に求められた誠実さ，優れた技能，注意深い判断力を行使する中で，実験の継続が，傷害や障害，あるいは死を被験者にもたらしそうだと考えるに足る理由が生じた場合，いつでも実験を中止する心構えでいなければならない。

ヘルシンキ宣言（人間を対象とする医学研究の倫理的原則（2013年改訂版））

序文

1. 世界医師会（WMA）は，特定できる人間由来の試料およびデータの研究を含む，人間を対象とする医学研究の倫理的原則の文書としてヘルシンキ宣言を改訂してきた。

　本宣言は全体として解釈されることを意図したものであり，各項目は他のすべての関連項目を考慮に入れて適用されるべきである。

2. WMA の使命の一環として，本宣言は主に医師に対して表明されたものである。WMA は人間を対象とする医学研究に関与する医師以外の人々に対してもこれらの諸原則の採用を推奨する。

一般原則

3. WMA ジュネーブ宣言は，「私の患者の健康を私の第一の関心事とする」ことを医師に義務づけ，また医の国際倫理綱領は，「医師は，医療の提供に際して，患者の最善の利益のために行動すべきである」と宣言している。

4. 医学研究の対象とされる人々を含め，患者の健康，福利，権利を向上させ守ることは医師の責務である。医師の知識と良心はこの責務達成のために捧げられる。

5. 医学の進歩は人間を対象とする諸試験を要する研究に根本的に基づくものである。

6. 人間を対象とする医学研究の第一の目的は，疾病の原因，発症および影響を理解し，予防，診断ならびに治療（手法，手順，処置）を改善することである。最善と証明された治療であっても，安全性，有効性，効率性，利用可能性および質に関する研究を通じて継続的に評価されなければならない。

7. 医学研究はすべての被験者に対する配慮を推進かつ保証し，その健康と権利を擁護するための倫理基準に従わなければならない。

8. 医学研究の主な目的は新しい知識を得ることであるが，この目標は個々の被験者の権利および利益に優先することがあってはならない。

9. 被験者の生命，健康，尊厳，全体性，自己決定権，プライバシーおよび個人情報の

秘密を守ることは医学研究に関与する医師の責務である。被験者の保護責任は常に医師またはその他の医療専門職にあり，被験者が同意を与えた場合でも，決してその被験者に移ることはない。

10. 医師は，適用される国際的規範および基準はもとより人間を対象とする研究に関する自国の倫理，法律，規制上の規範ならびに基準を考慮しなければならない。国内的または国際的倫理，法律，規制上の要請がこの宣言に示されている被験者の保護を減じあるいは排除してはならない。

11. 医学研究は，環境に害を及ぼす可能性を最小限にするよう実施されなければならない。

12. 人間を対象とする医学研究は，適切な倫理的および科学的な教育と訓練を受けた有資格者によってのみ行われなければならない。患者あるいは健康なボランティアを対象とする研究は，能力と十分な資格を有する医師またはその他の医療専門職の監督を必要とする。

13. 医学研究から除外されたグループには研究参加への機会が適切に提供されるべきである。

14. 臨床研究を行う医師は，研究が予防，診断または治療する価値があるとして正当化できる範囲内にあり，かつその研究への参加が被験者としての患者の健康に悪影響を及ぼさないことを確信する十分な理由がある場合に限り，その患者を研究に参加させるべきである。

15. 研究参加の結果として損害を受けた被験者に対する適切な補償と治療が保証されなければならない。

リスク，負担，利益

16. 医療および医学研究においてはほとんどの治療にリスクと負担が伴う。

　　人間を対象とする医学研究は，その目的の重要性が被験者のリスクおよび負担を上まわる場合に限り行うことができる。

17. 人間を対象とするすべての医学研究は，研究の対象となる個人とグループに対する予想し得るリスクおよび負担と被験者およびその研究によって影響を受けるその他の個人またはグループに対する予見可能な利益とを比較して，慎重な評価を先行させなければならない。

　　リスクを最小化させるための措置が講じられなければならない。リスクは研究者によって継続的に監視，評価，文書化されるべきである。

18. リスクが適切に評価されかつそのリスクを十分に管理できるとの確信を持てない限り，医師は人間を対象とする研究に関与してはならない。

　　潜在的な利益よりもリスクが高いと判断される場合または明確な成果の確証が得られた場合，医師は研究を継続，変更あるいは直ちに中止すべきかを判断しなければな

らない。

社会的弱者グループおよび個人

19. あるグループおよび個人は特に社会的な弱者であり不適切な扱いを受けたり副次的な被害を受けやすい。

    すべての社会的弱者グループおよび個人は個別の状況を考慮したうえで保護を受けるべきである。

20. 研究がそのグループの健康上の必要性または優先事項に応えるものであり，かつその研究が社会的弱者でないグループを対象として実施できない場合に限り，社会的弱者グループを対象とする医学研究は正当化される。さらに，そのグループは研究から得られた知識，実践または治療からの恩恵を受けるべきである。

科学的要件と研究計画書

21. 人間を対象とする医学研究は，科学的文献の十分な知識，その他関連する情報源および適切な研究室での実験ならびに必要に応じた動物実験に基づき，一般に認知された科学的諸原則に従わなければならない。研究に使用される動物の福祉は尊重されなければならない。

22. 人間を対象とする各研究の計画と実施内容は，研究計画書に明示され正当化されていなければならない。

    研究計画書には関連する倫理的配慮について明記され，また本宣言の原則がどのように取り入れられてきたかを示すべきである。計画書は，資金提供，スポンサー，研究組織との関わり，起こり得る利益相反，被験者に対する報奨ならびに研究参加の結果として損害を受けた被験者の治療および／または補償の条項に関する情報を含むべきである。

    臨床試験の場合，この計画書には研究終了後条項についての必要な取り決めも記載されなければならない。

研究倫理委員会

23. 研究計画書は，検討，意見，指導および承認を得るため研究開始前に関連する

    研究倫理委員会に提出されなければならない。この委員会は，その機能において透明性がなければならず，研究者，スポンサーおよびその他いかなる不適切な影響も受けず適切に運営されなければならない。委員会は，適用される国際的規範および基準はもとより，研究が実施される国または複数の国の法律と規制も考慮しなければならない。しかし，そのために本宣言が示す被験者に対する保護を減じあるいは排除することを許してはならない。研究倫理委員会は，進行中の研究をモニターする権利を持たなければならない。研究者は，委員会に対してモニタリング情報とくに重篤な有害

事象に関する情報を提供しなければならない。委員会の審議と承認を得ずに計画書を修正してはならない。研究終了後，研究者は研究知見と結論の要約を含む最終報告書を委員会に提出しなければならない。

プライバシーと秘密保持

24．被験者のプライバシーおよび個人情報の秘密保持を厳守するためあらゆる予防策を講じなければならない。

インフォームド・コンセント

25．医学研究の被験者としてインフォームド・コンセントを与える能力がある個人の参加は自発的でなければならない。家族または地域社会のリーダーに助言を求めることが適切な場合もあるが，インフォームド・コンセントを与える能力がある個人を本人の自主的な承諾なしに研究に参加させてはならない。

26．インフォームド・コンセントを与える能力がある人間を対象とする医学研究において，それぞれの被験者候補は，目的，方法，資金源，起こり得る利益相反，研究者の施設内での所属，研究から期待される利益と予測されるリスクならびに起こり得る不快感，研究終了後条項，その他研究に関するすべての面について十分に説明されなければならない。被験者候補は，いつでも不利益を受けることなしに研究参加を拒否する権利または参加の同意を撤回する権利があることを知らされなければならない。個々の被験者候補の具体的情報の必要性のみならずその情報の伝達方法についても特別な配慮をしなければならない。

被験者候補がその情報を理解したことを確認したうえで，医師またはその他ふさわしい有資格者は被験者候補の自主的なインフォームド・コンセントをできれば書面で求めなければならない。同意が書面で表明されない場合，その書面によらない同意は立会人のもとで正式に文書化されなければならない。

医学研究のすべての被験者は，研究の全体的成果について報告を受ける権利を与えられるべきである。

27．研究参加へのインフォームド・コンセントを求める場合，医師は，被験者候補が医師に依存した関係にあるかまたは同意を強要されているおそれがあるかについて特別な注意を払わなければならない。そのような状況下では，インフォームド・コンセントはこうした関係とは完全に独立したふさわしい有資格者によって求められなければならない。

28．インフォームド・コンセントを与える能力がない被験者候補のために，医師は，法的代理人からインフォームド・コンセントを求めなければならない。これらの人々は，被験者候補に代表されるグループの健康増進を試みるための研究，インフォームド・コンセントを与える能力がある人々では代替して行うことができない研究，そして最

小限のリスクと負担のみ伴う研究以外には，被験者候補の利益になる可能性のないような研究対象に含まれてはならない。

29. インフォームド・コンセントを与える能力がないと思われる被験者候補が研究参加についての決定に賛意を表することができる場合，医師は法的代理人からの同意に加えて本人の賛意を求めなければならない。被験者候補の不賛意は，尊重されるべきである。

30. 例えば，意識不明の患者のように，肉体的，精神的にインフォームド・コンセントを与える能力がない被験者を対象とした研究は，インフォームド・コンセントを与えることを妨げる肉体的・精神的状態がその研究対象グループに固有の症状となっている場合に限って行うことができる。このような状況では，医師は法的代理人からインフォームド・コンセントを求めなければならない。そのような代理人が得られず研究延期もできない場合，この研究はインフォームド・コンセントを与えられない状態にある被験者を対象とする特別な理由が研究計画書で述べられ，研究倫理委員会で承認されていることを条件として，インフォームド・コンセントなしに開始することができる。研究に引き続き留まる同意はできるかぎり早く被験者または法的代理人から取得しなければならない。

31. 医師は，治療のどの部分が研究に関連しているかを患者に十分に説明しなければならない。患者の研究への参加拒否または研究離脱の決定が患者・医師関係に決して悪影響を及ぼしてはならない。

32. バイオバンクまたは類似の貯蔵場所に保管されている試料やデータに関する研究など，個人の特定が可能な人間由来の試料またはデータを使用する医学研究のためには，医師は収集・保存および／または再利用に対するインフォームド・コンセントを求めなければならない。このような研究に関しては，同意を得ることが不可能か実行できない例外的な場合があり得る。このような状況では研究倫理委員会の審議と承認を得た後に限り研究が行われ得る。

プラセボの使用

33. 新しい治療の利益，リスク，負担および有効性は，以下の場合を除き，最善と証明されている治療と比較考量されなければならない：

　　証明された治療が存在しない場合，プラセボの使用または無治療が認められる；あるいは，

　　説得力があり科学的に健全な方法論的理由に基づき，最善と証明されたものより効果が劣る治療，プラセボの使用または無治療が，その治療の有効性あるいは安全性を決定するために必要な場合，

　　そして，最善と証明されたものより効果が劣る治療，プラセボの使用または無治療の患者が，最善と証明された治療を受けなかった結果として重篤または回復不能な損

害の付加的リスクを被ることがないと予想される場合。

　この選択肢の乱用を避けるため徹底した配慮がなされなければならない。

研究終了後条項

34. 臨床試験の前に，スポンサー，研究者および主催国政府は，試験の中で有益であると証明された治療を未だ必要とするあらゆる研究参加者のために試験終了後のアクセスに関する条項を策定すべきである。また，この情報はインフォームド・コンセントの手続きの間に研究参加者に開示されなければならない。

研究登録と結果の刊行および普及

35. 人間を対象とするすべての研究は，最初の被験者を募集する前に一般的にアクセス可能なデータベースに登録されなければならない。

36. すべての研究者，著者，スポンサー，編集者および発行者は，研究結果の刊行と普及に倫理的責務を負っている。研究者は，人間を対象とする研究の結果を一般的に公表する義務を有し報告書の完全性と正確性に説明責任を負う。すべての当事者は，倫理的報告に関する容認されたガイドラインを遵守すべきである。否定的結果および結論に達しない結果も肯定的結果と同様に，刊行または他の方法で公表されなければならない。資金源，組織との関わりおよび利益相反が，刊行物の中には明示されなければならない。この宣言の原則に反する研究報告は，刊行のために受理されるべきではない。

臨床における未実証の治療

37. 個々の患者の処置において証明された治療が存在しないかまたはその他の既知の治療が有効でなかった場合，患者または法的代理人からのインフォームド・コンセントがあり，専門家の助言を求めたうえ，医師の判断において，その治療で生命を救う，健康を回復するまたは苦痛を緩和する望みがあるのであれば，証明されていない治療を実施することができる。この治療は，引き続き安全性と有効性を評価するために計画された研究の対象とされるべきである。すべての事例において新しい情報は記録され，適切な場合には公表されなければならない。

（出所）　日本医師会 HP より。

患者の権利章典に関する宣言（アメリカ病院協会，1973年）

1. 患者は，思いやりのある，丁重なケアを受ける権利を有する。

2. 患者は，自分の診断・治療・予後について完全な新しい情報を自分に十分理解でき

る言葉で伝えられる権利がある。そのような情報を患者に与えることが医学的見地から適当でないと思われる場合は，本人に代わる適当な人に伝えられねばならない。患者は，自分に対するケアを調整する責任をもつ医師は誰であるか，その名前を知る権利がある。

3. 患者は，何らかの処置や治療をはじめる前に，インフォームド・コンセントを与えるのに必要な情報を医師から受ける権利がある。緊急時を除いて，そのようなインフォームド・コンセントのための情報は少なくとも特定の処置や治療，医学上重大なリスクや無能力状態がつづくと予想される期間を含まなければならない。ケアや治療について医学的に見て有意義な代替の方策がある場合，あるいは患者が医学的に他にも方法があるなら教えてほしいといった場合は，患者はそのような情報を受け取る権利をもっている。患者は，又，処置や治療について責任を有する人の名前を知る権利を有する。

4. 患者は，法が許す範囲で治療を拒絶する権利があり，またその場合には医学的にどういう結果になるかを知らされる権利を有する。

5. 患者は，自分の医療ケアプログラムに関連して，自己のプライバシーについてあらゆる配慮を求める権利がある。症例検討や専門医の意見を求めることや検査や治療は秘密を守って慎重に行われなくてはならない。ケアに直接かかわるもの以外は，患者の許可なしにその場に居合わせてはならない。

6. 患者は自分のケアに関係するすべての連絡や記録が守秘されることを期待する権利を有する。

7. 患者は病院がその能力の範囲内において，患者のサービスについての要求に答えることを期待する権利を有する。病院は症例の救急度に応じて診察やサービスや他医への紹介などを行わなくてはならない。転院が医学的に可能な場合でも，転院がなぜ必要かということと転院しない場合にどういう代案があるかということについて完全な情報と説明とを受けた後でなければ，他施設への移送が行われてはならない。転院を頼まれた側の施設は，ひとまずそれを受け入れなくてはならない。

8. 患者は，かかっている病院が自分のケアに関するかぎりどのような保健医療施設や教育機関と関係を有しているかに関する情報を受け取る権利を有している。患者は，自分を治療している人たちの間にどのような専門職種としての〔相互の〕関わり合いが存在するかについての情報を得る権利を有する。

9. 病院側がケアや治療に影響を与える人体実験を企てる意図がある場合は，患者はそれを通報される権利があるし，その種の研究プロジェクトへの参加を拒否する権利を有している。

10. 患者は，ケアの合理的な継続性を期待する権利を有する。患者は，予約時間は何時で医師は誰で診療がどこで行われるかを予め知る権利を有する。患者は，退院後の継続的なケアについて，医師またはその代理者から知らされる仕組みを病院が備えてい

ることを期待する権利を有する。

11. 患者は，どこが医療費を支払うにしても請求書を点検し説明を受ける権利を有する。

12. 患者は，自分の患者としての行動に適用される病院の規定・規則を知る権利を有する。

（出典） 厚生省健康政策局医事課編『生命と倫理について考える』（医学書院，1985年）より。前文および後文は省略。

リスボン宣言

序　文

　医師，患者およびより広い意味での社会との関係は，近年著しく変化してきた。医師は，常に自らの良心に従い，また常に患者の最善の利益のために行動すべきであると同時に，それと同等の努力を患者の自律性と正義を保証するために払わねばならない。以下に掲げる宣言は，医師が是認し推進する患者の主要な権利のいくつかを述べたものである。医師および医療従事者，または医療組織は，この権利を認識し，擁護していくうえで共同の責任を担っている。法律，政府の措置，あるいは他のいかなる行政や慣例であろうとも，患者の権利を否定する場合には，医師はこの権利を保障ないし回復させる適切な手段を講じるべきである。

原則

1. 良質の医療を受ける権利

　a．すべての人は，差別なしに適切な医療を受ける権利を有する。

　b．すべての患者は，いかなる外部干渉も受けずに自由に臨床上および倫理上の判断を行うことを認識している医師から治療を受ける権利を有する。

　c．患者は，常にその最善の利益に即して治療を受けるものとする。患者が受ける治療は，一般的に受け入れられた医学的原則に沿って行われるものとする。

　d．質の保証は，常に医療のひとつの要素でなければならない。特に医師は，医療の質の擁護者たる責任を担うべきである。

　e．供給を限られた特定の治療に関して，それを必要とする患者間で選定を行わなければならない場合は，そのような患者はすべて治療を受けるための公平な選択手続きを受ける権利がある。その選択は，医学的基準に基づき，かつ差別なく行われなければならない。

　f．患者は，医療を継続して受ける権利を有する。医師は，医学的に必要とされる治療を行うにあたり，同じ患者の治療にあたっている他の医療提供者と協力する責務を有する。医師は，現在と異なる治療を行うために患者に対して適切な援助と十分

な機会を与えることができないならば，今までの治療が医学的に引き続き必要とされる限り，患者の治療を中断してはならない。

2. 選択の自由の権利

a．患者は，民間，公的部門を問わず，担当の医師，病院，あるいは保健サービス機関を自由に選択し，また変更する権利を有する。

b．患者はいかなる治療段階においても，他の医師の意見を求める権利を有する。

3. 自己決定の権利

a．患者は，自分自身に関わる自由な決定を行うための自己決定の権利を有する。医師は，患者に対してその決定のもたらす結果を知らせるものとする。

b．精神的に判断能力のある成人患者は，いかなる診断上の手続きないし治療に対しても，同意を与えるかまたは差し控える権利を有する。患者は自分自身の決定を行ううえで必要とされる情報を得る権利を有する。患者は，検査ないし治療の目的，その結果が意味すること，そして同意を差し控えることの意味について明確に理解するべきである。

c．患者は医学研究あるいは医学教育に参加することを拒絶する権利を有する。

4. 意識のない患者

a．患者が意識不明かその他の理由で意思を表明できない場合は，法律上の権限を有する代理人から，可能な限りインフォームド・コンセントを得なければならない。

b．法律上の権限を有する代理人がおらず，患者に対する医学的侵襲が緊急に必要とされる場合は，患者の同意があるものと推定する。ただし，その患者の事前の確固たる意思表示あるいは信念に基づいて，その状況における医学的侵襲に対し同意を拒絶することが明白かつ疑いのない場合を除く。

c．しかしながら，医師は自殺企図により意識を失っている患者の生命を救うよう常に努力すべきである。

5. 法的無能力の患者

a．患者が未成年者あるいは法的無能力者の場合，法域によっては，法律上の権限を有する代理人の同意が必要とされる。それでもなお，患者の能力が許す限り，患者は意思決定に関与しなければならない。

b．法的無能力の患者が合理的な判断をしうる場合，その意思決定は尊重されねばならず，かつ患者は法律上の権限を有する代理人に対する情報の開示を禁止する権利を有する。

c．患者の代理人で法律上の権限を有する者，あるいは患者から権限を与えられた者が，医師の立場から見て，患者の最善の利益となる治療を禁止する場合，医師はその決定に対して，関係する法的あるいはその他慣例に基づき，異議を申し立てるべきである。救急を要する場合，医師は患者の最善の利益に即して行動することを要する。

6. 患者の意思に反する処置

　　患者の意思に反する診断上の処置あるいは治療は，特別に法律が認めるか医の倫理の諸原則に合致する場合には，例外的な事例としてのみ行うことができる。

7. 情報に対する権利

　a. 患者は，いかなる医療上の記録であろうと，そこに記載されている自己の情報を受ける権利を有し，また症状についての医学的事実を含む健康状態に関して十分な説明を受ける権利を有する。しかしながら，患者の記録に含まれる第三者についての機密情報は，その者の同意なくしては患者に与えてはならない。

　b. 例外的に，情報が患者自身の生命あるいは健康に著しい危険をもたらす恐れがあると信ずるべき十分な理由がある場合は，その情報を患者に対して与えなくともよい。

　c. 情報は，その患者の文化に適した方法で，かつ患者が理解できる方法で与えられなければならない。

　d. 患者は，他人の生命の保護に必要とされていない場合に限り，その明確な要求に基づき情報を知らされない権利を有する。

　e. 患者は，必要があれば自分に代わって情報を受ける人を選択する権利を有する。

8. 守秘義務に対する権利

　a. 患者の健康状態，症状，診断，予後および治療について個人を特定しうるあらゆる情報，ならびにその他個人のすべての情報は，患者の死後も秘密が守られなければならない。ただし，患者の子孫には，自らの健康上のリスクに関わる情報を得る権利もありうる。

　b. 秘密情報は，患者が明確な同意を与えるか，あるいは法律に明確に規定されている場合に限り開示することができる。情報は，患者が明らかに同意を与えていない場合は，厳密に「知る必要性」に基づいてのみ，他の医療提供者に開示することができる。

　c. 個人を特定しうるあらゆる患者のデータは保護されねばならない。データの保護のために，その保管形態は適切になされなければならない。個人を特定しうるデータが導き出せるようなその人の人体を形成する物質も同様に保護されねばならない。

9. 健康教育を受ける権利

　　すべての人は，個人の健康と保健サービスの利用について，情報を与えられたうえでの選択が可能となるような健康教育を受ける権利がある。この教育には，健康的なライフスタイルや，疾病の予防および早期発見についての手法に関する情報が含まれていなければならない。健康に対するすべての人の自己責任が強調されるべきである。医師は教育的努力に積極的に関わっていく義務がある。

10. 尊厳に対する権利

　a. 患者は，その文化および価値観を尊重されるように，その尊厳とプライバシーを

　守る権利は，医療と医学教育の場において常に尊重されるものとする。

　ｂ．患者は，最新の医学知識に基づき苦痛を緩和される権利を有する。

　ｃ．患者は，人間的な終末期ケアを受ける権利を有し，またできる限り尊厳を保ち，かつ安楽に死を迎えるためのあらゆる可能な助力を与えられる権利を有する。

11．宗教的支援に対する権利

　患者は，信仰する宗教の聖職者による支援を含む，精神的，道徳的慰問を受けるか受けないかを決める権利を有する。

（出所）　日本医師会 HP より。

日本医師会　医の倫理綱領

医学および医療は，病める人の治療はもとより，人びとの健康の維持もしくは増進を図るもので，医師は責任の重大性を認識し，人類愛を基にすべての人に奉仕するものである。

1．医師は生涯学習の精神を保ち，つねに医学の知識と技術の習得に努めるとともに，その進歩・発展に尽くす。

2．医師はこの職業の尊厳と責任を自覚し，教養を深め，人格を高めるように心掛ける。

3．医師は医療を受ける人びとの人格を尊重し，やさしい心で接するとともに，医療内容についてよく説明し，信頼を得るように努める。

4．医師は互いに尊敬し，医療関係者と協力して医療に尽くす。

5．医師は医療の公共性を重んじ，医療を通じて社会の発展に尽くすとともに，法規範の遵守および法秩序の形成に努める。

6．医師は医業にあたって営利を目的としない。

日本看護協会　看護者の倫理綱領

前　文

　人々は，人間としての尊厳を維持し，健康で幸福であることを願っている。看護は，このような人間の普遍的なニーズに応え，人々の健康な生活の実現に貢献することを使命としている。

　看護は，あらゆる年代の個人，家族，集団，地域社会を対象とし，健康の保持増進，疾病の予防，健康の回復，苦痛の緩和を行い，生涯を通してその最期まで，その人らしく生を全うできるように援助を行うことを目的としている。

看護者は，看護職の免許によって看護を実践する権限を与えられた者であり，その社会的な責務を果たすため，看護の実践にあたっては，人々の生きる権利，尊厳を保つ権利，敬意のこもった看護を受ける権利，平等な看護を受ける権利などの人権を尊重することが求められる。

　日本看護協会の『看護者の倫理綱領』は，病院，地域，学校，教育・研究機関，行政機関など，あらゆる場で実践を行う看護者を対象とした行動指針であり，自己の実践を振り返る際の基盤を提供するものである。また，看護の実践について専門職として引き受ける責任の範囲を，社会に対して明示するものである。

条　文
1. 看護者は，人間の生命，人間としての尊厳及び権利を尊重する。
2. 看護者は，国籍，人種・民族，宗教，信条，年齢，性別及び性的指向，社会的地位，経済的状態，ライフスタイル，健康問題の性質にかかわらず，対象となる人々に平等に看護を提供する。
3. 看護者は，対象となる人々との間に信頼関係を築き，その信頼関係に基づいて看護を提供する。
4. 看護者は，人々の知る権利及び自己決定の権利を尊重し，その権利を擁護する。
5. 看護者は，守秘義務を遵守し，個人情報の保護に努めるとともに，これを他者と共有する場合は適切な判断のもとに行う。
6. 看護者は，対象となる人々への看護が阻害されているときや危険にさらされているときは，人々を保護し安全を確保する。
7. 看護者は，自己の責任と能力を的確に認識し，実施した看護について個人としての責任をもつ。
8. 看護者は，常に，個人の責任として継続学習による能力の維持・開発に努める。
9. 看護者は，他の看護者及び保健医療福祉関係者とともに協働して看護を提供する。
10. 看護者は，より質の高い看護を行うために，看護実践，看護管理，看護教育，看護研究の望ましい基準を設定し，実施する。
11. 看護者は，研究や実践を通して，専門的知識・技術の創造と開発に努め，看護学の発展に寄与する。
12. 看護者は，より質の高い看護を行うために，看護者自身の心身の健康の保持増進に努める。
13. 看護者は，社会の人々の信頼を得るように，個人としての品行を常に高く維持する。
14. 看護者は，人々がよりよい健康を獲得していくために，環境の問題について社会と責任を共有する。
15. 看護者は，専門職組織を通じて，看護の質を高めるための制度の確立に参画し，よりよい社会づくりに貢献する。

あ と が き

　科学の進歩は日進月歩である。科学，その中の生命科学の進歩は様々な倫理的な問題を解決し，また作り出したりもした。本書の初版が出版されたのが2014年であるから，8年が過ぎたことになる。この8年間，倫理が問題となるような，様々な出来事から倫理指針，ガイドラインが出された。中には法制化されたものもあり，書き換えなければならない事柄が増えてきたため，2021年に改訂を予定していた。

　しかし，2019年の末からCOVID-19の世界的流行の中，教育の場も目まぐるしく変化した。国によってはロックダウンが施行され，日本においても緊急事態宣言における，不要不急の外出の自粛，その中での東京オリンピック，パラリンピックの開催等，歴史的な出来事の連続だったと言える。密を避けるため，授業の多くは，対面から e-learning に切り替えなければならなかった。また，対面して会議を行うこともできなくなった。新しい生活，仕事のスタイルを確立していかなければならない中で，改訂作業を行うことは難しい状況になった。結果として，一年の遅れを持ってようやく改訂に至った。

　その間，編者の一人である野村俊明先生より，編者を引き継ぐことになった。私が野村先生の後任として大学の教室を任されたこともあったが，野村先生が大病を抱えたこともその理由の一つである。そして，この改訂版の完成を見ずにこの世を去られた。野村先生が，黒崎先生その他の共著者の先生方とともに心血を注いだこの教科書の改訂を私は託されることになった。私自身もまた精神科の臨床医である。野村先生から大学の生命倫理の講義を幾つか引き受けて欲しいと言われ，戸惑いながら，勉強し始めたことが一つのきっかけである。内心私で良いものだろうかという懸念はいつも心の片隅にあった。私の専門であるリエゾン精神医学は，病院内での他の科の精神医学的な事柄に取り組むことが仕事である故，倫理的な問題には日々向き合わなければならない立場にあった。生命倫理は実際の医療における臨床の倫理とは違う部分もあるが，いずれにせよ密接に関係しあっている。倫理は一部の専門家のためのものではな

く，医療を含めた広く全ての人々に関わるものであると信じている。ここまで悪戦苦闘しながらやってきた。実際，教えることは学ぶことでもある。教えて学生から学ぶことも少なくない。学生と教師とはともに学び，進化していくものなのかもしれない。

　振り返ると，社会も人々の意識もずいぶん変化してきた。その中で医療において医療に関連する分野の教育に関しても，倫理の重要性は極めて大きくなってきた。臨床医になり研究を始めたころは，いまほど倫理について言われることはなかった。現在は，例えば医学研究などにおいては，定期的に，倫理の講習を受けなければならなくなっている。また，医学教育の中でも，行動科学という言葉が最近，目につくようになった。人を行動という観点から，人の理解を生物学的側面だけでなく，広く人文社会学を含めた様々な観点から理解していこうという試みである。その中で生命倫理もまた，行動科学の中の重要な役割を担う立場になり，医学教育の中ではなくてはならない一分野となっている。

　実際，本書の改訂作業は私にとっても刺激的なものであった。背景を異にしている専門家の考察に，時にハッとさせられるものがある。臨床現場にいると，どこか凝り固まった考え方になっていてそのことに気づかないことも少なくない。当たり前だと思っている考え方がそうでないということを発見した時の驚きと新鮮さは，時に困惑と喜びをもたらす。やはり，背景の違う専門家同志の共同作業により，生命倫理は，より深みをますことができるのだと感じた。

　改めてできあがった原稿を編者の一人として見ると，時代に即したアップデイトができたのではないかと思われる。本書は入門を前提とした教科書であり，入門書である以上，あまり厚いものにすることもできないという制約がある。しかし，実際内容的にはかなり掘り下げて記述してあり，読み応えがある。この本を手に取って，更に深く知りたい，深く考えたいと感じ，倫理の世界に足を踏み込んでくれる学生，読者がいることを願ってやまない。更に，「自分だったら如何するのか」「命とは何か」について問いかけるきっかけとなればと願っている。この改訂版が前回と同様に多くの読者を得ることを祈念している。

　また，本書を改訂するにあたり，様々な人々にお世話になった。特に，日本医科大学神経内科の永山寛先生には貴重なご教示を頂いた。この場を借りて感

謝を申し上げたい。

　最後に前編者である野村俊明先生の御冥福をお祈りしたい。

2021年8月

　　　　　　　　　　　　　　　　　　　　吉川　栄省

索　引　*は人名

執筆者紹介 （執筆順，＊は編者）

＊**黒崎　剛**（くろさき・つよし）　読者のみなさんへ，第2版の刊行に際して，序章，
　　　　　　　　　　　　　　　　　第1章（共著），第2章，第3章（共著），第4章（共著），
　　　　　　　　　　　　　　　　　第5章（共著），第6章

　　編著者紹介欄参照。

金澤秀嗣（かなざわ・しゅうじ）　第1章（共著／コラムおよび図表作成），
　　　　　　　　　　　　　　　　　第4章（共著／3-(3)および図表作成）

　　松蔭大学経営文化学部専任講師。Dr. phil. cand. (Uni. Augsburg)
　　主　著　Die Verdrehung des Hegel'schen ›Volksgeist‹-Begriffs im völkischen Rechtsdenken
　　　　　　Karl Larenz': Ursachen und Ausmaß, *The Annals of Legal Philosophy*, 2011 (The
　　　　　　Japan Association of Legal Philosophy).
　　　　　　「『法による過去の克服』は可能か──『ラートブルフの公式』と遡及禁止原則」『社会
　　　　　　思想史研究』(25)，106-118，2001年。

竹村香織（たけむら・かおり）　第3章（共著／コラムおよび図表作成）

　　城西大学，日本リハビリテーション専門学校非常勤講師。

小島優子（こじま・ゆうこ）　第5章（共著）

　　高知大学人文社会科学系人文社会科学部門准教授。博士（哲学）。
　　主　著　『最新哲学がよ～くわかる本』秀和システム，2006年。
　　　　　　『ヘーゲル　精神の深さ──『精神現象学』における「外化」と「内化」』知泉書館，
　　　　　　2011年。

三宅秀彦（みやけ・ひでひこ）　第6章「コラム6-1」

　　お茶の水女子大学大学院人間文化創成科学研究科ライフサイエンス専攻遺伝カウンセリングコー
　　ス／領域教授，医師，博士（医学）。
　　主　著　『遺伝カウンセリングロールプレイ──段階的に学べるシナリオ集』メディカルサイエ
　　　　　　ンスインターナショナル，2021年。
　　　　　　Miyake H., Yamada S., Fujii Y., Sawai H., Arimori N., Yamanouchi Y., Ozasa Y., Kanai
　　　　　　M., Sago H., Sekizawa A., Takada F., Masuzaki H., Matsubara Y., Hirahara F., Kugu K.
　　　　　　Nationwide survey for current clinical status of amniocentesis and maternal serum
　　　　　　marker test in Japan. *Journal of Human genetics*, 61(10): 879-884, 2016.

野村俊明（のむら・としあき）　第7章（共著）

　　日本医科大学名誉教授。博士（医学）。2022年逝去（肩書は生前のもの）。
　　主　著　『非行と犯罪の精神科臨床』共編著，星和書店，2007年。
　　　　　　『精神医療の最前線と心理職への期待』共編著，誠信書房，2011年。
　　　　　　『非行精神医学』共著，医学書院，2006年。
　　　　　　『精神療法の基本』共著，医学書院，2012年。

＊**吉川栄省**（よしかわ・えいしょう）　第7章（共著），あとがき

　　編著者紹介欄参照。

《編著者紹介》

黒崎　剛（くろさき・つよし）

1983年　早稲田大学第一文学部哲学科哲学専修卒業。
1992年　早稲田大学大学院文学研究科哲学専攻博士課程単位取得退学。
2010年　文学博士（早稲田大学）。
現　在　中央大学法学部教授。
主　著　『ヘーゲル・未完の弁証法——「意識の経験の学」としての『精神現象学』
　　　　の批判的研究』早稲田大学出版部，2012年。
　　　　『現代認識とヘーゲル＝マルクス』共著，青木書店，1995年。
翻　訳　G・W・F・ヘーゲル著『ハイデルベルク論理学講義』監訳，ミネルヴァ書
　　　　房，2017年。

吉川栄省（よしかわ・えいしょう）

1993年　日本医科大学医学部卒業。
2006年　医学博士（日本医科大学）。
2006年　静岡県立静岡がんセンター精神腫瘍科医長。
2009年　東芝病院神経精神科部長。
2014年　日本医科大学臨床准教授。
現　在　日本医科大学教授。
主　著　『精神科プライマリ・ケア』（専門医のための精神科臨床リュミエール7）
　　　　共著，中山書店，2008年。
　　　　『心理療法のケースをどう読むか？——パーソナリティ障害を軸にした事
　　　　例検討』共著，福村出版，2020年。
　　　　『医療系のための心理学』共著，講談社，2020年。

生命倫理の教科書［第2版］
——何が問題なのか——

2014年1月30日　初　版第1刷発行　　　　〈検印省略〉
2022年2月10日　初　版第11刷発行
2022年10月20日　第2版第1刷発行　　　　定価はカバーに
　　　　　　　　　　　　　　　　　　　　表示しています

　　　　　　　　　　　編著者　　黒　崎　　　剛
　　　　　　　　　　　　　　　　吉　川　栄　省
　　　　　　　　　　　発行者　　杉　田　啓　三
　　　　　　　　　　　印刷者　　坂　本　喜　杏

　　　　　　　　発行所　株式会社　ミネルヴァ書房
　　　　　　　607-8494　京都市山科区日ノ岡堤谷町1
　　　　　　　　　　　　電話代表　（075)581-5191
　　　　　　　　　　　　振替口座　01020-0-8076

　　　　　©黒崎・吉川ほか，2022　　冨山房インターナショナル・藤沢製本

ISBN 978-4-623-09370-0
Printed in Japan

よくわかる医療社会学　中川輝彦　黒田浩一郎　編著　B5判二二〇四頁　本体二五〇〇円

概説　日本思想史［増補版］　佐藤弘夫　編集委員代表　A5判三九〇二頁　本体三五〇〇円　平山　洋

人間共生学への招待［第3版］　小島田燁子　編著　A5判二八八頁　本体二八〇〇円　小泉博明

21世紀の哲学をひらく　齋藤元紀　編著　A5判二九六頁　本体三五〇〇円　増田靖彦

倫理学概説　小坂国継　編著　A5判三〇四頁　本体三〇〇〇円　岡部英男

古典読むべし歴史知るべし　宮　一穂　著　A5変一八四頁　本体二〇〇〇円

ハイデルベルク論理学講義　G・W・F・ヘーゲル　著　A5判三九〇四頁　本体六〇〇〇円　黒崎　剛　監訳

環境倫理学ノート　小坂国継　著　四六判二九二頁　本体二八〇〇円

──── ミネルヴァ書房 ────

https://www.minervashobo.co.jp/